天下文化
BELIEVE IN READING

科學文化 A09A

Plagues and Peoples

瘟疫與人

傳染病對人類歷史的衝擊

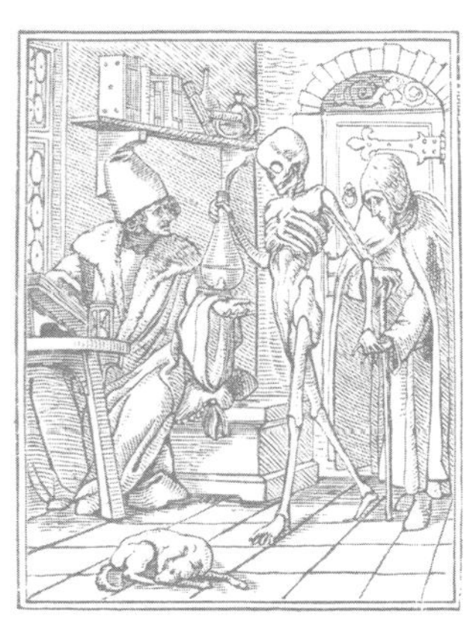

William H. McNeill

麥克尼爾——著 楊玉齡——譯 陳建仁——審訂

瘟疫與人

傳染病對人類歷史的衝擊

目錄

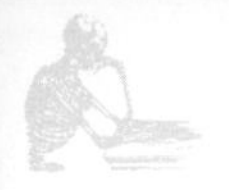

再版導讀

宏觀的疾病文明史

李尚仁

長年任教於美國芝加哥大學的加拿大裔歷史學者麥克尼爾（William H. McNeill），於 2016 年 7 月 8 日以九十八歲高齡逝世。他的經典名著《瘟疫與人》中譯本在同一年度再版，可說是台灣對這位重要歷史學者極佳的致敬與紀念。麥克尼爾被視為是目前十分熱門的「世界史」（world history）研究領域的先驅，成名作是出版於 1963 年的《西方的興起》，該書的主標題或許會讓人以為麥克尼爾談的是「西方」的歷史，其實他討論的是數千年來人類各種文明的互動，以及西方如何於短短五百年間在此過程中興起。麥克尼爾另一本世界史名著是 1982 年出版的《權力的追求》（*The Pursuit of Power*），討論軍事與科技如何影響權力關係與人類社會。

《瘟疫與人》的內容更廣泛、企圖心也更大。表面看來該書探討的是疾病史，而此類研究早已有之，畢竟傳染病的暴發常會對歷史有重大影響。例如斑疹傷寒對遠征俄國的拿破崙大軍造成巨大傷害，或是中世紀晚期的瘟疫對歐洲封建制度的衝擊。然而，《瘟疫與人》處理的範圍遠超過個別事件、疫情與疾病，而企圖討論史前時期直到現代疾病如何影響人類的歷史。

簡潔原理看疾病史

儘管涉及的範圍龐大，《瘟疫與人》的基本解釋原理卻相當簡單，它建立於簡單的免疫學與疾病地理學觀念。簡而言之，人群接觸到來自不同環境的新病原時，常會因為缺乏免疫力而導致嚴重疫情與大量死亡。這種接觸可能是因為人群遷徙到新的環境，也可能是外來的人群或病媒將新的病原引入。接觸過微生物而仍存活者，則會產生一定的免疫力，當病原與免疫力達成平衡後，該疾病往往成為當地的風土病，尤其是兒童疾病，其殺傷力大減。

溫暖潮溼的熱帶森林，致病微生物種類多於寒冷乾燥的溫帶地區；擁擠城市的傳染病多於地廣人稀的鄉間；農業耕作和畜牧也會帶來更多的傳染病。除了病菌這類微型寄生物之外，人們還常常面臨榨取其勞動果實的巨型寄生物，像是統治者、征服者與殖民者等等。本書從這些基本原理出發，來探討生態、疾病與人類歷史的關係；從史前時代到現在的人類歷史，就是微型寄生物、巨型寄生物以及被寄生者之間的互動過程與結果。

《瘟疫與人》是生態史與環境史的重要經典，但它不是唯一的先驅。麥克尼爾自承在寫作《西方的興起》時，注意到一個奇特的現象：為何為數甚少的西班牙冒險家，能夠擊敗印加與阿茲特克等大帝國，進而征服美洲？許多證據顯示，其實是美洲原住民對西班牙人帶來的傳染病缺乏免疫力，遭到疫情嚴重打擊，而讓野心家有機可乘。麥克尼爾並不是頭一個研究此一課題的學者，美國歷史學家克羅斯比（Alfred W. Crosby, Jr.）稍早在1972年出版的《哥倫布大交換》，就是探討此一主題的生態史名著。

但《瘟疫與人》更進一步，試圖以生態因素解釋許多看似難解的歷史現象，像是玄奧的宗教教義。例如，相對於中國入世的儒教，印度的佛教和印度教之所以教導人棄絕塵世，是由於印度溫暖的環境具有更多的傳染病，致使生產力低的人民在應付國家的稅賦之後，資源所剩無幾，因此發展出貶低物質世界的宗教。他還推測印度種姓制度的產生，是因為北方征服者為避免染上南方部落民族身上的寄生蟲病，所發展出的接觸禁忌。有趣的是，麥克尼爾在書中也否定過去疾病史常有的看法，像是梅毒是哥倫布的船隊從新大陸帶到歐洲的說法。

學界多方檢視

《瘟疫與人》一出版就廣受好評，學界大多讚賞其宏觀視野與大膽綜述所帶來的啟發。然而，如此充滿驚人之論的著作必然會引起批評，尤其是史料的使用與推論必遭到嚴格檢視。具有醫師資格，也專研疾病史與疾病地理學的著名醫學史學者艾克納希特（Erwin Ackerknecht, 1906-1988），就稱《瘟疫與人》為「科幻小說」。英國醫學史學者阿諾（David Arnold）1996年出版的《自然的問題》（*The Problem of Nature*）一書就宣稱，麥克尼爾對於黑死病與蒙古帝國擴張之間的解釋，具有高度臆測性質。阿諾提出許多的質疑，例如鼠疫真的是起源於中國雲南？會不會在十四世紀時中亞的老鼠就已經帶有鼠疫桿菌了？鼠疫真的是借助蒙古大軍傳播的嗎？會不會是氣候變遷導致帶菌的老鼠從原棲地出走，而使得人類與牠們接觸的機會大為增加？

此外，中國史籍關於疫病的記載大多十分簡略，在 1330 年代與 1340 年代大量發生的疫病，真的是鼠疫？還是其他傳染病？這種對於將現代醫學知識套用於過去史料的批評，在 1990 年代的醫學史學界達到高峰。學者懷疑能否透過史料記載，對過去的疾病進行「回顧診斷」，畢竟古代人對疾病的認知與描述和現代醫學大不相同，而古代醫者所信奉的體液說等醫學理論，也和現代細菌學大異其趣。除非有好的遺體標本，否則今天的學者也沒辦法對古代病人做細菌學檢驗，怎能光憑文字記載就斷定當時的人罹患的是何種疾病，甚至進而做出各種令人嘖嘖稱奇的歷史推論？

歷史經典瑕不掩瑜

不過，正如任教於牛津大學的著名醫學史學者哈里森（Mark Harrison）所指出，學者如果採取這樣徹底的懷疑態度，認為不同歷史時期、不同文化所描述記載的疾病，絕對無法對應到今天的疾病分類，那麼就不可能進行任何長時段、大地理範圍的疾病史研究，更遑論進行跨文化的比較研究。

換句話說，要不要做回溯診斷以及進行疾病生態史的推論，需要看探討的是何種議題而定。如果學者追問的是社會文化與醫學理論，如何影響對疾病的認識與治療，那當然不需要借助現代醫學來做回溯診斷。但如果要宏觀了解生態、經濟與長時程歷史的關係，在某種程度上，透過現代科學知識來揣摩當時的疾病種類，仍舊是無可避免的。在《疾病與現代世界》（*Disease and the Modern World*）這本書中，哈里森強調執著於這樣的爭論是沒有益處的，

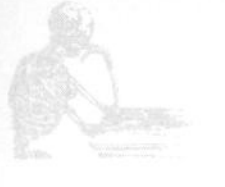

疾病史的研究應該要「百花齊放」。

《瘟疫與人》這樣的經典，影響力有時會出現在出乎意料的地方。法國學者拉圖（Bruno Latour）往往被視為是對科學與科技有著激進看法的前衛思想家，他有時也被某些人批評為極端相對主義者。然而，麥克尼爾在《瘟疫與人》書中，將微生物與人類帝國比喻為微型寄生物與巨型寄生物，以吞食消化來比喻族群與文明的征服、消長乃至滅絕，此種看法成為拉圖的《巴斯德的實驗室》一書的靈感來源之一，不只多次加以引用，而且還大為讚賞。

麥克尼爾以同樣的視野看待微型寄生物與巨型寄生物，正符合拉圖將人類與非人類（微生物、動植物、機械甚至整個地球）都當成網絡中的行動者的理論觀點。強調科學推論的環境決定論與前衛的相對主義建構論，在此出現奇特的交會，這也許就是麥克尼爾的史學想像，展現於《瘟疫與人》的奇特魅力。

家學淵源

最後值得一提的是，麥克尼爾一家祖孫三代都是歷史學者。他的父親約翰·麥克尼爾（John McNeill）是長老會牧師，也是研究基督教史的學者。他的兒子約翰·勞勃·麥克尼爾（John Robert McNeill）是目前仍很活躍的傑出歷史學者，和乃父一樣專攻世界史與環境史，著有《太陽底下的新鮮事》，更和父親合寫了《文明之網》。這兩本書在台灣都已有中譯本出版。約翰·勞勃·麥克尼爾在史學上克紹箕裘，甚至在父親成名的疾病環境史研究領域也發光發熱，他在 2010 年出版的《蚊子帝國》（*Mosquito Empires*），探討歐洲殖民加勒比海區域以來，黃熱病與瘧疾等病媒蚊傳播的熱帶疾病，以及該區域頻繁發生的戰事，如何塑造此地的歷史。此書出版以來獲得學界極大的好評，讚譽不斷。《蚊子帝國》的卓越成就，或許正說明了《瘟疫與人》所開拓的研究途徑，在更細膩的分析方式下，仍可帶來豐碩的史學成果。

（本文作者為中央研究院歷史語言研究所研究員）

參考資料：

Charles E. Rosenberg, "Erwin H. Ackernecht: Social Medicine and the History of Medicine," *Bulletin of the History of Medicine* 81（2007）：511-532.

Mark Harrison, "A Global Perspective: Reframing the History of Health, Medicine and Disease," *Bulletin of the History of Medicine* 89（2015）: 639-689.

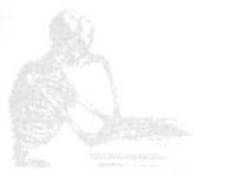

導讀

古往今來話傳染病史

陳建仁

瘟疫、戰爭、饑饉和死亡，是造成人類諸多歷史悲劇的「四騎士」。它們經常並駕齊驅，無往不利的到處肆虐，自古皆然，至今未稍戢。傳染病在即將進入二十一世紀且醫藥衛生發達的今天，依然帶給人類痛苦和恐慌。像愛滋病、流行性感冒、病毒性肝炎，甚至於有疫苗可以預防的古代傳染病，還在愈來愈小的世界村蔓延。它們雖然不再像走入歷史的瘟疫一樣，造成大量人口死亡，但是對於患者、家庭和社會所造成的身心危害及經濟損失，依舊既深而大，人類與傳染病的交鋒是永不止息的，我們可以從傳染病史得到什麼啟示呢？

歷久彌新的觀點

《瘟疫與人》這本書，從史學和流行病學的觀點，藉由敏銳機智的觀察與推理，娓娓道出傳染病在人類歷史變遷和文明發展中所扮演的角色。深入的剖析和流暢的筆觸，把傳染病如何在原始人時代直到二十世紀前葉這段期間，影響到整個人類的遷移、民族的盛衰、戰爭的勝敗、社會的榮枯、文化的起落、宗教的興滅、政體的變革、產業的轉型、文明的發達和科技的進展，做了完整的描述，堪稱「天下文化」科學文化書系的一顆明珠。

雖然《瘟疫與人》英文版出版於1970年代，但是書中的觀點與推論，卻歷久彌新且發人深省。二十世紀的絕症愛滋病，從中非洲薩伊（現為剛果民主共和國）鄉間人口稀少的村落，沿著剛果河伴隨著社會動亂導致的人口遷移，蔓延到性行為雜亂的城市和首都金夏沙；進而擴到全球各地，造成浩劫般的流行。愛滋病的猖獗盛行，和本書描述的古典傳染病的暴發流行，如出一轍。

本書以傳染病原對人類宿主的「微寄生」來闡釋兩者間的互動。在達到生態平衡的狀況下，傳染病原的毒力和致死力逐漸減弱，避免與人類宿主兩敗俱傷、同歸於盡，以確保能在宿主族群中永續寄生；痊癒的宿主人數一旦增加，即會提高族群的集體免疫力，致使傳染病從流行病轉變為地方病。透過長期穩定的寄生，病原與宿主之間呈現彼此調適的妥協。

B型肝炎病毒感染，是台灣地區的重要地方病，大部分人都是在嬰幼兒期得到無症狀的感染，致命的猛爆性肝炎很少發生。活到五六十歲才死於肝硬化、肝癌的慢性帶原者，成為散播B型肝炎病毒的最佳傳染原。這類慢性病原感染引起的退化性病變，已逐漸成為中老年病的主流，像導致痴呆的阿茲海默症、病毒誘發的癌症等。

最近的研究也發現慢性病毒感染，很可能和導致心肌梗塞、腦

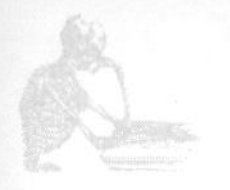

中風的動脈粥狀硬化有關。病毒在人類宿主的長期潛伏微寄生，開始與全球爆炸性增加的大量人口一起繁衍。本書的論點依然適用於跨世紀的傳染病擴散現況。

古典傳染病原絕處逢生

醫藥科技的突飛猛進，對古典傳染病帶來極大的衝擊。但是生命總會努力尋找自己的出路，瀕臨滅絕的古典傳染病原，藉著抗藥性新疾病的絕處逢生，而對人類宿主造成嶄新的挑戰，再加上現代醫療制度的高度集中化，醫院內具有多重抗藥性的傳染病原，很容易藉著熙來攘往的探病和門診人潮，有效的擴散到社區中的一般族群，暴發間歇性的流行。

抗藥性病原的驟增，和人類健康行為有密切的相關，像濫用抗生素、療程不完整、病患不配合醫囑、醫院管理不完善、衛生教育不完備等，都有助於各種抗藥性病原滋生繁殖，並藉有性生殖而造成基因重組，進而產生具有多重抗藥性的病原。台灣地區已發生相當多具有抗藥性的傳染病原，使得防疫體系出現缺口。

抗藥性原蟲、結核菌等病原的相繼發現，說明了傳染病原跟人類宿主的抗衡是相互消長的。如同本書作者所推測的一樣，不少古典傳染病又在本世紀暴發流行，但是這次並不是導因於易感染新生兒宿主的增加，或是傳染病原由境外移入未曾與外界接觸的處子族群。相反的，逐年增加的免疫力衰退的高齡人口，成了新的易感染高危險宿主群；對於基因重組的新傳染病原而言，全人類就如同是處子族群般的脆弱無措。愛滋病和流行性感冒四處流行，就是最好的例子。

防疫工作人人有責

在二十世紀的末期，傳染病大流行，不再借助於古典的傳染模式。經濟滲透取代了軍事侵略、國際貿易取代殖民擴張、技術資本取代船堅砲利、飛機取代輪船、觀光旅行取代經商傳教。途徑雖然各有不同，流行暴發卻是古今一致。

日益頻繁的國際交通，再加上日益開放的性觀念，使得性傳染病日益擴散，台灣地區的愛滋病患者，其傳染的源頭可以追溯到來自泰國的娼妓。教學醫院的瘧疾患者，從電腦斷層掃描顯影劑注射器得到瘧蟲的感染，而該病原卻是由一位熱病患者，遠自奈及利亞帶回台灣的。本書中提到流行病動力學，在即將進入二十一世紀的今天，仍然操控著傳染病的消長與蔓延。

生態環境的變遷，使穴居齧齒動物族群的繁衍、擴散，在歷史上寫下哀悽悲慘的「鼠疫篇」；而城市排水系統的不敷使用，更寫下死亡無數的「霍亂篇」。二十世紀的人類在享受產業革命以來之現代科技文明碩果的同時，卻因為環境汙染和生態破壞，導致傳染病的另類流行。二氧化碳大量排放所帶來的溫室效應，使得原先不利於病媒蚊孳生的溫帶地區，成為熱帶病媒蚊的殖民棲息地，登革熱、瘧疾和黃熱病等疾病，因此而擴大了它們在地球上的流行版圖。本書強調的生態環境重要性，仍有它的新解。

健康的社會來自於健康的個人，每一個人都是傳染病流行網上的一個節點。愈多人擁有來自自然感染或預防接種的免疫力，社會暴發傳染病流行的可能性就愈低。既然健康是權利而保健是義務，防疫工作自然是人人有責。了解傳染病對人類歷史的衝擊，有助於體會防疫保健的己任。

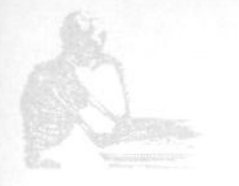

《瘟疫與人》一書，不僅值得史學與醫學研究者一讀，更適合一般大眾從中獲得豐富的瘟疫流行常識。本書作者以「巨寄生」來闡釋統治者與被統治者在人類歷史上的互動，並且說明「巨寄生」如何與「微寄生」決定瘟疫的流行。在二十世紀末，專制獨裁的巨寄生，可望逐漸被民主法治的互利共生所取代。在這樣的時空裡，每一個地球村的居民，都有責任透過加強個人免疫力、培養良好衛生習慣，照護貧苦、殘疾、弱小者，扮演己立立人、己達達人的防疫尖兵角色。

1998 年 3 月於台灣大學公共衛生學院流行病學研究所

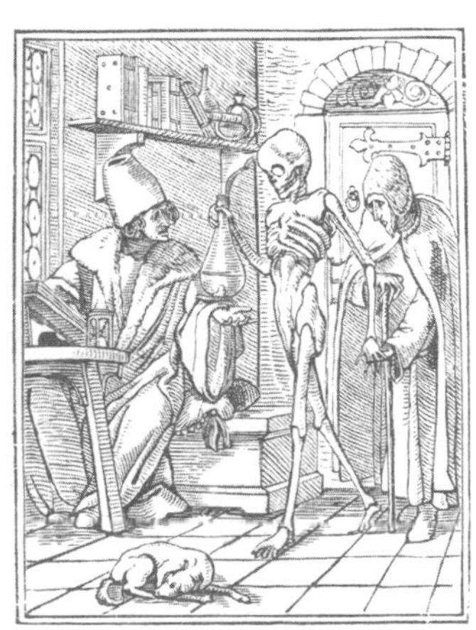

緣起

史學家的漏網之魚

為何墨西哥的古老宗教消失得這般徹底？

村民對神明和祭典為何不再虔誠？

傳教士的告誡和基督信仰的吸引力，

也不足以解釋這一切。

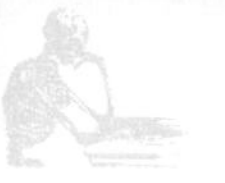

大約二十年前，為了撰寫《西方的興起》（*The Rise of the West*）一書，我曾閱讀西班牙人征服墨西哥的這段歷史，以充實相關的知識。眾所周知，當時柯爾特斯（Hernando Cortez）只帶了六百名不到的隨從，就征服了擁有數百萬人的阿茲特克帝國。這麼一小撮人怎麼可能戰勝人口眾多的帝國呢？這究竟是如何發生的？

那些常見的解釋似乎都不夠充分。即使蒙提祖馬（Montezuma）和他的夥伴在剛開始時，錯把西班牙人視為天神，但沒多久，他們就從經驗中獲得實情了。或許在第一回合交手時，馬匹和火藥令土著既驚且怕。然而，在武裝衝突後，馬匹的血肉之軀以及西班牙人所舞弄的原始槍炮，自然會暴露出它們的極限。當然，柯爾特斯有辦法號召墨西哥境內多支印地安民族，合力對抗阿茲特克帝國，是勝利的重要因素之一，但那些印地安盟邦要不是有理由認定柯爾特斯會贏，是不會選擇站在西班牙人這一邊的。

事實上，這則奇特的墨西哥征服記，只是更大謎團中的一部分（隨後不久，在南美洲又發生同樣驚人的歷史：皮薩羅征服印加帝國）。能夠漂洋過海來到新大陸的西班牙人並不多，但是他們卻能成功的把文化傳播給為數極眾的美洲印第安人。然而，單憑歐洲文明固有的魅力，以及西班牙人所精通的科技優勢，似乎仍不足以解釋，為何印地安人會如此大規模的叛離歷史悠久的傳統生活方式及信仰。

譬如，為何墨西哥及祕魯的古老宗教會消失得這般徹底？村民對於庇蔭他們農田無數年代的神明和祭典，為何不再虔誠了？縱然在西方傳教士的心目中，這是因為基督教的真理是如此明晰，因此根本無需解釋為何能成功轉變數百萬印地安人的信仰；但來自傳教士的宣教以及基督教本身的吸引力，似乎也不足以解釋這一切。

一窺疾病角色

在柯爾特斯征服史的諸多解釋中，有一項不經意的說法（我已記不得它的出處了），為上述問題提供了一則解答。在審慎思考這個答案以及它背後的涵義後，我的新假說變得愈來愈有可能，且愈來愈有分量了。因為，就在阿茲特克人把柯爾特斯及其手下逐出墨西哥城的那晚，天花傳染病正在城中肆虐、蔓延。那位率隊攻打西班牙人的阿茲特克將領也死於那場「悲傷之夜」（noche trista，這是後來西班牙人對這場疫病的稱呼）。這場致命傳染病釀成的癱瘓效應正足以解釋，為何阿茲特克人當時並未乘勝追擊潰敗的西班牙人，反而讓對手有時間、有機會喘息及重整，進而聯合其他印地安族人來包圍墨西哥城，贏得最後的勝利。

再者，像這樣「只殺死印地安人，而西班牙人卻毫髮無損的傳染病」，在心理方面的暗示也很值得考量。這種差別的遭遇，當時只能用超自然力來解釋，而在這場戰爭中，哪一方受天神的庇護也是無庸置疑的。在西班牙人信奉的神展示了卓越的神力之後，環繞著印地安神祇所建立的宗教、祭師與生活方式，再也無法維持下去。難怪，印地安人會如此溫順的接受基督教，向西班牙人俯首稱臣。上帝顯然偏袒西班牙人，而且此後每一場從歐洲（不久後又加上非洲）引進的傳染病大暴發，都不斷的重複這種教訓。

這類一面倒向侵犯印第安人的傳染病，提供了門路，以理解西班牙人如何在軍事及文化上，輕鬆的征服美洲。然而，這個假說立刻引發了其他問題：西班牙人是何時且如何獲得這種染病經驗，使他們能在新大陸無往不利？為何印第安人不具有能消滅西班牙人的地方疾病？只要試著回答這些問題，很快就會開始發現迄今仍被忽

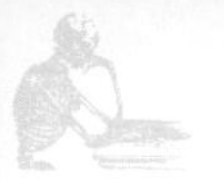

略的史學領域：即人類與傳染病交鋒的歷史，以及每當舊有疾病的疆界被打破，使得新傳染病入侵某個對它缺乏免疫力的民族時，所帶來的深遠影響。

從這個角度來看，人類歷史也提供了許多十六、十七世紀發生在美洲的類似事件紀錄。本書的重點即在描繪這類致命接觸的主軸。我的結論將令讀者大吃一驚，因為在傳統歷史中備受冷落的事件，卻占據我論點中的樞紐地位。主要原因在於，負責篩檢人類在歷史上存活紀錄的學者，對於各種疾病模式可能產生的重大變化，缺乏敏銳的洞察力。

史學家忽略了傳染病

「從未遇過的傳染病襲擊人類族群時，會發生的慘劇」這類重大事件，歐洲歷史確實記錄了幾樁。十四世紀的黑死病可以算是最主要的代表，其次是十九世紀的霍亂大流行，後者破壞性雖然沒有那麼大，但卻是比較近代且記載較完備的案例。然而，歷史學家從來不把這些案例，視作重大傳染病暴發這種大型事件，因為這類與新疾病慘烈交手的早期案例，被深深的埋藏在過去，那時的紀錄殘缺不全，使得事件的規模和意義都輕易的遭到後人忽略。

在評鑑古代典籍時，史學家自然會受限於他們個人對傳染病的體驗。由於現代人已歷經過各種疾病，對於許多熟悉的傳染病，都練就出相當程度的免疫力，因此總能很快的鎮壓住一般的疫病流行；訓練有素的史學家，生活在這樣的時空背景下，不由得會把疫病造成重大傷亡的所有論點，都當成誇大之辭。

事實上，從前的史學家之所以沒能適度看重這整個主題，基本原因是在於他們不了解「疾病在普遍具有罹病經驗的族群中暴發流行」與「同樣的疾病在缺乏免疫力的族群中蔓延」間的重大差別。史學家若預設在現代醫學出現之前，所有傳染病的模式，都和歐洲地區的傳染病模式大同小異，那麼疫病流行自然就沒什麼好提的，因此，史學家也傾向採用隨興的方式，把這類資料輕描淡寫過去，正如我在柯爾特斯的勝利中所閱讀到的一樣。

於是，流行病史成為古文物研究者的領地，他們興致勃勃的抄抄寫寫，記下一堆基本上沒什麼意義的數據，就只因為這些資料剛好就在手邊。不過，還是有黑死病以及其他幾個流行病例，都是在軍營內突然暴發疫病，因而扭轉了軍情，有時甚至決定了戰爭的勝敗。像這類插曲當然不可能遭人遺忘，但是它們所帶有的不可預測性，卻令史學家深感不自在。我們都希望人類歷史的軌跡有理可循，而史學家為了迎合大眾需求，通常也特別強調歷史中可計算、可定義而且多半也能控制的因素。然而，當疫病在戰時（或和平時期）成為決定歷史的關鍵因子時，這份解析歷史的努力恐怕徒勞無功。因此史學家總是低調處理這類重要的疫病事件。

當然，有一些圈外人會扮演提出異議的角色，例如美國細菌學家秦塞（Hans Zinsser），蒐集了一堆足以說明疾病的確舉足輕重的例子。因此，秦塞那本讀來令人津津有味的著作《老鼠、蝨子與歷史》（*Rats, Lice and History*）中，指出斑疹傷寒大流行，如何經常破壞國王與武士的錦囊妙計。

但這類書籍並未嘗試把疾病史擺進人類歷史中更重大的場景。這類書籍和其他書籍一樣，還是把偶爾暴發的疫病慘案，視為突發且無法預期的事件，這在本質上已超出史學詮釋的範圍，因此無法引起詮釋歷史的專業歷史學者的興趣。

本書藉由揭示各種疾病傳播的模式如何影響遠古與現代人類的歷史，想把流行病史帶入歷史詮釋的領域。我所做的諸多猜測及推論都仍在試探階段。我提出的這些論點，還有待精通各種難懂語言的專家，細心審視經典古籍，來加以確認或是糾正。像這類的學院派研究工作，往往需要寫成論文，做為「箭靶」，看是否經得起考驗。我提出的想法和猜測，應該合乎上述的要求，同時還能吸引讀者的注意力，使他們關心人類歷史諸多舊觀念之間所存在的重要鴻溝。

除了我必須提出的細節內容外，想必大家都會認同「進一步了解人類社群在自然平衡中不斷變遷的地位」，應該成為我們解析歷史的一部分，而且也沒有人能懷疑，傳染病在過去及現在都扮演關鍵性的角色。

「寄生」無所不在

在開始說故事之前，有幾項關於寄生、疾病、瘟疫的論點以及相關的觀念，或許有助於避免讓讀者弄混。

對於所有生物而言，疾病和寄生現象都是無所不在的。某生物從另一方生物身上成功取得食物，對後者（宿主來說），等於一場惡性感染或疾病。所有動物都依靠其他生物為食物來源，人類也不例外。覓食問題以及人類社群在覓食上的各種招式，充斥在經濟史中。反倒是「避免成為其他生物的食物」這方面的問題，比較少見，大體是因為人類早在相當遠古的時代，就已經不畏懼大型掠食者，例如獅子或野狼。話雖如此，我們或許還是可以把大部分人類的生命，視為一場介於「病菌的微寄生」以及「大型天敵的巨寄生」之間的危險平衡；而所謂的大型天敵，主要是其他的人類。

微寄生物（microparasite）指的是微小的寄生物（病毒、細菌或是多細胞生物），它們能在人體組織中，找到維生所需的食物來源。有些微寄生物會引發急性疾病，結果不是很快的把宿主殺死，就是在宿主體內引發免疫反應，讓自己被宿主殺死。偶爾這類致病的生物不知怎的，進入特殊宿主的體內，使宿主成為帶原者，有能力感染其他人，自己卻不生病；另外還有一些微寄生物，有辦法和它們的人類宿主，達成比較穩定的平衡關係。這類感染無疑也會吸走宿主體內的部分能量，但是它們的存在並不會妨礙宿主的正常功能。

巨寄生物（macroparasite）也展現出類似的多樣性。有些會立即致命，例如，當獅子、野狼在吃人或是吃其他動物時，勢必會令宿主立即喪命；有些巨寄生物則容許宿主無限期（indefinitely）的存活。

早在遠古時代，從事狩獵的人類，其技巧和威力便已超越了他們的動物天敵。人類於是竄上了食物鏈的頂端，從此不再那麼容易被大型掠食動物吞噬。然而從那之後，有好長一段時間，「互相殘殺」幾乎是兩相鄰部落的互動特色。這使得成功的人類狩獵者，真正躍上和獅群、狼群同等級的地位。

接著，當生產食物成為某些人類社群的生活方式後，另一種新版本的巨寄生方式也跟著出現。征服者可以從生產者手中取走食物，供自己消耗，因此對於生產者而言，征服者便成為另一種型態的寄生物了。尤其是在土地富饒的地區，甚至證明了人類社會可以發展出相當穩定的巨寄生模式。

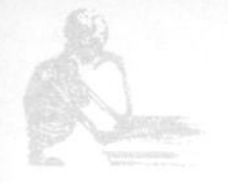

文明與寄生

事實上，早期文明就是建築在這樣的情況下：僅僅奪走臣服社群的部分糧食，留下足夠的食物，好讓被掠奪的社群能夠年復一年的生存下去。在早期階段，文明的巨寄生基礎仍然非常明確、嚴苛；後來漸漸在城邦和鄉間發展出互惠模式，才消除原本單向的租稅繳交。不過，在剛開始時，飽受壓迫的農民在供養教士、國王以及只出張嘴的城市居民食物之餘，並沒有得到太多回報，只除了一層不算太明確的保障，好讓他們不要被另一群更無情、短視的侵略者滋擾。

食物與寄生物之間的相互關係鞏固了人類文明史，並且和人體內某種相互關係類似。白血球是人類體內防禦感染的主要角色，它們能夠確實的消化掉入侵者。凡是白血球無法消化的外來生物，則轉變成寄生物，反過頭來消化人體內對它們有營養的東西。

然而，對於入侵特定人體的特定生物而言，上述情況只是決定能否順利入侵及繁殖的種種複雜程序中的一環而已。事實上，雖然最近這一百年左右的醫學研究進展快速，但還沒有人能完全了解入侵者與人體內的交互作用。我們在各種層次的組織（分子、細胞、生物以及社會）裡，都會碰到平衡的模式。在這類平衡狀態中，任何來自「外界」的變化，都容易引發系統裡的補償式變化，以便將整體動亂減至最低。但還是有個底限，一旦踰越了它，就會使得原本存在的系統崩潰。

像這樣的慘案，可能會包括把原有的體系瓦解成更簡單、小巧的單元，這些小單元各自以專屬的平衡模式存在；或相反的，它也可能會把小巧單元，結合成較大或較複雜的整體。事實上，這兩種程序也可能相結合，就像動物消化的過程一樣，取食者將食物所含的細胞及蛋白質分解成小單元，只是為了把它們再度合成身體所需的新蛋白質以及新細胞。

對這類系統而言，單純的因果分析是不夠的。由於許多變數同時運作，不斷交互作用，而且還以不規則的速率變換它們的規模，因此，如果把注意力全擺在單單一個「原因」上，並試著賦與它某種產生的「後果」，這樣的方式通常都會造成誤導。

研究多重程序裡同時發生的事件，或許是較佳的理解方式。但是若想這麼做，無論在觀念上或實際執行上，都會遇到極大的困難。就大多數組織層次而言，單是辨認模式及觀察它們的存續或崩解，就已經令人吃不消了；此外，在某些層次上（包括社會組織層次），連哪些模式值得關注或能夠可靠的偵測出來，都還存有很深的爭議及不確定性。不同的術語會把注意力導引到不同的模式上；然而，要找出一個廣為各方接受且合乎邏輯的測驗，以決定某個系統的術語是否勝過對手系統的術語，通常又都是不可能做到的。

演化的緩慢腳步不只適用於人類身體，也同樣適用於人類社會以及人類社會的符號系統，因此，遇到邏輯無法決定的問題時，生存終會出面解決。對人類而言，能將注意力導向「某情境中利害關鍵之處」的辭彙，顯然具有非常大的生存價值。也正因為我們具有彼此溝通的能力，人類這種動物才得以稱霸生物世界。

然而，沒有任何辭彙系統有可能耗盡或涵蓋我們周遭現實世界的每個面向。我們必須盡全力運用承繼到的語言及良知，而不必費心尋覓一項能夠在所有時空背景下滿足所有人的真理。

正如同言語是社會及歷史的產物，疾病就相當程度而言，也是如此。眾多歷史文件裡的所謂「聖者」，假使活在今日的美國社會，恐怕難逃被送入精神病院的命運。相反的，現在我們認為對健康不算有害的近視眼及嗅覺遲鈍，很可能會被我們的狩獵遠祖視為生理殘疾。但是雖然有這些變化存在，所謂的「疾病」，依然保有堅定且共通的核心概念。某人如果因為生理缺陷，無法完成預期的任務，這人將被族人視為「有病」；而這類生理缺陷當中，又有許多例子是因為寄生物而引起的。

當然，不同的人及不同的社群，對傳染病的感染程度和免疫程度，變化幅度相當大。像這樣的差異，有些是遺傳來的，但是更常取決於是否和致病生物有過接觸。不只個人體內會不斷調整對疾病的抵抗力，整個族群也同樣如此。於是，抵抗力及免疫力就因此而起起伏伏。

正如個體與族群在對付傳染病的能力上，會不斷變化一樣，各種引發傳染病的致病生物，也會不斷自我調整，以適應環境。一般來說，這個環境中相當重要的一部分（雖說不是全部）要算是宿主的體內狀況。畢竟，對所有寄生物（包括各種病菌）來說，它們都得面對反覆出現的老問題：當宿主幾乎都是不相接觸的獨立個體時，如何才能由某個宿主換到另個宿主身上？

人類宿主和致病生物之間，在彼此數量可觀的族群歷經許多世代的長期互動後，創造出一種容許雙方存活的相互適應模式。某致病生物若是很快的殺死宿主，將會替自己帶來危機，因為它必須想辦法快速找到下一個新宿主，才能繼續傳衍後代。

反過來看，某人如果能徹底抵抗感染，那麼原本會存在的寄生物將找不到居所，這麼一來，也會替感染生物帶來另一種生存危機。事實上，許多疾病之所以沒有辦法持續到我們現今的時代，就是因為發生上述這些極端的情況；此外，如果某些自信滿滿的衛生官員說得沒錯，一些惡名昭彰的致病生物，現在正面臨滅絕的危機，這要感謝全球的疫苗普及，以及其他的公共衛生措施。

最適合宿主和寄生物共存的狀況，通常（但並非必然）是這樣子的：兩者皆能在對方存在的情況下，持續無限期的存活，而且雙方的正常活動，都不會因為對方而嚴重受損。這類生物平衡的例子相當多。例如，人類腸道就帶有大量的細菌，但是卻不會引起明顯的病徵。另外，我們的口腔和皮膚上，也聚集了許多微生物，在正常情況下，通常不會對我們造成任何實質的影響。這類生物當中，有些能幫助消化作用；有些據信能夠防止有害生物在我們體內任意繁殖。不過，關於「人類感染生態學」的問題，通常還缺乏紮實的數據證明。

瘧原蟲威力健在

話雖如此，若從生態觀點來看，我們或許可以這麼說：許多最危險的致病生物，其實都未能妥當扮演它們的寄生物角色。在某些例子中，它們對人類宿主依然停留在演化適應的早期階段；雖然，我們千萬不能據此假設「長期共存必定會導向互不傷害」。

譬如說，瘧原蟲可能算是最古老的人類（以及人類祖先）寄生蟲之一；然而，它到現在依然能對人類宿主造成嚴重的發熱病。至少有四種瘧原蟲能感染人類，其中又以惡性瘧原蟲（*Plasmodium falciparum*）最具破壞力。據了解，惡性瘧原蟲進入人類血液是比較晚近的事，因此它們還沒有足夠的時間，像其他瘧原蟲般，與人類宿主互相調適。然而在這個例子中，宿主和寄生蟲之間的演化調適，又會因宿主的多樣性而更趨複雜，因為寄生物必須適應宿主體

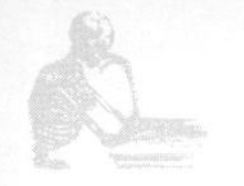

內的環境，以完成生活史。但是，有助於瘧原蟲無限期的居住在人類紅血球內的適應，對於成功由某宿主轉移到另一個宿主身上，卻沒有太大的幫助。

事實上，真正對瘧原蟲有幫助的模式，牽涉了週期性的摧毀數百萬個紅血球，使人類宿主發高燒，並讓瘧原蟲在宿主血液裡自由移動一兩天，直到重新寄生新的紅血球為止。這樣的過程會在人類宿主體內引發高燒及體力虛弱；它同時也使瘧原蟲有機會以獨立的瘧原蟲形式，趁著瘧蚊吸血之便，搭上「瘧蚊便車」到別處去繁殖。一旦成功進入瘧蚊的胃部，瘧原蟲會展現不同的行為模式，最終將完成有性生殖的生活史。結果，數天後，新生的瘧原蟲會移動到瘧蚊的唾腺中，準備在瘧蚊吸食下一餐時，進入新宿主的體內。

就目前所能測得的資料而言，瘧原蟲在這個了不起的傳染過程中，不會危害到負責把它們從甲宿主載運到乙宿主身上的瘧蚊。瘧原蟲吃食瘧蚊身體組織來完成生活史的行為，並不會使瘧蚊縮短壽命或減低活力。關於這一點，有很明確的原因。假使瘧原蟲想成功進入新的人類宿主，負責運載它的瘧蚊，必須擁有足供正常飛行所需的精力才行。生重病的瘧蚊可無法在瘧原蟲的生活史中，成功運載瘧原蟲到新的人類宿主身上。

反觀，身體虛弱、發著高燒的人類宿主，卻一點兒都不會妨礙瘧原蟲的生活史。因此，這種古老的傳染病，可以既不傷害瘧蚊，卻又能維持對人類的殺傷力，也就不足為奇了。

地底城玄機

其他還有一些重要的人類傳染病，也和瘧疾一樣，致病生物必須調整自己適應一種以上的宿主。假使人類以外的宿主，對於該寄生物更為重要，則趨向穩定平衡的演化適應，將會集中在非人類的宿主上。然而，這類感染一旦傳到人類身上，卻可能猛烈危害人類的生命。腺鼠疫（又名黑死病）就是很好的例子，因為鼠疫桿菌在正常情況下，只會感染齧齒動物以及牠們身上的跳蚤，偶然才會侵入人體。在穴居地下的齧齒動物社群中，這種感染能夠無限期的持續下去。感染及復原的模式非常複雜，通常牽涉同個地穴中一種以上的齧齒類宿主，到現在我們仍未完全了解這些機制。

對於某些穴居在大型「地底城」的齧齒動物而言，感染鼠疫桿菌是「童年期」常見的疾病，就好比地面上的人類居民習以為常的天花或麻疹一樣。換句話說，齧齒類宿主和這種寄生桿菌之間的適應狀況，已經達到相當穩定的模式。只有當這種疾病入侵從未感染過該病菌的齧齒類或是人類時，才會釀成悲慘的後果，例如使我們祖先畏懼的腺鼠疫大暴發。

血吸蟲病（經由蝸牛傳染）、昏睡病（經由采采蠅傳染）、斑疹傷寒（經由跳蚤、蝨子傳染）以及其他疾病，由於有兩種以上的宿主，使這些致病生物與宿主之間的適應關係很複雜，因此這類疾病對人類來說，仍然十分可怕。

斑疹傷寒就是很好的例子。品系相同或近似的斑疹傷寒病原：立克次體，如果寄居在某些種類的壁蝨體內，會呈現穩定的狀況，能夠一代代的傳遞下去，而不會使壁蝨產生明顯的病徵。老鼠和牠們身上的跳蚤雖然會感染斑疹傷寒，也能夠從中復元，換言之，牠們在發病一陣子之後，系統就會拒絕這種病菌繼續入侵。然而，當斑疹傷寒的致病生物轉移到人類的體蝨乃至人體時，結果總是導致體蝨喪命，而對人類來說，通常也會致命。

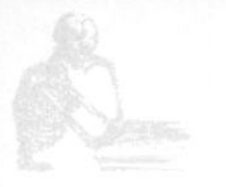

像這樣的模式，暗示了漸近式的疫病轉移，從與壁蝨的穩定共存，到和老鼠及鼠蚤的次穩定調適，最後再到與人類及人類體蝨之間的高度不穩定狀況（這也意味斑疹傷寒的病菌，是晚近才感染人類與體蝨的）。

疫病流行模式不斷變遷

不過，還有一些疾病是不需要中間帶原者的，它們能快速的直接由甲宿主傳給乙宿主。肺結核、麻疹、天花、水痘、百日咳、流行性腮腺炎以及流行性感冒，全屬於這類疾病。事實上，它們正是現代人再熟悉不過的傳染病。除了肺結核及流行性感冒之外，這些疾病只要感染過一次，就能引發長期（通常是終生）的免疫力。這些病通常都會感染小孩，而且在那些尚無疫苗可以改變疾病傳播模式的地區，情況依然如此。

這類幼兒疾病不一定很嚴重，因為只要細心看護，通常都能康復。不過，同樣的疾病，一旦侵入某個從未接觸過它們的人類族群，很可能會使相當高比例的病人送命。正值盛年的青年通常比其他年齡層的人，更容易因這類疾病而死亡。換句話說，一旦這類傳染病初次接觸人類族群，將有辦法摧毀或重挫整個人類社群，那種方式就好比天花以及一系列其他疾病，對阿茲特克和印加文明所造成的影響一樣。

無疑的，其他的疾病，像是慢性傳染疾病、精神病或是老年退化疾病，讓人類承受的病痛，更為沉重。它們建築起某種存在於人類生活中的「背景雜訊」。到了近代，這類病痛的重要性日益增加，因為我們的壽命比我們的老祖宗還長。但是，我們現在所熟悉的疾病模式，已完全不同於我們老祖宗經歷過的疾病模式。在他們經歷的疾病模式中，不定期的疫病大流行不論以哪種形式呈現，永遠都令人畏懼，且每時每刻都危機四伏。

雖然，追蹤十九世紀之前各種傳染病暴發情形所需的詳細統計與臨床數據（例如何種傳染病在何時、何地殺死多少人），目前已無法取得（即使在當時也是零星不全），但我們依然能夠觀察到疫病流行模式主要的變遷。事實上，這也正是本書要探討的主題。

第1章

史前時代

狩獵族群的行蹤

保暖衣物這項偉大發明，
使獵人可以進攻北方草原及森林的動物，
當他們又開發出新的食物來源後，
全球生態關係的轉變，也跟著展開。

我們必須假設，在人類族群完整演化出來以前，我們的老祖宗必定和其他動物一樣，嵌在一個自我調節的微妙生態平衡中。在這個平衡中，最顯而易見的一環莫過於食物鏈，在此鏈中，我們的祖先獵食其他生物，而且也反過來，被其他生物所獵食。

除了大型生物間這種無可避免的關係，我們也必須假設，不易察覺的微小寄生物，也能在我們祖先體內尋找食物，而且還成為平衡整個生物系統（人類也是其中一部分）的重要元素。要重建所有細節是沒辦法的；事實上，就連人類傳衍的來龍去脈都還模糊不清；這是因為各種已發現的人類祖先化石（主要在非洲），仍未能拼湊出完整的故事。

非洲也許並不是孕育人類的唯一搖籃。人類始祖可能也曾生活在亞洲的熱帶或亞熱帶地區，他們的演化途徑，大致和奧杜威峽谷及撒哈拉以南其他地區大量出土的人科動物相似。

當人類遇上寄生物

然而，人類不具濃密毛髮，顯示人類來自氣候溫暖的地方，在那兒，氣溫極少（或從未）低於攝氏零度。由雙眼視野重疊形成的正確景深知覺，加上能夠抓握的手，以及我們和猿類、猴類（至今牠們大部分時間仍棲息在樹上）明顯的血緣關係，指出了人類祖先也是居住在樹上的。老祖宗的齒列顯示他們的飲食屬於雜食性，其中又以堅果、水果、甲蟲的幼蟲，以及某些植物嫩苗為主，勝過肉類食物。

那麼，他們的疾病與寄生物關係又是如何？目前在猴類及樹棲猿類族群中流行的傳染病，可能和與人類遠祖共存的寄生物族群相類似。雖然重要細節仍不很清楚，但是目前已知侵擾野生靈長類的寄生物，種類繁多得驚人。除了各種恙蟲、跳蚤、壁蝨、蠅類及蛔蟲外，野生的猿類與猴類，顯然還是一大堆原蟲、真菌及細菌的宿主，更遑論還有一百五十種以上所謂的「節肢動物媒介病毒」(它們藉由昆蟲或其他節肢動物，由某個溫血宿主轉到另一個溫血宿主)，也在這份寄生物名單上。

在感染野生猿類、猴類的生物名單上，有十五到二十種瘧原蟲。人類在正常情況下，只會感染四種瘧原蟲；而且，猿類能被人類的瘧原蟲感染，人類也有可能受到某些出現在猿類或猴類體內的瘧原蟲感染。如此多種的瘧原蟲能形成，除了因為熱帶雨林的樹冠層、中間層及地面層的多種瘧蚊，各自發展出對棲息地的特化之外，也暗示了靈長類、蚊子以及瘧原蟲三者之間的漫長演化適應。不只如此，根據瘧原蟲在今日的分布情況，以及已知的古代瘧疾地理分布，非洲撒哈拉以南地區，顯然曾經是發展這類寄生形式的大本營，甚至可能是唯一的發展中心。

在各種地表天然環境中，熱帶雨林算是最富變化的地區，因為共享這類棲地的生物物種，遠比乾燥、寒冷地區來得多。根據這項事實，我們可以推論：沒有任何一種植物或動物能稱霸雨林，連人類也不例外，起碼直到近代都是如此。

許多無法忍耐嚴寒氣溫及乾燥環境的微小生物，在熱帶雨林中卻非常興盛。在這溫暖、潮溼的環境中，單細胞寄生物通常可以在宿主體外存活相當長的時間。有些潛在寄生物，甚至能夠無限期的以獨立個體的方式存活。這意味著，為數不多的潛在宿主族群，依然可能經歷大規模的感染。即使寄生物和潛在宿主間的接觸很少(因為雨林中可以找到的宿主不多)，寄生物還是可以等待。

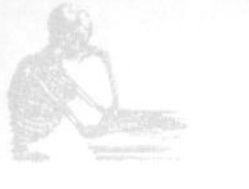

就人類族群來說，這意味著，即使我們的祖先在自然平衡中，只占了極小部分，但是對個體而言，卻可能在一生中感染遍所有的寄生物。這點直到現在依然如此；因此，妨礙人類統治雨林的主要障礙，在於依然豐富多樣的寄生物，它們埋伏在雨林內，靜待闖入雨林的入侵者。

難道這表示，我們的祖先以及祖先的祖先，一直是病懨懨的嗎？其實不然，因為無數的熱帶寄生形式，發展到足以劇烈影響宿主的階段都極為緩慢，就和它們的消失速度一樣慢。換個方式來說，熱帶雨林在每個階層，都供養了高度演化的自然平衡：不論是寄生物與宿主之間、敵對的寄生物之間，或是宿主與捕食的生物之間。我們大可放心假設，幾百萬年前，即人類尚未改變熱帶雨林的生態環境之前，捕食者和被捕食者間的平衡關係，曾經穩定（或是接近穩定）了好長一段時間。

因此，我們老祖宗所攝取的各色食物，無疑的都對應著各色的寄生物，它們以各種方式與我們的祖先分享食物，而未必會引發疾病徵狀。輕微的寄生感染，有時會減弱老祖宗的體力及耐力。此外，當嚴重的傷害或災害（譬如饑荒），威脅到宿主體內的生理平衡時，就算原本是輕微的感染，也可能暴發成致命的併發症。然而，如果沒有這類嚴重的滋擾，宿主大致上仍算是健康的，就像現今居住在森林的靈長類一樣。

文化演化加速大自然失衡

只要人類祖先的演化腳步，和他們的寄生物、天敵及獵物的演化腳步保持一致，這類編織緊密的生物網，就不可能發生重大改變。透過基因突變及天擇進行的演化，進度十分緩慢，以致於當族群中的某個體發生變化，會容易由其他個體在遺傳及（或）行為方面的模式變化，互補過去。然而，當人類開始產生另一種演化，即把後天習得的行為，融入文化傳統以及符號含義的系統之後，原本存在久遠的生物平衡，開始受到了新的干擾。文化演化開始把空前未有的壓力，施加在較古老的生物演化上。新近習得的技能，使得人類愈來愈有辦法以無法預料且影響深遠的方式，轉移大自然的平衡。因此，疾病侵犯人類的難易程度，也開始出現戲劇化的轉變。

在這類變化高潮中，最先顯露出來的莫過於發展新的技能和武器，以殺死盛產於非洲大草原（或是亞洲類似的地理環境）上的大型草食動物。我們無法得知這種轉變的詳細年代，只能說，很可能早在四百萬年前就開始了。

最早由樹梢下到地面，並率先捕食羚羊及相關物種的前人類靈長動物，很可能只逮得到虛弱或年幼的獵物。他們也很可能必須和野狗及禿鷹一塊兒爭奪腐肉，而這些腐肉是效率更高的獵食者（例如獅子）所吃剩的。這種前人類靈長動物族群，盤據在食物源集中的區域四周，類似今日提供大量草食動物的非洲大草原；這時任何有利於改善狩獵效率的基因變化，勢必會使該個體收穫豐富。

任何族群要是能擁有可增進合作狩獵效率的技巧，無論是肉體變得發達或是心智更加聰敏，都會得到莫大的報酬。新興人類攫取這類報酬的方式包括：發展出危機時刻能增進有效互助的溝通模式，以及打造精製的工具、武器，以補救不怎麼出色的肌肉和相對弱小的齒與爪。在這樣的情況下，能夠補短的新特性快速的累積起來；所謂「快速」，是按照生物演化的寬鬆標準而定的。任何新奇的變化，只要能更加強化已開始發揮功效的特性，都能擴大食物的來源，並且增加生存的機會。

這種快速的演化變遷，生物學者稱為「定向演化」，而且通常會伴隨著轉移進新的生態區位。沒有人敢奢望解開早期人類族群中，這種演化引發的所有遺傳變化。一旦突變可以造成如此巨大的成果，則某個人類族群被另一個狩獵效率更高的人類族群替換的情況，必定經常發生。戰鬥中更有力的一方，或是狩獵效率更高的一方，將成為較可能存活的族群。

由此而生的演化發展有一項重大成果：語言的精緻化。掌管腦、舌頭以及咽喉形成所需的基因變化，為人類敲開了口說語言的路；而語言當然也大大增進了社群的合作。討論與溝通，反覆扮演各種角色，使人類能夠事先把技術演練純熟，進而在狩獵及其他合作活動上，達到原本無法達到的精準度。有了語言，把生活裡的技藝有系統的傳授給他人，不再是不可能的事了，至於那些技藝本身也變得愈來愈精進、繁複，因為語言能夠用來分類事物，把它們歸整好，並針對各種狀況來表明適當的反應。

簡單的說，語言讓獵人首次展現完整的人類特質，它開創了嶄新的社會文化演化紀元，該紀元很快的又將大量的空前壓力，施加在生態平衡上，而人類正是由這個生態平衡中崛起的。

從樹梢到草原

在這場相當快速的演化過程中，疾病的情況又是如何呢？很顯然，任何有關棲所的變換，例如從樹梢下到地面，在開闊的草原上行走、奔跑，都意味著人類原本很可能碰上的感染，將出現重大改變。當然，有些感染幾乎完全不受影響。凡是需要身體密切接觸才能傳遞的感染（例如大部分的腸道細菌），就屬於這種類型。至於其他寄生物，像是需要潮溼環境才能成功由某宿主轉移到另一宿主的寄生物，數目必定會減少，因為大草原的環境對它們顯然更不利。然而，就在雨林型的感染減弱之際，新寄生物及新疾病，尤其是那些與草原動物接觸而感染的疾病，必定會開始影響到新近興起的人類。

我們沒辦法就這樣指出，上面的描述可能包括哪些感染。譬如，現今侵擾草食動物的各種寄生蟲，很可能也會轉移到人類身上，因為我們在食用草食動物時，可能無意間吞下寄生蟲的卵或是某種形式的包囊。而這種情況，古代必定也曾經發生過。

其中一項較重要的接觸是遇到錐蟲，也就是在現代非洲許多地方引起昏睡症的病原體。這種生物在好幾種羚羊體內，都是以「正常」寄生蟲的身分居留，然後藉由采采蠅從某個宿主傳遞到另個宿主身上。它們在蠅體以及動物宿主體內，並不會引發明顯的病徵，因此可以算是很好的例證，用以闡釋穩定、適應良好，而且很可能由來久遠的寄生關係。然而，一旦侵入人體，卻能造成人類宿主極度的虛弱。事實上，其中有一種錐蟲，通常能讓人類宿主在幾週內就魂歸天外。

事實上，主要就是因為昏睡症從古到今一直對人類深具威脅，非洲大草原上的有蹄類草食動物才得以存活到現在。要是沒有現代的疾病預防方法，人類根本無法居住在采采蠅出沒的地區。因此直到非常晚近，這些地區裡的大量草食動物，依然是獅子以及其他本領高強的大型掠食者的獵物，除了偶然碰上之外，這些草食動物很少遭到另一種更具毀滅性的新興野獸捕獵，這種新興野獸正是人類。假使引發昏睡症的錐蟲，早在我們祖先躍下樹梢前，就已經和有蹄類草食動物共存（這點看起來幾乎是確定的），那麼這種寄生物的存在，必定設下了截然分明的界線，最早的原始人類只有在這些界限限定的區域，才有辦法享受到非洲草原盛產的各式獵物；相反的，在采采蠅活動的地區，類似原始人類時期的生態平衡狀況至今依然存留。

順便一提，如果就人類和其他生物的關係來考量，把人類的生態角色歸類為一種「疾病」，並不荒謬。自從語言使人類的文化演化開始影響到古老的生物演化過程後，人類就一直處於「危害舊有自然平衡」的位置上，這種情況類似「疾病危害宿主體內的自然平衡」一樣。

雖然，當自然的限制一次又一次的阻礙人類破壞其他生物時，這份新關係會達到暫時的平衡。然而若依生物演化的標準來看，通常只要相當短的時間，人類又會發明出新的技術，以開發從前無法到手的資源，於是又重新或加強摧殘其他生物。因此，若從其他生物的觀點來看，人類就好似一種急性傳染病，雖然偶爾也會進入行為模式比較不具「毒性」的時期，然而卻永遠無法達成真正穩定的慢性疾病關係。

躍上食物鏈頂端

第一批真正的獵人成為獨霸非洲大草原（或亞洲類似地理環境）的獵食者，不過是未來變化的小小前兆。無疑的，這場當時已經夠猛烈的變化，就這樣把一種不太起眼的靈長類動物，直接送上食物鏈頂端。身為技巧高明又令人畏懼的狩獵者，人類很快就不再害怕其他的動物敵手。於是，我們最早的人類祖先，就這樣逃過了能限制族群數目成長的基本關卡。

接下來，或許人與人之間的屠殺，接手扮演起「平衡人口」的角色，至少大草原上適合居住的領地，全都由人類狩獵族群占據後，他們會開始彼此對抗。這時，可能也會出現其他控制族群數目成長的方法，像是遺棄不想要的嬰孩。無論如何，今日的狩獵及遊牧民族，依然擁有某些傳統方法，以便把人口數目維持在食物供給的限制內，而這類習俗可能由來已久。

就非洲搖籃而言，人類狩獵者與環境發展出相當穩定的關係。在非洲，人類大約從五十萬年前開始狩獵大型動物，雖然人類懂得利用木頭與石頭來發揮強大武力的年代，可能不會早於西元前十萬年。儘管會不時的遇上生存危機，例如在隨後數千年內，勢必有數種重要獵物滅絕，但人類狩獵族群依然繼續和其他各式各樣的豐富物種，一同分享大地。事實上，即使到後來，當農業導致人口數目大增，引發了劇烈的環境變動後，非洲許多地區卻依然維持野蠻、未開發的狀態。最近幾千年來，狩獵部族被驅趕到不適農耕的邊陲地帶，繼續依循傳統的方式生活在非洲，甚至到今天依然如此。

換句話說，居住在人類社群四周的其他生物，會採取強韌、複雜的方法，來進行補償式的調整，以致於人類即使發展出完善的技巧，但這類透過文化演化所獲得的新效率，依然不足以壓過或革新演化出人類的生態系統。削弱人類對其他生物初始衝擊力的因素中，最重要的或許是非洲的傳染病出奇的豐富和複雜；這種寄生的複雜情況，會隨人類的演化、人類族群數的增加，而愈變愈複雜。

生態系統的自我調節

許多產於非洲的寄生蠕蟲及原蟲，並不會引發免疫反應，也就是說，宿主的血液中不會形成抗體。這種情況下，相當敏感且自動自發的生態平衡就有機會嶄露頭角，在這種平衡下，如果人類數目增加，感染率也會跟著增加。隨著人口密度增加，由一個宿主轉移到另一個宿主的機會也跟著倍增。於是，一旦人口密度衝過某個關鍵閾值，感染就可能突然失控，發展為過度感染（hyperinfection）。這種流行病情將會嚴重干擾日常作習。倦怠、體內疼痛等慢性病徵，一旦成為某個人類社群的共通現象，很可能會嚴重危害到他們的攝食以及育兒能力。這麼一來，很快就會降低族群的人口數目，直到區域人口密度安全的降到關鍵閾值之下。

接下來，當愈來愈多個體不再受該傳染病危害後，人類的精力又會開始增加，攝食以及其他活動又會恢復正常，直到其他傳染病又開始發飆，或是族群人口又一次超過關鍵閾值，再度引發過度感染。

所有這類生態擾動，當然也影響了人類的獵物，以及人類的寄生物。為數愈來愈多的獵人將會發覺，想找到理想的獵物也變得愈來愈困難。於是，營養不良可能與傳染病大流行聯手，減低人類的精力以及育兒能力，直到再次發展出較穩定的平衡為止。

再者，所有相互依賴的物種，會同時對物理環境中的條件產生反應（如氣候變遷或其他環境變動）。乾旱、草原大火、暴雨以及其他緊急狀況，都會限制所有生物的成長；而這類受環境擾動而限制的族群數目，通常遠低於適宜環境下能發展的族群數目。換句話說，生態系統自身會維持一種寬鬆、波動的平衡，雖然偶爾會暫時偏離常態，卻能有效抵抗全面性的大變動。雖說人類狩獵者站上了食物鏈的頂點，能夠獵食其他動物，而且自己厲害到讓其他大型動物下不了手，但這種狀況還是沒辦法改變由來已久的生態關係。因此，人類雖然成功取得了新的生態地位，但是整體來說，卻沒有改變生態系。

從過去到現在，產生並維持這類動態平衡的相互作用，都是極端複雜的。雖說科學觀察已持續了好幾個世代，但是疾病、食物供應、人口密度，以及習性模式間的相互關係，不論在非洲或任何其他地區，都還未經充分了解，更別提有關病媒昆蟲的資料，以及其他宿主的數目和分布情形。不只如此，現代非洲的感染模式，不見得完全吻合古時候（即人類靠打獵維生的時代，以及農業活動尚未破壞早期自然平衡的時代）的感染模式。

然而，熱帶非洲生物的多樣性也是不爭的事實，而且這塊大陸上的生物平衡狀態，在抗拒由溫帶地區引進的農耕方法時，那股韌性也是出了名。事實上，直到非常晚近的時代（譬如五千年前），非洲大陸上的人類社群在形形色色的生物相中，依然扮演相對適中的角色。當然，人類已經躍上主要獵食者的寶座，但是處在自然平衡狀態下，依然算是數量較為稀少的動物，就像和人類狩獵者競爭食物的獅子以及其他大型掠食動物一樣。

事實上，情況如果不是這樣才奇怪。假使人類真是發源於非洲（似乎很有可能），那麼當人科動物緩緩演化成真正的人類時，周遭各種生物必定也有時間來調整自己，以適應人類活動帶來的風險及利益。反過來說，非洲大陸上超級多樣的人類寄生蟲，也正暗示了非洲才是人類主要的搖籃，因為再也找不到其他地方，使人類和非人類生物之間，能達成像這般微妙精緻的生物關係。

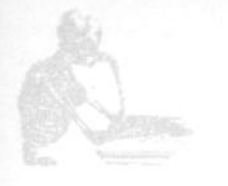

獵人的蹤跡

撇開非洲雨林及草原不談，世界上其他地方又如何？威力十足的人科狩獵者，必然也曾大幅散布於歐亞非大陸各地，時間大概始於一百五十萬年前左右。中國、爪哇以及德國所出土的考古發現，證明有許多不同的骨骸存在；但是這類發現還是太稀少了，不足以用來釐清它們和非洲大量出土的原始人類遺骸間的關係。在南亞以及東南亞不同地區，可能也曾有某些靈長動物的祖先，進行和非洲人類近似的平行演化，因為即使在大型獵物比非洲草原貧乏的地區，還是可以找到許多腦袋增大、姿勢直立，以及能使用工具的人類遠祖證據。

用不足的證據來推論，可能會產生誤導。眾多相關地區的考古研究依然相當粗略，而且即使是單一個新遺址的發現（例如非洲奧杜威峽谷），都可能大幅改變整個人類起源的故事。話雖如此，根據目前已知的資料來看。歐亞大陸原始人類族群出現的年代，是在非洲人科動物族群全盛期之後。這種情況一直維持到大約十萬年前至五萬年前，現代人種才突然出現，而且快速改變了整個地球原有的生態平衡。

目前仍沒有足夠證據，因此無法確切指出智人（*Homo sapiens*）最初起源於何處。骨骼碎片的年代，可以往回推到大約十萬年前的東非（不過，該骨骸是否能算智人，仍有爭議）。至於其他地區的智人遺跡，最早只能推到西元前五萬年左右。此外，當智人一出現，早先存在的原始人族群，例如西歐著名的尼安德塔人就消失了，只留下極少痕跡，甚至完全不留痕跡。

如此成功的人類族群的出現，在非洲本土造成的改變並不如其他地方劇烈。不過還是一樣，假使大型獵物以及人屬競爭對手的滅絕，真的可以歸因於智人的話，那麼就足以顯示人類狩獵者擅長的是什麼了。等到人類學會如何在天寒地凍的氣候下保持溫暖，例如生火以及把動物皮毛披在身上，人類能造成的影響又更可觀了。

衣物這項偉大的發明，使獵人可以獵捕北方草原及森林裡的動物，這樣的成果，就好比人類始祖第一次跳下樹梢般。也就是說，一個（或一系列）嶄新的生態區位，開放給這些新來者；而且，當他們憑著技巧又獲得新食物來源後，一項全球生態關係的快速轉變，也跟著展開了。在西元前四萬年至一萬年間，人類狩獵族群占據了地球上大部分的主要陸塊（除了南極洲）。

人類狩獵族群大約在四萬年前到三萬年前進入澳洲；而在那之後約五千到一萬五千年間，其他狩獵族群則設法由亞洲穿越白令海峽，進入美洲。幾千年內，人類族群就廣布到北美及南美的各種氣候帶中，並在西元前八千年左右，抵達美洲最南端的火地島。

在這之前，從來沒有任何一種強勢的大型生物，有辦法廣布全球。人類可以完成這項壯舉，是因為他們學會了如何替原產熱帶的自己，營造出可以適應各種天候狀況的小環境。這套把戲就是發明各種衣物以及蓋房子，以便把人類身體和外界極端的天候隔離開來，使人類即使在極寒的氣溫下，依然可以存活。換句話說，文化上的適應及發明，使人類因應不同環境而須進行的生物調適需求，降低了許多。於是，全球主要陸塊的生態平衡，從此引進了一個基本上極具擾動性，而且不停變動的因子。

正如「利用文化方式來適應不同的天然環境」，對於人類在西元前四萬年至一萬年間的超級大擴張，具有決定性的影響一樣，另外還有一個因素也相當重要。我們老祖宗在遠離熱帶環境後，同時

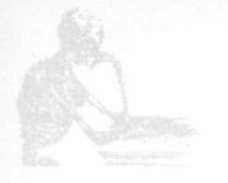

拋開了許多寄生蟲和病原生物，這些病原生物原本都是他們的祖先以及留在熱帶的同伴非常熟悉的。於是，遷移後的族群健康和活力大增，終於使族群人口增加到史無前例的規模。

侵入溫帶地區

在熱帶地區，人類在自然平衡中的地位，基本上和在溫帶或北極氣候圈不同。如同我們剛才提過的，在非洲撒哈拉以南地區，人類即使已經發明了高超的狩獵技巧，足以擾動大型動物間的自然平衡狀態，但卻依然不斷遭遇各種強力的生物性關卡。當人類社群學會如何在溫帶氣候中生存並興盛起來後，他們所面對的溫帶環境，卻是比較單純的生物環境。

總而言之，較低的氣溫意味著較不利生物生存。結果，能適應溫帶和北方氣溫的動植物種類，就比在熱帶地區的動植物種類稀少。於是，當人類狩獵族群首次湧入溫帶地區時，迎接他們的是一個較不豐富多樣的生物網。

不只如此，事實證明，溫帶地區的生態平衡也更容易被人類的活動破壞。這個地區起初缺乏能夠寄生在人體內的生物，但這只是暫時的現象。要不了多久，生物學上或是人口統計學上的重大疾病，也開始出現在溫帶地區的人類族群中，我們馬上就會談到這一點。但是，有關生態平衡容易遭人類活動破壞的這種現象，卻成為非熱帶地區的永久特徵。

因此，人類的生物霸權在溫帶地區，打從一開始就取得了不同的規模等級。身為溫帶生態系的陌生人和新進者，人類的處境有點類似兔子剛引入澳洲時的情況。由於新環境中既缺乏天敵，又缺乏天然的寄生物，再加上發現充沛的食物（至少起初是如此），澳洲的「兔口」立刻激增，很快就干擾到人類的牧羊活動。歐洲人第一次抵達美洲時，也曾發生類似的外來生物（豬、牛、馬、鼠以及各種植物）大舉入境現象。這些生物族群起初數目雖然暴增，但不久即開始自我修正。

也許只要時間夠長，人類在溫帶世界新生態環境中的擴張，也會出現同樣的狀況。就我們所熟悉的時間規模而言，例如百年、千年（而非千萬年），一般物種間的生物調適，恐怕還不足以限制人口的增殖。原因在於，文化性（而非生物性）適應一旦產生，即能支撐人類整趟冒險之旅。因此，每當人類對某項特殊環境的開發，因為某種關鍵資源耗盡而受阻時，人類總有能力找到新的生路，開發新資源，一次又一次擴展我們在生物界及自然環境上的霸權。

到處都有猛瑪象、巨大的樹懶以及其他大型但不識人類的動物，漫遊等著人類來宰殺的日子，並沒能持續太久。事實上，曾有人估計，機巧又浪費的人類狩獵族群只花了一千年，就把北美洲及南美洲上大部分的大型獵物都趕盡殺絕了。

根據這樣的美洲歷史觀點，當時的獵人集結成有組織的大隊伍，沿著一條可發現大型獵物的動線而居。過了幾年後，由於獵物枯竭，他們只得遷地為良，不斷向南移動，直到美洲大型獵物幾乎全數被消滅掉。像這些慘劇，當然只可能發生在技巧熟練的獵人遇上毫無經驗的獵物時。

在舊世界裡（即歐亞非大陸），則從未發生過如此戲劇性的交鋒。在那兒，狩獵技巧是逐步慢慢的用到北方的大型動物身上，可能是因為，每一次向北移動，獵人都必須適應更嚴厲的氣候以及更艱困的凜冬。然而，在美洲卻正好相反，獵人移動方向是由北往

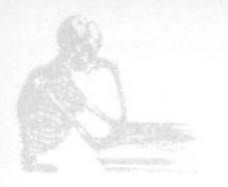

南，由酷寒移向溫暖，結果造成的大型動物滅絕，遠較舊世界來得急劇和廣泛。

接下來人類發明的諸多新技巧，使人們可以一再的重演「輕鬆的開拓探險，快速的耗盡資源」這樣的拓荒活動。目前中東地區以外石油短缺，只不過是人類揮霍無度的最新例證。然而，由於石器時代居住在溫帶以及近北極地區，使人類與其他物種共存的方式，進入了更長遠的模式——這種模式在後來的歷史中，扮演了重要角色。人類這種跨越不同氣候帶的分布，結果是在不同社群中，創造出一種或許可稱為「寄生梯度」（parasitic gradient）的現象。

寄生梯度南北相反

畢竟，氣候變冷或變乾時，生物的種類通常會變少，這意味著能夠侵擾人類的寄生物，無論在數量或多樣性上都減少了。此外，隨著溫度和溼度的降低，以及溫暖季節和日照時間的變短，寄生物想由某宿主成功轉移到另個宿主身上，也變得更困難了。於是又創造出如下的感染梯度：來自較溫暖、潮溼地區的族群，向較涼爽、乾燥的區域移動時，較不可能撞上不熟悉的寄生物；然而，潛伏在南方較溫暖、潮溼地區的傳染病，卻始終對來自北方或乾燥沙漠地區的入侵者造成威脅。

我們或許也可以反過來描述這種梯度：人類族群愈往寒冷、乾燥的氣候區移動，他們的生存就愈直接依靠與大型動植物的生態關係。至於和微小寄生物間的平衡關係，雖然在熱帶地區如此重要，但是對於移到寒冷、乾燥地區的人類族群來說，卻變得比較不重要了。

這項差異會導致重要的結果。幾乎所有的微寄生物，都小到沒法用肉眼看見，這意味著，在發明顯微鏡及其他精密觀察儀器之前，我們與這類生物的接觸過程，既沒有人能了解，也沒有人能控制。因此，縱使人類的智慧能夠妥善處理肉眼看得見、能實驗的事物，然而人類與微寄生物的關係，直到十九世紀，依然大都停留在生物性的層面，也就是說，超出人類蓄意掌控的能力之外。

然而，在微寄生物比較稀少且不重要的地區，人類的智力依然扮演了生活規範中最重要的角色。只要這群男男女女看見了食物及敵手，他們就有辦法發明出新方法來應對；這麼一來，人類終於不再是只靠狩獵為生的稀有獵食者。相反的，在原本只能存活數千名獵人的土地上，人類的數目卻繁衍達到數百萬。因此，逃離熱帶搖籃，對於人類後來在自然平衡中扮演的角色，具有深遠的含意，它賦與人類文化發展的範圍，遠較赤身裸體的原始人來自的緊密生物網，寬廣得多。

很顯然，各地區的條件也能夠扭曲這種常態模式。人口密度、飲食、食物和住屋的特性及品質，加上族群個體間的接觸頻率及範圍，都能大幅影響疾病的模式。不久前，大城市一直是不健康的地方，即使位在涼爽、乾燥的氣候區也一樣。雖然一般說來，所有這類與生態關係有關的地方性擾動，都是在這種生物梯度內運作，即當溫度和溼度增加時，感染的種類及頻率也隨之增加。

微寄生物有機可趁

當舊石器時代的狩獵族群一路擴張，進入溫帶及近北極地區，他們替人類締造了史無前例的生物成就。但是，等到他們占據所有

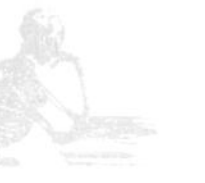

可能的狩獵區域後，最理想的獵物即遭到大量捕殺，有時甚至會因為過度獵捕而完全滅絕。

大型獵物的耗盡，顯然在不同時代及不同地區，都是獵人會面臨的生存危機。這項危機碰巧又遇上全球性的氣候變遷（最近一次的冰帽約在兩萬年前開始消退）。這兩項因素讓人類狩獵族群面對一系列嚴厲的環境考驗。只要老方法不管用，人類就會加強搜尋並嘗試新食物。例如，由陸地向海洋的探索，導致了船隻的發明和捕魚活動；蒐集可食用的種子，則導致某些族群開始發展農業。

舊石器時代的獵人及採食者，可以說大致上重現了早期人類遠祖在熱帶搖籃裡的經驗。也就是說，一旦發現新生態區位，某種粗略的平衡就會跟進，產生各種防止人口數增加的關卡。這些關卡隨地點而不同、隨社群而不同，也隨時代而不同。

話雖如此，在熱帶以外的人類演化區域，致病生物可能並非十分重要。能夠藉由身體接觸在宿主間傳播的寄生物，例如蝨子，或是傳染熱帶肉芽腫的螺旋體等，都能在溫帶地區的小型遷移狩獵社群中生存。只要感染進程緩慢，而且不致於使人類宿主的行為能力損害得太嚴重，這類寄生物有可能隨著狩獵社群，由人類的熱帶搖籃傳播到世界各地。但是，比起當初在人類早期熱帶棲息地的繁盛景象，這類感染卻是大大衰減了。

結果，古時候居住在溫帶地區的獵人，很可能是最健康的一群，雖說他們的壽命似乎相當短。有關他們很健康的推論，也可以由目前居住在澳洲及美洲的狩獵民族身上，得到印證。除了因最近與外界接觸而感染到的可怕疾病外，這些民族看起來似乎都能免於傳染病或是多細胞寄生蟲的滋擾。這樣的情況相當自然，因為遷移到溫帶及近北極區的孤立小型狩獵族群，沒有足夠時間讓寄生物於緩慢的生物演化過程中，來維持在熱帶環境那樣水準的傳染能力，適應溫帶環境的涼爽、乾燥，發展出在宿主間傳播的模式。

在能夠影響人類生活的這類調適出現前，人類與環境的關係再度因新奇、重大的發明，產生了革命性的變化。食物生產技術使得人口數目快速攀升，而且很快的促成都市及文明的興起。人類族群一旦集中在這樣大的社群中，等於是對潛在的病原生物，提供了異常豐盛且唾手可得的糧食，這種情況就彷彿非洲草原上的大型獵物，曾提供豐盛食物給我們的遠祖一樣。

在人類村莊、都市及文明發展造就的新環境下，這回輪到微生物可以期待在狩獵場上大展身手。它們究竟如何利用人類大型社區帶來的新機會，將是下一章的主題。

第2章

西元前3000年至西元前500年

古文明世界的疾苦

一旦血吸蟲在某地傳開，
就容易使農民無精打采、身體虛弱，
這不只會妨礙挖地、灌溉等粗活，
也會導致同類的進犯。

大型獵物的絕跡，在非洲大約始於五萬年前，蔓延到亞洲及歐洲則大約在二萬年前，而在差不多一萬一千年前的美洲大陸上，尤其顯著；這種現象對於當時正致力發展殺戮大型動物技巧的人類狩獵族群而言，必定是嚴厲的打擊。

的確，大型獵物一種接一種的消失，很可能導致區域人口數目驟降。對小型狩獵族群來說，靠一隻猛瑪象度過一週是一回事，但是若想每日獵捕足夠的小動物，以養活同樣數目的族人，完全又是另一回事了。同時，氣候變化也改變了自然界的平衡，這在北方漸漸消退的冰河沿岸，以及亞熱帶地區都發生了，亞熱帶由於信風北移，使得原本在非洲撒哈拉地區及鄰近西亞一帶的好獵場，乾涸成一片黃沙。

然而，不論住在什麼地方，古代獵人都必須重新調整習性，以便充分利用在變動環境中所能找到的東西。在大型獵物消失後，他們只得尋找其他食物來源。在這類壓力下，我們的老祖宗又變回雜食性動物，和他們的靈長類先輩相同，開始吃食各式各樣的動植物。尤其是來自海洋及岸邊的食物，更是首度經人類有系統的開採，成堆被丟棄的貝殼以及魚骨，可以做為證明。

不只如此，人類還發展出製備糧食的新方法。例如，有些族群學會藉由延長浸泡的時間，以去除橄欖及樹薯裡的有毒物質。其他蔬菜也可透過碾磨、煮食以及發酵，處理得更可口或更易消化。

不過所有這類補助的方法，很快就被新發展出來的食物生產法給比下去了，這類方法就是耕作與畜牧。地球上許多不同角落的社群，都朝這個方向發展，至於發展的結果如何，則要視各地最初的生活狀況中，可以得到哪些野生動植物而定。一般說來，雖然新世界缺乏可以畜養的動物，但也擁有了一些很有用的植物，然而舊世界卻為人類的巧思，提供了種類繁多的家禽、家畜以及糧食作物。

農耕與畜牧的興起

有關早期作物和家畜、家禽的細節，目前仍不很清楚。我們必須假設，在人類與各式種植、畜養的物種之間，存有某種相互適應的過程。其中牽涉到受畜養的動植物，在人擇過程中快速改變的特定遺傳特徵（不論該特徵是意外產生或刻意選擇）。反過來，我們也可以假設，在人類族群裡也同樣存有某種根本的（即使很少是特意的）擇汰過程。凡是拒絕從事辛苦農務的人，通常很難生存，至於那些不願為次年農務儲備種子，反而把它們都吃光光的人，也將快速的從依靠年度穀物過活的社群中被淘汰掉。

牧人和農人帶著畜養的各色動植物，以不同的方式，切入動物與植物的野生背景中，方式隨氣候、土壤及人類技巧而定。最後得出的結果，將有很大的差異，從這個村子到那個村子，從這塊地到那塊地，都不相同，有時甚至在同一塊地上都會出現差異。

雖然如此，還是有一些值得注意的共通現象。首先，當人們因為繁殖某些動植物而改變天然景觀時，其他的動植物就會被替換掉。最常見的後果就是減低了生物多樣性，使得當地的動物與植物，更單調劃一。同時，當人類的行為，漸漸讓自然界掠食動物的角色式微，並且把愈來愈多的食物儲存起來，只供給人類自己來食用，食物鏈也因此而縮短了。

縮短自然界的食物鏈，使人類捲入一場永無休止的角力。對於技術高超的獵人來說，保護牲口、穀物不被動物天敵搶走，雖然需要時時警戒，但算不上是什麼很難的事 。然而，若想防止其他人

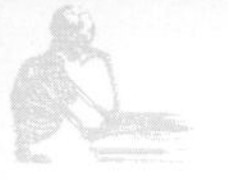

的襲擊，可就是另一回事了，而這種防範同類掠奪的角力，刺激了政治組織的產生，而這也是一場至今仍在進行的活動。

向野草宣戰

對於人類生活來說，更重要的是除掉野草，以便消滅掉與所畜養動植物競爭生存空間的敵對物種；說除草重要，是因為它需要整個族群大部分人口的持久努力。用手來除草，或許真的是最原始的「農業」形式。然而，當人類學會更快的重塑天然環境時，即藉由消除自然界中最茂盛的植物，來替人類中意的穀物拓展生態區位時，人類的力量又達到了新境界。有兩種方式證明很有效：用人工方式引水到乾燥的土地上，以及用挖掘或犁地等機械方法改變土壤表面的狀況。

人類可以藉由引水灌溉，來淹死其他的競爭植物。農耕年可以事先安排，使得田地有一段時間淹沒在水面下，其他時間則把水排掉，讓農地自然乾旱，那麼野草就沒有辦法做怪了。只有少數植物能夠在潮溼和乾旱等極端環境的交替下，生長茂盛；如果再加上農夫使用簡單的水閘門開關，特意控制栽植某種作物所需要的水量及乾燥度，能適應的植物就更少了。當然，只有淺水中長得特別好的植物，才能因此方法而獲利：水稻就是最好的例子。但是，其他一些價值較低的根莖類作物，也同樣適用這種耕種法。

對西方人來說，運用掘棍、鋤、鍬或犁等工具來挖翻泥土、改變土壤狀況，算是駕輕就熟了，因為這種農耕法最早建立於近東地區（靠近東歐的亞洲、非洲地區），然後再由近東傳入歐洲。

此外，這類農耕法也盛行於非洲和美洲幾個早期的農業發展中心。最初的階段，即砍燒栽種階段，是靠著環狀剝皮法來摧毀落葉樹林。這樣做，可以使陽光灑進林地，讓穀物在雜草不存在的環境中生存。

然而，即使焚燒枯木，把灰燼灑在地表重新施肥，這種耕種法依舊不夠穩定。因為來自野草的風媒種子，很快就會在森林空地上，長出一大片野薊或是類似的雜草。給它們一兩年的時間生長發育，這些入侵者就絕對有能力把人類的作物排擠掉。在這種情況下，古代近東、美洲及非洲地區的大部分農夫，只得轉往下一片闊葉林，用同樣方法闢出農地後，趁著第一年還沒有野草時，耕作生存。

由於耕犁的發明，人類終於在古代近東地區突破這些原始限制，時間大約在西元前三千年左右。犁地法使得人類可以更有效的控制野草，年復一年，於是農地可以無限期的耕種下去。這其中的祕密很簡單，幫動物安上農具來取代人類的勞力以犁田後，古代近東地區的農夫所能耕地的面積增為兩倍，因此，當額外的土地休耕時（即在野草生長季時犁田，以便趕在野草的種子形成前，把野草除掉），可以變成一塊相當空曠的生態區位，好讓次年預備耕種的作物，不致被當地強勁的野草滋擾得太厲害。

這兒倒是引出了一個例證，說明人類的泛靈論傾向。大部分教科書仍提到，休耕之所以可恢復土壤的肥沃，是因為土地「休息」了一陣子。其實只要稍微想一想，任何人都會同意，單一季節中，不論發生何種土壤風化作用，以及隨之而來的化學變化，對次年的植物生長，影響幾乎微乎其微。

當然，以「旱作農業」為例，只要休耕，土壤就可以儲存溼度，不讓水分從土壤經過植物根部、葉片，散失在空氣中。因此，在水分缺乏會限制作物產量的地區，休耕一年，的確可以讓表土下的水氣聚積，以增加土壤的肥沃度。然而，在水分不會強烈影響作物產量的地區，休耕最大的好處在於：利用犁地來干擾野草的生活史，阻止它們滋生。

掘地（或引水灌溉）當然也能達到類似成果；但是在大部分環境下，如果想在一年內開發足夠土地，一半用來耕作以維持家族生計，另一半休耕，這種耕作方式單靠人力是行不通的。不過，在特殊土壤及生態環境下，也可能出現部分例外。最有名的是以下兩個例子：一、中國大陸北方，那兒鬆脆又肥沃的黃土，使得農夫可以在不需借助動物犁地的情況下，靠小米為生；二、在美洲，雖然那兒的土壤比不上中國北方黃土那麼容易耕作，但是每公畝地所生產的玉米和馬鈴薯，與舊世界農作物（例如小麥、大麥及小米）相比，熱量卻高出許多，因此也能達到和中國黃土農地相當的效果。

農業扭曲生態平衡

我們不得不佩服，人類在開發、重塑自然景觀的可能性時，所採取的各種技巧，將糧食的供應量增加了好幾倍，但這也意味著人類從此將受永不止息的工作所奴役。當然，對於使用動物蠻力來犁田的農人來說，生活大致會比種植稻米的東亞農夫輕鬆一些，因為後者必須用自己的勞力，來從事開墾及維護稻田所需的灌溉及翻土工作。雖然，農夫的生活只有苦幹，而且是持續、沒完沒了的，基本上違反原先狩獵生活塑造的人類天性。但也只有這樣，才能使農人成功扭轉生態平衡，縮短食物鏈，擴增人類的消費，並且倍增人口數，讓人類這種原本在自然平衡中稀少的動物，靠著全球廣大的可農耕地區，成為優勢物種。

人類和「野草」（不單指野草植物，也包含象鼻蟲、大鼠、小鼠等動物）的戰爭，得力於工具、智慧以及經驗；雖然還沒結束，但已經替人類贏得了一系列的勝利。

不過，關於農業扭曲生態平衡這回事，還有另外一面：縮短食物鏈，以及大量繁殖少數幾種作物或家禽、家畜，同時也為寄生物創造了高度集中的食物源。由於大部分寄生物都小到肉眼看不到，因此好幾世紀以來，人類的智慧一直無法有效應付它們的滋擾。

因此，在現代科學和顯微鏡出現之前，我們老祖宗對抗雜草和大型掠食動物的大勝利，也遇上了同樣明顯的反作用：讓小型的寄生掠食者，在農人改造的景觀中找到良機。事實上，由生物複雜網路構成的自然平衡，一旦發生任何突然或影響深遠的變化，這時由一種（或少數幾種）生物引發的超級大感染，可說是正常的反應。

天災會在正常的生態系中製造出缺口，而野草物種即是靠著進駐這類缺口來維生。在一般情況下，野草物種數量雖然不算多，也不會太過干擾天然的植被；但是，若當地最茂盛的植物被摧毀，它們就有辦法快速占據空出來的空間。由於很少有物種能這麼有效率的攫取這種良機，因此空出來的土地，自然就出現少數幾種雜草過度滋生的景觀。然而，野草物種在自然界無法長期稱霸。複雜的修正調適很快就會出現，而且在沒有新的、影響深遠的外界干擾下，將會重新出現一片多少稱得上穩定的混和植物相，外觀和當初遭摧毀的植物相，通常也很相似。

但只要人類繼續改變自然景觀、發展農業，人類就會妨礙自然茂盛的植物生態系重建，因此也等於為野草物種敞開大門，使它們過度滋生。我們前面已經提過，在應付肉眼可見，並可加以處理的

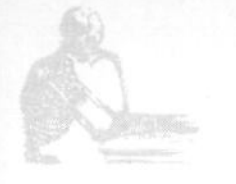

生物時，早期農夫藉由觀察和實驗，很快就能控制野草物種（包含老鼠等有害動物）。但是數千年來，人類的智慧在對付病原微生物方面，卻仍然停留在摸索的狀態。結果，疾病對作物、牲畜和人類的肆虐，在整個人類歷史上一直扮演重要角色。事實上，本書的目的正是要探討，在現代醫學發明與揭露某些重要的疾病傳播方式之前，也就是人類對疾病措手無策時，究竟發生了什麼事？

到目前為止，一切還算順利。但是，當我們從這種籠統歸納的層次上走下來，去探問何種疾病於何時、何處興起或是肆虐，且對人類生活及文化又造成什麼影響時，太多的不確定性讓我們沒辦法獲得適當的答案。就算我們摒除了影響農作物和家禽、家畜的疾病，依然缺乏足夠的資料，以建構一部人類傳染病史。

淪為寄生物的犧牲品

不難看出，人類如果在一個小小村落裡永久定居下來，將會增添被寄生感染的風險。例如，當人類的排泄物堆積在居所附近時，人與糞便接觸的機會就增加了，如此一來，各式各樣的腸道寄生物，就可以穩當的在宿主間傳播了。相對的，狩獵族群總是不斷移動，在任何地點都只是稍微逗留。因此，他們介入這類感染循環的風險就小得多。

我們應該預料得到，住在固定社區裡的人類族群，和居住在同樣氣候區的狩獵老祖宗或同時代的狩獵族群相比，一定更常感染寄生物。其他寄生物一定也會透過被汙染的家庭用水，輕易在宿主間轉來轉去。同樣的，當人類社區長久居住在某處，而且年復一年使用相同水源做為家庭用水時，上述情況就更有可能發生。

話雖如此，代表早期農業特色的小型村落，也未必總是會淪為特別嚴重的寄生蟲侵擾地。近東地區行砍燒耕種法的農人，在一生當中，會移居好幾個地方。另外，在史前時代，中國大陸種植小米的農人，以及美洲地區栽種玉米、豆類和馬鈴薯的農人，散布得相當稀疏，且居住在非常小型的村落中。各式各樣的傳染想必會在這類社區中傳播，雖然寄生物的數目必定因地而異，但在每一座小村落中，很可能幾乎每個人在年幼時，都已感染到同樣的寄生物。

這種情況，目前還存在原始的農耕民族中。然而，這類型的感染不可能造成嚴重的族群負擔，因為它們並未阻止人口數成長到空前的規模。只不過數百年內，凡是歷史上記載的重要地區，也就是成功栽植出有價值農作物的地區，人口密度都增加到該地區狩獵時代的十到二十倍之多。

在早期農業上依賴灌溉的地區，例如埃及、美索不達米亞、印度河流域以及祕魯沿海地區，原本單純而且多少有些疏離的小村落，居民的一般需求不再足夠，他們開始運行更精緻的社會制度。例如計劃開鑿運河及築堤、合作維修它們，以及最重要的——分配灌溉用水給競爭的使用者，這一切都需要有權威的領導者出面。城市與文明於焉產生，它的特色是，需要比原始小村落的社會更寬廣的協調工作以及專業技能。

但是灌溉農田，尤其位於溫暖地帶的農田，相當於再造一處適合寄生物傳播的環境，而這類寄生物在人類遠祖所來自的熱帶雨林中，無所不在。

大量水分（甚至比一般雨林環境還要潮溼），使寄生物容易由一個宿主傳到另一個宿主。在那兒，溫暖得恰到好處的淺水（許多潛在人類宿主總是在附近涉水），提供了安全的傳播媒介，於是寄

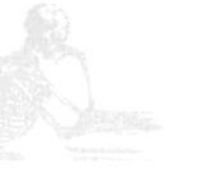

生物不再需要抗旱的休眠體，或是其他能夠忍耐長期乾旱的生命形式。

傳染病幫助法老王？

古代的寄生形式可能和現代的稍有不同，但是生物演化的速度，就人類和歷史的標準來看，卻非常緩慢。僅僅五千年前，侵入灌溉農業這類特殊環境的寄生形式，和困擾現代稻農的寄生形式，很可能幾乎完全相同。

這類寄生物已知有相當多種。其中最重要的是引起血吸蟲病的血吸蟲，這種病非常險惡，會使患者身體虛弱，目前世界上大概有一億人口正受血吸蟲病的折磨。血吸蟲的生活史中，軟體動物和人會輪流擔任宿主；而這種生物以微小的體型自由游動，在水中於宿主間轉移。感染血吸蟲有時會令蝸牛（最常見的軟體動物宿主）送命，但是它在人類族群中卻是慢性疾病，染病高峰在兒童期，之後則以較緩和的形式持續存在。和瘧原蟲一樣，血吸蟲的生活史也相當複雜。

血吸蟲有兩種截然不同的自由游動形式，以尋找不同的宿主（軟體動物或人類），以便在穿透宿主的身體後，能在宿主體內進行獨特的移動。這種複雜的生活史，以及這種疾病在人類體內引起的慢性病徵，在在暗示了現代血吸蟲的行為背後，有一段漫長的演化之路。這種寄生模式和瘧疾一樣，可能源自非洲或亞洲的雨林；但是現在它的分布範圍卻非常廣泛，我們無法獲得任何基準點，來決定它究竟是何時、何地傳播到它目前繁生的地區。古代埃及的灌溉者，早在西元前 1200 年，就受這種傳染病所苦，而且時間很可能還可以推得更早。蘇美人及巴比倫人是否也同樣遭血吸蟲感染？我們無法確定，但這兩個流域彼此有接觸，的確使這種情況有可能發生。

在遙遠的中國也是一樣，一具最近新發現、保存異常完整的屍體，就帶有大量的血吸蟲，雖說該死者的真正死因是心臟病。這具屍體大約是在西元前二世紀埋葬的。有鑑於現代血吸蟲病在灌溉者長期涉足的淺水地區快速傳播，我們或許可以推測，可能在非常早期的時候，古代灌溉者和血吸蟲間的密切關係，就已經遍及整個舊世界了。

不論血吸蟲以及類似的傳染病在古代如何分布，我們都可以確定，一旦它們在某地傳開，很容易就製造出一批無精打采且身體虛弱的農民，這不只會防礙挖地、灌溉等農田粗活，也會防礙同樣需要體力的其他任務，像是抵抗軍事攻擊，或是驅逐外來政權以及經濟侵略等。換句話說，由血吸蟲及類似傳染病引起的疲倦和長期不適，會導致人類唯一要害怕的大型天敵成功進犯：他們的同類。人們往往為了征戰而武裝、組成軍隊。雖然歷史學家並不習慣用這個角度來考量帝國的建立、稅收以及掠奪突襲，但是，這類存在於微寄生和巨寄生間的相互支持，無疑是一種很自然的生態現象。

農民被寄生蟲感染這件事，在協助建立早期流域文明的社會階層方面，究竟有多重要，我們無法合理的估算。但我們似乎可以合理的懷疑，依靠灌溉農業為基礎的專制政權，除了多虧管控水資源的技術外，恐怕也該感謝這類令人身體虛弱的疾病，因為它們影響了那群雙腳通常溼答答的農夫。簡單的說，埃及的傳染病和法老王的權力之間，可能存有古希伯來人以及現代歷史學家想都沒想過的關連。

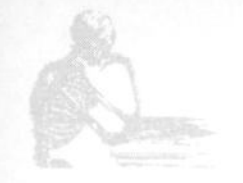

淨身池裡的血吸蟲

只要寄生物能維持人類肉眼看不到的特性，那麼人類智慧在試圖解決傳染病現象時，就好像瞎子摸象一樣。然而，人們有時還真的摸索出了一些能降低感染風險的飲食及衛生方法。

最耳熟能詳的案例，莫過於猶太人以及穆斯林的禁食豬肉。這條禁令看起來似乎令人費解，除非你明白，從前近東地區村莊裡的肉豬，往往是什麼髒東西都吃，因此很可能也會吃下人類糞便以及其他「不潔的」東西。這些豬肉假使未經徹底煮熟就被吃下肚，很可能也會連帶吃進好些寄生蟲。現代的旋毛蟲病（trichinosis）就是證明。

話雖如此，古代的禁食豬肉戒律，很可能只是因為被豬的邋遢行為嚇到所做出來的本能反應，而不是試誤學習的成果；至於遵守這條戒律可能為人類健康帶來的利益，則無法從現有的紀錄中看出端倪。

我們也可以從傳統社會驅逐痲瘋病人的做法背後，找到類似的觀點。這是另外一則想必曾減低皮膚傳染病的古代猶太律法。另外，不論是用水或用沙沐浴，在伊斯蘭教以及印度教的儀式中，都扮演重要的角色；這樣的沐浴方式，同樣也可能具有防止傳染病散播的效果。

但在另一方面，當數千名朝聖者聚集在一塊兒慶祝某些神聖節日，並進行眾人共享的沐浴儀典時，正好為人類的寄生物提供絕妙良機，讓它們好好的尋找新宿主。例如在葉門，清真寺附設的淨身池中，就曾發現藏匿了一大堆已感染血吸蟲的小蝸牛；此外，在印度，霍亂的傳播大部分都要歸因於宗教的朝聖之旅。因此，即便是受到宗教（或已無人記得的儀式）神聖化的傳統律法，也不見得總是能有效防範疾病傳播；而且，那些事實上會導致疾病傳播的儀式，可能會變得和其他具有正面健康價值的戒律同樣神聖。

當然，容易在農業環境於人群中傳播的寄生物，不只限於蠕蟲以及其他多細胞寄生蟲。原蟲、細菌和病毒，也趁著家禽、家畜、農作物和人口數目倍增之際，擴展傳播範圍，造成間接且無法預測的後果；而且，除了極少數的例外，想要重建所有條件以重現當年的疾病模式，是不可能的。

不過，總是有一些例外。例如在西非地區，當農業活動侵入雨林後，砍燒耕種法顯然為固有的生態平衡帶來新變動。其中一項出人意料的結果，是讓瘧疾擁有全新的感染強度。

事情是這樣發生的：空地使得喜歡吸食人血的甘比亞瘧蚊繁殖地點增多。的確，我們可以把這種蚊子看成是野草物種，牠們在非洲雨林的人類農耕區域中，繁殖得非常快速。隨著人類農業的進步，牠們逐漸取代了其他嗜吃非人類動物血液的蚊子。於是，人類、瘧蚊、瘧疾這個循環創下史無前例的強度，影響到每一個踏入雨林農耕空地的人。

因此在農業上，非洲農人雖然繼續征服雨林，卻在遺傳上，讓在異型合子（heterozygote）狀態下製造鐮刀型紅血球的基因，頻率大大增加。鐮刀型紅血球對瘧原蟲，不像正常紅血球那般好客。因此，擁有這種紅血球的人在感染瘧疾後，身體沒那麼虛弱。

但是，這層保護要付的代價相當高。任何人如果都從父母雙方遺傳到鐮刀型紅血球基因（也就是同型合子），年紀輕輕便會夭折。另外，若完全沒有遺傳到這種基因，又容易染上致命的瘧疾，原本即相當高的兒童夭折率因此更加嚴重。的確，在西非瘧疾最猖獗的地區，具有鐮刀型紅血球基因的新生兒約占半數，而他們的身體也確實較為虛弱。

由於農業深入雨林區的程序仍在持續進行，現今的瘧疾、瘧蚊，以及鐮刀型紅血球遺傳特徵的分布情形，使我們可能合理重建當年隨著舊生態模式轉變，而發生異常劇烈後果的環境。

到了十九、二十世紀，歐洲殖民政府企圖改變中非和東非地區的傳統畜牧及耕種方式，但整個計畫從構想開始就有問題，這些為了改變所做的錯誤努力，也可以用來闡述把農業擴張進入新地域所引起的的副作用，而這些副作用往往始料未及。事實上，這類活動在烏干達、剛果、坦干伊加、羅德西亞（現為辛巴威）以及奈及利亞的部分地區，突然引爆了一種厲害的昏睡症流行病；於是，當殖民統治結束時，造成的結果是：一片密生著致命采采蠅的土地，密度比殖民當局決定要更有效開發優良農地之前還高。

很顯然，人類在地球的生態系中最艱困、也最豐富的地區——非洲熱帶雨林以及鄰近大草原上，為了縮短食物鏈所做的嘗試，依然美中不足，而且持續以染患疾病的方式，付出超高代價。而這一點比其他因素更能解釋，為何與溫帶地區（或是美洲的熱帶地區）相比，非洲文明的發展一直顯得落後，因為在溫帶地區裡的主要生態系，並不那麼複雜，因此人類簡化生態系後的影響也較輕微。

在早期發展的重要農業社會中，其生態系統對於人為改變的抗拒力，就屬熱帶非洲最大。在溫帶地區，比較少有可怕的寄生物等候在那兒，準備趁人類數目激增之際，大占便宜。但是，由於自然平衡的大突破和重大變化，發生在五千年前至一萬年前，因此現在我們已不大可能像對非洲那樣，藉由推論或觀察特定農業發明或是領地擴張，來理解背後的疾病代價。

然而，我們還是能夠在疾病的接觸上，推演出其中一項重要且普遍的變化，這種變化遲早會降臨在所有文明的社群中，那就是：農業人口的密度，最終會高到足以無限期的維持細菌及病毒的感染，即使沒有非人類中間宿主的幫忙。

在小型社會很難出現這種狀況，因為細菌及病毒的入侵和多細胞寄生物不同，前者會在人體內引發免疫反應。而免疫反應會對宿主和寄生物間的關係，造成猛烈的兩極結果。一旦免疫反應掌控了宿主與寄生物間的相互作用後，要不是加快感染者的死亡，就是令感染者完全康復，進而把入侵宿主體內的外來生物驅逐出境——至少持續數月或數年之久，直到血流中的抗體減少，造成再次感染為止。

延綿不絕的感染鏈

就像生物學裡的通則，事物往往沒法簡單的用一句話就說清楚。人體對於病菌感染的抵抗力，也不單單只是「形成抗體」而已。此外，在某些情況下，某項感染即使能引起抗體，卻依然能在患者體內盤桓長達數年，甚至一輩子。如同著名的「傷寒瑪莉」，人類帶原者可能會在身體內無限期的窩藏著病原體，而且當他們把猛烈甚至致命的疾病傳給其他人時，自身卻沒有什麼明顯的病徵。另外還有些例子，則是變成「潛伏性」的感染，意思是說，病原退縮在宿主體內某個部位，在那兒躲藏一段很長的時間。

最著名的潛伏感染模式中，有一種是讓水痘病毒消失五十年之久，先撤退回傳出神經的組織內，等到感染者年老時再以帶狀皰疹

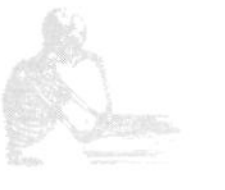

發作。利用這種方式，水痘病毒俐落的解決了一道難題：如何在小型人類社群內，維持不中斷的感染鏈。就算所有可感染的宿主，全都染上了水痘，並且也都產生了免疫力，使這種疾病消失無蹤，然而數十年後，當一群沒有抗體的新生代誕生、成長後，這種感染又會重出江湖。

在社群中，躲藏在年長者體內的病毒，會沿著傳出神經轉移到皮膚，然後發作帶狀皰疹。然而，只要一傳給新宿主，該病毒引發的又只是熟悉的兒童水痘徵狀。由於這種疾病對大多數人而言，都十分溫和，再加上它呈現出來的顯著潛伏模式，在在暗示它是一種很古老的人類病毒感染。就這方面來說，水痘和其他現代常見的兒童疾病並不相同。

缺少這類生存技巧的疾病，如果又撞上宿主體內抗體反應所引起的猛烈結果，就只能靠著數量來生存了。這裡所謂數量，是指潛在的宿主，假使社群人數總量夠高的話，那麼永遠都會有人尚未感染過這種疾病，因而依然停留在容易被感染的狀態。

這類寄生物不論怎麼估算，以生物演化的時間尺度來看，都只能算是後進小輩，即使它們在人類歷史上算是非常古老。只有在數千人組成的社群中，人群交往頻繁得足以讓感染不間斷的由某人傳到另一個人身上，這類型的疾病才可能存在。而這樣的社群正是我們所謂的文明社群：組織龐大、複雜、人口稠密，而且由城市主掌。於是，這些能直接在人類間傳染，而不需要中間宿主的細菌及病毒傳染病，就成為極佳的文明疾病，也是城市與鄉間所特有的標記與流行病重擔。這些流行病包括：麻疹、流行性腮腺炎、百日咳、天花等等，都是現代人耳熟能詳的幼兒疾病。

目前這些幼兒疾病傳遍全球的現象，是經過好幾千年才形成的，而本書在討論這個主題時，有相當篇幅將放在這個傳播過程的關鍵閾值上。再者，我們必須假設，這類疾病（或是今日熟悉疾病的始祖）最初建立的過程必定是漸進的，牽涉到無數次失敗的起頭以及致命的結果，在上述情況下，要不是某一地區的人類宿主全死光，就是入侵的寄生物全滅亡，使得傳染鏈中斷，來不及在人類文明生活的生物平衡中，形成具有地方尋常性而且尚稱穩定的因子。

源自動物的傳染病

大部分，甚至所有獨特的文明傳染病，都可能是由動物傳給人類的。由於人類和家禽、家畜的接觸最密切，因此目前許多常見的傳染病，都發現與某些家禽、家畜疾病有關，這點並不令人訝異。例如，麻疹很可能和牛瘟或犬瘟熱有關；天花則已確定和牛痘以及一大堆其他的動物傳染病密切相關；至於流行性感冒，則是人豬共通。的確，按照正統教科書的記載，目前人類和家畜動物的共通疾病數目如下：

家禽　二十六種，
鼠　三十二種，
馬　三十五種，
豬　四十二種，
羊　四十六種，
牛　五十種，
狗　六十五種。

這些疾病有許多重疊之處，因為除了感染人類之外，同一種傳染病常常也會感染好幾種動物。此外，由於某些傳染病非常罕見，而有些又非常普遍，因此單看上述統計，並不是很有意義。話雖如此，重疊數量還是能夠暗示我們，人類和家畜動物間的疾病關係有多麼錯綜複雜。而且它也明白顯示出，人與動物的密切程度愈高，共通疾病就愈多。

除了源自家畜動物的疾病外，人類也可能因為捲入某些野生動物的疾病循環中而致病。譬如，源自穴居囓齒動物的淋巴腺鼠疫、來自猴子的黃熱病，以及來自蝙蝠的狂犬病等，都是這類險惡傳染病的例子。

寄生物在新宿主之間轉移的情況，從來不曾停止過，即便在近代也一樣，有時甚至造成突發、劇烈的後果。例如在 1891 年，牛瘟席捲非洲，殺死大量牧牛、羚羊和其他野生動物；但這次疫情實在太突然且太慘重（死亡率高達百分之九十），反而使疾病本身沒法發展成地方性疾病。相反的，它在幾年後就消逝無蹤，理由恐怕是因為缺乏還活著的易染病有蹄類動物可供感染。

1959 年，一種名叫歐尼恩熱病（O'nyong nyong fever）的人類新疾病，出現在烏干達，很可能源自某種猴類病毒。這種疾病傳播得又快又廣，但是在本案例中，它對人體造成的影響卻很輕微，而且能引發適度的免疫反應，因此復原也很快。結果，歐尼恩熱病和牛瘟一樣，也沒能發展成地方性的人類傳染病。相反的，它神祕的消失了，就像當初它神祕的出現般。也許歐尼恩熱病是撤退回樹冠區域了，那兒很可能是它的發源地。

十年後的 1969 年，另一種遠較歐尼恩熱病更致命的疾病，出現在奈及利亞，稱為拉薩熱（Lassa fever），這是由醫療站裡最先發現它的一群西醫命名的。這種新疾病最後在 1973 年追蹤回齧齒類動物身上，牠們可能是該寄生物的主要宿主。因此，適當的防疫措施於焉展開，以壓制這種疾病。

當某特定區域內的人口數大量增加，同時又栽種及畜養了某些新的植物及動物，我們不難想像出一連串以下的情節：傳染病必定會反覆由動物宿主轉移給人類，尤其是那些與人類有密切接觸的家畜動物。

當然，這類感染可以多邊進行。譬如，人類有時也會把疾病傳給家禽、家畜。同樣的，在家畜、家禽和野生動物之間，不論是同種或跨物種，都有可能互換傳染病，這是由接觸機會以及潛在宿主的易感程度來決定。

換句話說，當人類行為扭曲了大自然的動植物分布模式後，致病寄生物和人類一樣，都能成功抓住大好時機，占據連帶產生的新生態區位。人類的成功意味著，動植物的多樣性變低但數量卻增多了，對寄生物來說這算得上是改良的飼育所，因為只需要侵入一種物種，就能大肆繁殖；雖說幾乎所有病毒以及大多數病菌，在侵入宿主後，都只能活躍數天或數週，然後宿主體內的抗體，就會出面干預它們在個別宿主體內的發展。

微寄生與巨寄生異曲同工

在繼續討論疾病史之前，有一點很值得注意：在傳染病的微寄生，與人類政治、軍事行動的巨寄生之間，頗有類似之處。只有在文明社群已建立起相當程度的財富及技術之後，戰爭與掠奪才有可能成為符合經濟效益的事業。但是，在以武力奪取農糧時，如果餓

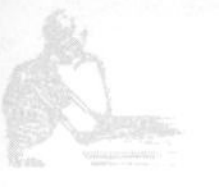

死了太多農事勞動者，將會是一種很不穩定的巨寄生形式。然而，這類事件的發生率，頻繁到足以拿來和 1891 年非洲牛瘟的侵襲做比較，那次大流行摧毀的宿主數量之多，使得任何穩定、持續的傳染病模式，都無法建立。

在文明史早期，成功的掠奪者漸漸變成征服者，也就是說，他們學會了如何打劫農民：搶走部分農穫，但不能全部拿走。在嘗試過幾次錯誤之後，自會出現平衡之道。因此，農人學會生產超過他們維生所需的糧食作物，以便在這樣的掠奪下，求取生存。

這種生產過剩，也許可以視為對抗人類巨寄生的「抗體」。成功的政府能令繳交租稅的人民，具有對抗重大掠奪以及外來入侵的「免疫力」，方式就好比輕微感染能夠使宿主擁有對抗致命疾病的免疫力一樣。疾病免疫力的形成，是藉由刺激抗體的產生，並將其他生理防禦能力提升起來；而政府在提升「免疫力」以對抗外來巨寄生時，採用的方法是刺激食物及原物料的產量，以便供養大量武裝精良的軍人。

上述兩種防禦反應都會造成宿主的負擔，但是比起反覆遭受突如其來的致命災難，這份負擔可以說是輕多了。

建立成功政府的結果是：創造出一個相對於其他人類社群來說，更為強大可怕的社會。訓練精良的軍人，幾乎輕而易舉就能擊敗那些整天忙著生產或尋找食物的人。此外，我們很快將討論到，從流行病學的觀點來看，一個病得恰到好處的社會，讓已成為地方病的病毒及細菌感染，能藉由不斷侵入易感染的個體，持續激發抗體形成，這樣的社會比單純、健康的人類社會更為強大可怕。因此，導致強大軍隊和政治組織形成的巨寄生，可以對應到導致人體產生免疫反應的微寄生。換句話說，把戰爭和疾病連在一起，不只是巧妙的比喻，因為傳染病是如此接近並尾隨在軍隊身後。

從牛、馬、羊到人類

剛開始，大部分細菌及病毒寄生物的轉移，可能都不是很穩定，就好比近代襲擊非洲的牛瘟和歐尼恩熱病般。我們也許會猜想，人類族群曾經多次被某種新的地方性傳染病削減掉大半人數。經過這樣一次又一次的耗損易感染的人類宿主後，入侵的病原生物一定會愈來愈遠離早期人類農夫體內的「放牧場」。即便如此，再感染的基礎依然存在，因為眾多有能力一再入侵人體的病毒及細菌，早已進入家禽、家畜之中，讓牠們成為慢性帶原者。

只要追溯牛、馬、羊等動物在野生環境裡的生活方式，就可以解釋，為何我們會推測牠們是傳染病的慢性帶原者。這些動物都是群居性的，而且早在獵人數目增加到足以改變牠們的生活方式之前，牠們就已大量群居在歐亞大陸的草原上了。建構起單一物種的大族群後，牠們恰好提供了細菌及病毒傳染病，變成地方性疾病的必須條件，因為只要族群夠大，永遠不愁沒有下一個易感染的宿主，好讓感染鏈生生不息的延續下去。

事實上，牲口和寄生物的演化，應該是漫長得足以形成穩定的生物平衡。因此，某些病毒及細菌感染很可能會在野生的牛、馬、羊群中盛行，但是卻只在牠們身上引發輕微的症狀。這類傳染病就像是牲畜的「幼兒疾病」，只會永無休止的影響易受感染的幼年動物，但卻幾乎完全無害。然而，一旦傳給人類族群，這類傳染病往往變得很兇猛，因為在剛開始的時候，人體對於新的入侵者缺乏後天免疫力，反觀任何一群熟悉它們的動物老宿主，打從傳染病入侵

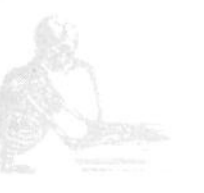

開始，就享有最起碼的局部防護力。

然而，我們必須這樣假設，到了最後，在不同地點、時間，各種病毒及細菌寄生物，終於成功傳進人類族群，並且和人類新宿主建立起持續的長久關係。無疑的，許多（或許所有）的案例，都需要經過這種快速、半災難式的初期調適。初期的感染事件中，宿主及病原體的死亡率可能都居高不下，直到新宿主族群發展出後天免疫力，而寄生物也適應了宿主的免疫力，該傳染病才可能變成地方性疾病。

澳洲野兔的故事

我們可能沒法在現代人類族群中，找到類似過程的理想案例，但是澳洲野兔遭遇超級傳染病時的命運，或許可以用來解釋，當某種病毒滲透新族群後，如何求生並演變為地方性疾病的過程。

整個故事的確富有戲劇性。1859 年，英國拓荒者把野兔引進澳洲。由於缺乏天敵，這個新物種在整個澳洲大陸迅速擴張，繁殖數量驚人，而且從人類觀點來看，牠們是有害動物，因為野兔會和綿羊競食青草。澳洲羊毛產量因而降低，連帶使無數牧場主人的荷包也跟著縮水。

人們努力想降低澳洲兔口的數量，事情在 1950 年有了轉機，原來是兔黏液瘤病毒（人類天花病毒的遠親）成功傳染給澳洲大陸上的野兔群，造成了爆炸性的衝擊，單單一季的時間，面積像東歐這麼大的地區全被感染了。在頭一年裡，染上這種病的兔子，死亡率為 99.8%。然而到了第二年，死亡率就下降到只有 90%；七年後，染病兔子的死亡率只剩下 25%。

很顯然的，兔群以及病毒株內，都曾分別發生選汰壓力非常大的天擇，而且過程都很快。採自野兔體內的病毒樣本，毒性逐年降低。但儘管毒性降低，澳洲野兔再也沒有恢復到從前的數量，而且可能未來很長一段時間也不會恢復（搞不好永遠不會了）。到了1965年，澳洲野兔的數量大約只有兔黏液瘤病毒流行前的十五分之一。

1950年代以前，兔黏液瘤病毒在巴西的野兔身上，是一種已經行之有年的疾病。該病毒在巴西野兔的族群中，只會引發輕微的症狀，是相當穩定的地方疾病模式。因此，或許有人會假設，病毒從巴西野兔傳到澳洲野兔身上時，所需要的適應，幅度應該比不上某種寄生物跨物種傳到人類身上所需要的適應。但是，這種想法並不正確，雖然俗名都叫兔子，不過美洲的野兔和歐洲、澳洲的野兔，其實是不同屬的動物。因此，1950年代在專家監視下的「轉移野兔新宿主」，應該很類似新疾病突破動物宿主的限制，開始感染人類，並成為重要人類疾病的這類模式。

一種新疾病，不論一開始是否像兔黏液瘤病毒這般危險致命，宿主和寄生物間的共同適應過程，基本上都是一樣的。只有在雙方都能於初次遭遇中存活下來，並且藉由適當的生物性及文化性調適，找到雙方都還能忍受的範圍，才可能形成穩定的新疾病模式。

在所有這類調適過程裡，細菌和病毒都占了一項便宜：它們產生下一代的時間比人類短很多。於是，能讓病原體安全的在宿主間轉移的突變基因，在病毒或細菌族群裡散布所需的時間，就比人類要獲得抵抗寄生物遺傳特徵的時間，短了很多。

的確，我們將會在下一章談到，根據近代歷史經驗，人類族群大約需要一百二十到一百五十年的時間，才能對猛烈的新傳染病，

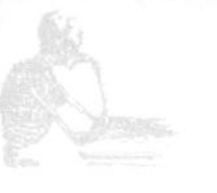

發展出穩定的反應模式。

比較一下，澳洲兔群數目的最低點出現在 1953 年，也就是兔黏液瘤病毒最初暴發傳染的三年以後。我們知道兔子的世代時間也很短（據觀察，澳洲野兔從出生到升格當兔爸、兔媽，只需六到十個月）。假使我們以二十五年當做人類一個世代的標準，澳洲野兔的三年，就相當於人類的九十到一百五十年。換句話說，對人類和野兔來講，適應某種致命新疾病所需要的世代時間，其實相當接近。

粗壯的鄉村孩子先遭殃

宿主和寄生物間的完整調適過程，或許可以看成是達成生物平衡前的一系列波濤般的干擾。最初的干擾可能非常強烈，就像 1950 年發生在澳洲野兔身上的情況。在許多案例中，寄生物轉移新宿主時，由於太過猛烈而無法持續長久。然而，只要新的傳染病有辦法無限期存在，它們自然會出現一套波動式的平衡：異常頻繁的傳染期和疾病沉寂（甚至幾乎消逝）的時期，輪替出現。

這些起伏最終會傾向自我穩定，形成大體上具有規律的循環。前提是，某些來自「外界」的重大干擾，不致改變宿主和寄生物之間逐漸形成的平衡。許多因素都可能參與這類週期性的平衡。例如，季節性的溫度和溼度變化，使得溫帶地區現代都市裡的幼兒疾病，容易集中在春季出現。

族群中的易感染人口數目，以及行群居生活或散居生活，都是很重要的影響因素。把一群易感染的年輕人聚在一起的最常見方式，莫過於學校和軍隊了。所有居住在現代西方城市裡的父母都熟知，幼稚園在傳播兒童疾病方面所扮演的角色。早在十九世紀預防接種還未普遍時，就觀察到一種現象：當法軍徵兵時，鄉下新兵對於某些傳染病的病情，往往較那些生長於城市、幾乎已有免疫力（因為曾經接觸過該疾病）的同袍，來得嚴重許多。這造成的後果，即是軍隊裡粗壯的鄉村孩子，比起出身都市貧民窟、營養不良的瘦弱小伙子，死亡率反而要更高一些。

感染新宿主所需要的致病原量、從某人傳給另一個人所需要的時間、這類傳染的模式，以及影響感染機會的習俗，這些條件全都會決定有多少人罹病，以及在何時罹病。一般而言，需要大量人類宿主群集在一起，傳染病才能長久存活下來。在這種規模的人類族群中（城市），病原體逮到體弱新宿主的機會，顯然遠大於人群稀疏的郊區。

不過，一旦郊區也具有足夠的易染病人口數，這類傳染病便能由原本的城市熱點向外擴張，而且會像可怕的野火般蔓燒，橫過一家又一家，越過一村又一村。然而，像這類的疫病暴發，來得快，去得也快。一旦當地易染病宿主都耗盡，傳染病便無疾而終，只除了最先起源的城市中心例外。在那兒，還是有數量足夠的易染病人口，能讓病原生物存活下來，以等待沒有接觸過該疾病的易染病人口再度聚集在鄰近郊區，於是，屆時又有可能暴發另一回合的疫病大流行了。

所有這類複雜的因子，有時卻會固定下來，成為相當簡單的發生率模式。針對痲疹如何在現代都市社區散播的統計研究顯示，它具有一個波動模式，每隔近二年的時間，會達到一次高峰。

不只如此，最近的研究發現，若想維持這樣的模式，痲疹存在的族群中，最少需要七千名易染病的宿主。若考量現代人口的出生率、都市生活方式，以及把孩童集中送到學校的習慣（一個初次遇

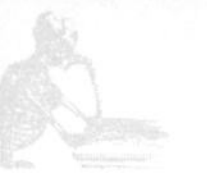

到麻疹病毒的班級，就能將麻疹快速傳播開來），麻疹如果想在一座現代都市中存活，所需要的人口數大約是五十萬人。另外，藉由在鄉間散布的方式，一個稍微小一些的族群也足以維持麻疹的傳染鏈。

真正讓麻疹病毒無法生存的人口數底限，約為三十萬人到四十萬人。這一點，可以由麻疹在人口數超過或不及這個數量的不同島嶼上的傳染方式，得到證明。

在我們的時代裡，再也沒有其他的疾病，像麻疹這樣有著如此精準的模式，而且很可能，也沒有一種疾病需要這麼大的人類社群才能存活。至於其他常見的兒童疾病，還沒有這般精準的研究過，主要原因在於，人工免疫的施行，已經大大改變現代國家的疾病傳染模式。

當歐洲各國政府開始蒐集各種傳染病的發生率統計數據時，就發現最常見的幾種兒童疾病，不管是在最近或是在十九世紀，毒性或頻率都曾出現顯著的變化。換句話說，致病生物和人類宿主間的調適，到現在仍然在快速演進中，以因應人類生活環境及情況的變遷。

想在史料中搜尋證據，證明現代兒童疾病的始祖最初於何時、何地開始侵犯人類，恐怕會令人非常挫折。首先，古代的醫學術語很難適用於今日的疾病分類。此外，病徵變化之大（病徵一定會改變的），簡直教人認不出來。一種新傳染病在初次暴發時所顯露的病徵，在宿主族群經過一段時間發展出抵抗力之後，通常都會消逝得無影無蹤。

梅毒最初在歐洲暴發時的病徵，就是這類現象在歷史上最廣為人知的例子。直到現在，只要某種新疾病初次侵擾原先與世隔絕的社群時，我們還是可以看到上述的情況發生。它們的病徵真的可能變換到完全看不出該病症的真面目，騙過所有的人，除了細菌分析專家之外。

例如，當結核病第一次出現在加拿大某個印第安民族中時，患者被影響的器官部位，在白人肺結核患者身上卻不受影響。而且和早先已感染過結核病的族群相比，印第安民族的病徵（腦膜炎以及類似徵狀）劇烈多了，而且病程也來得快速許多。當它感染印地安民族時，醫生只有在顯微鏡分析後，才認出原來就是結核病。不過，等到第三代的時候，宿主和寄生物間的相互調適，逐漸趨近常見的城市模式，於是北美印第安人的結核感染，也傾向集中出現在肺部了。

由於宿主和寄生物間的調適過程如此快速、多變，因此我們必須假定：目前流行的傳染病模式，只不過是那些疾病在過去的歷史中，行為迭經重大變換後呈現出來的現況。然而，先前提到麻疹在現代都市流行需要的人口數是五十萬，而最近科學家估算古代蘇美地區最古老文化的總人口數，也差不多是這個數目，這一點頗值得注意。

文明社群交流的副作用

我們似乎可以合理推測，當時蘇美人彼此接觸相當密切，足以形成單一的疾病庫；如果真是這樣，那麼接近五十萬人所形成的族群，當然有辦法維持類似現代兒童疾病的感染鏈。在那之後的幾個世紀中，由於世界上其他地區也同樣形成都市文明，於是不間斷的感染鏈也可能出現在其他地區。先是這兒，然後是那兒，一種又一

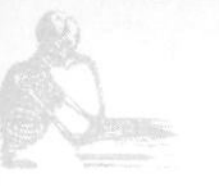

種的致病生物，很可能就這樣侵入唾手可得的人類宿主族群，並在因人口密度激增而開闢的生態區位中，舒適的定居下來。

「文明型」傳染病既然是從一個人傳給另一個人，那麼這類傳染病發展起來的時間，就不太可能早於西元前三千年。然而，它們一旦展開行動，不同的傳染病自能在歐亞大陸不同的文明中奠基。

上述事實的證據如下：差不多就在西元前後，原先隔離的文明社群，彼此來往變得規律、有組織後，兇猛的傳染病很快就從一個文明傳播進另一個文明，衝擊人類的生命，就好比 1950 年代發生在澳洲野兔身上的情況一樣，只是程度沒那麼嚴重罷了。

關於這類事件的進一步考量，留待下一章再討論。在此，我們只要簡短的思考一下：在西元前三千年至西元前五百年間，這些特殊的文明疾病，在人口異常稠密的地區發展建立之後，對我們的歷史造成哪些一般性的影響？

城鄉之間的糾葛

第一個最明顯的影響是：人類的生育模式，必須調適這種因文明而暴發的疫病所造成的系統性人口數目減少。直到非常近代，城市如果沒有來自鄰近鄉間的移民潮來支撐，根本無法維持它的人口數目。城市的健康危機實在是太大了，這是因為傳染途徑除了有人對人的方式，如兒童疾病的傳播（吸入空氣中被呼出或咳出的感染性物質），另外經由汙水和昆蟲傳播的疾病，也強化了傳染病循環，令古代城市的居民苦不堪言。

另外，自遠方運糧補給的程序一旦出了差錯，城市馬上就有鬧饑荒的危險，而當地的農作物又很難完全補足所需。把這些因素全都考慮之後，不難明白為何古代城市無法維持人口數目，而需要鄉村移民來彌補因饑荒、流行病及地方性疾病所造成的人口損失。

因此，文明的生活方式，不只需要鄉下的農夫生產超過自身所需的食物量，以餵飽城市居民，同時還需要他們生育過量的子女，好填補城市居民的人數。此外，鄉間的生產過剩，還能用來彌補巨寄生（例如戰爭和掠奪），以及幾乎總是隨之而來的饑荒等災難所造成的損失。只有在偶爾的短暫期間裡，「鄉村生育率」和「鄉間過剩人口可以在城市取得的生存空間」之間，才可能達到穩定平衡的狀況。

另外，遼闊的新領地（在過去四個世紀以來的歐洲史上，新領地非常重要）雖然很少見，不過一旦出現唾手可得的新土地，過剩的鄉村人口可能會選擇遷移到那兒，去擴張社會原有的農業基礎，而非嘗試風險較高的城市移民途徑（雖然對少數人來說，可能收獲豐碩）。

1650年代之後，人口統計開始比較可靠，否則我們幾乎連猜一下這種人口流動模式的規模有多大，都辦不到。話雖如此，這類模式顯然早在城市剛形成時，就初露曙光了。譬如，西元前三千年到西元前二千年期間，在美索不達米亞平原上，蘇美語族群遭到閃族語族群給取代，可能就是這類人口移動造成的直接結果。移入蘇美城市的閃族人數可能實在太多，以致於把該地舊有語言的使用者給淹沒了。雖然，蘇美語依然存在於學術及宗教的語言裡，但已不再是應付日常生活所需要的語言，這部分已被閃族的阿卡德語（Akkadian）給接收了。

像這類型的語言轉換，原因可能是城市的新進人口突然暴增，又或者更可能是原先的城市人口因疾病、戰爭或饑荒而大量死亡；

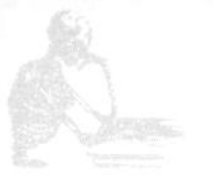

至於發生在古代蘇美人身上的情況，究竟是上述哪一種原因，或是兩種原因都有，就不得而知了。

比較一下十九世紀的狀況，或許有點幫助。從 1830 年開始，尤其是在 1850 年之後，城市快速崛起，加上新傳染病霍亂的蹂躪，硬是把長期屹立歐洲的哈布斯堡王朝（Hapsburg monarchy）文化模式給摧毀殆盡。湧進波希米亞及匈牙利的鄉下移民，長久以來一直習慣學習日耳曼語，因此幾個世代下來，他們的子女在感情及語言上，都變成了日耳曼人。

然而這種程序到了十九世紀卻發生變化。一旦居住在王朝城市中的斯拉夫語系及馬札爾（Magyar）語系的移民人數，超過一定程度，那麼新移民就不再需要為了應付日常生活，而學習日耳曼語。不久，國家主義的思想開始生根，使得「認同日耳曼」變成不愛國的舉動。結果，不到半個世紀，布拉格便成為說捷克語的城市，而布達佩斯也變成了說馬札爾語的城市。

語言方面比較統一的早期文明，顯然就沒有出現如同古代美索不達米亞，以及十九世紀哈布斯堡王朝所經歷的語言轉移。然而，城市人口耗損的事實，不論在古代或是近代，都無庸置疑。只要城市存在，城市所創造出來的疾病傳播強化模式就會存在，也就必然會導致城市人口耗損，即使發生的時間有所延緩，也只不過剛好等於病原生物發掘並進入「由城市化人口提供的富饒環境」所需的時間。

物潮、人潮湧向城市

過剩的農民人口，究竟如何產生並持續長久，目前仍不清楚。

可以確定的是，鄉村地區通常比較健康，因為城裡各式各樣的傳染病流行，較難波及鄉村居民。但是從另一方面看，流行病一旦滲入鄉間，卻可能造成極猛烈的結果，衝擊力遠超過已有患病經驗而部分免疫的城市人。除此之外，許多農民都有慢性營養不良的現象，因此又更容易成為傳染病侵害的對象。

很顯然，臣服在文明控制下的農村人，並不會覺得生育超過持家所需的孩子，是件容易的事，至少不會比生產超過維生所需食物來得簡單。然而，全世界的農民卻都完成了這兩項任務。若缺乏從鄉間移往城市的移民潮以及糧食補給，文明無法持久存在。整體而言，鼓勵鄉間高生育率的道德規範，很可能正是文明社會的必要支柱。無論如何，早期狩獵及採食社群內各種節制人口數的方法，並未盛行於受過文明洗禮的農村居民間。

相反的，在大多數農村社會，早婚以及生養眾多小孩，都公認是道德優良且蒙神祝福的象徵，同時也是無助的老一輩尋求保障的做法，因為如果某個孩子不幸死亡，其他孩子仍可以扛下責任，照顧年邁、無法自行維持生計的老爸、老媽。同時，這類生活態度也與認同個人、家產，以及土地權有關連。而這類權利通常也會被政府的租稅政策規範並強化。

然而，文化、社會以及生物因子，究竟如何相互作用，我們現在仍不可能看出來。我們能確定的只有一點：所有成功的文化都有辦法藉由宗教、法律及習俗，來確保人潮及物潮由鄉間流往城市。

現今人口爆炸時代公認的文明生育標準，如果換到古代，可能會反過來讓鄉村冒著人口過剩的危機。任何會長期縮減過剩農民人口生涯發展的情況（不論是進入城市、軍隊或移入新地區），都會導致過量人口回流鄉村。要預防鄉村人口過量，則農民所選擇的生

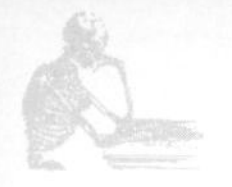

涯發展必須伴隨著高死亡率，但這死亡率又不能高到會嚇跑男男女女，使農民不願背景離鄉出外發展（不論接受這個機會，是出於自願或無奈，明白或無知）。

控制鄉村人口

要在這樣的情況下維持穩定的人口平衡，從古至今都非常困難。城市及軍中的死亡率，必須與鄉間的人口成長率相吻合，而且整個社群都必須能同時成功抗拒足以擾亂社群人口模式的「外來」侵略。

真正能遵循上述內容的穩定巨寄生模式，不論在世上哪個角落，都很少能夠長存。相反的，文明史上所展現的波動往往異常的大；承平、繁榮的歲月，能引發人口成長到超出巨寄生的吸收能力，然而公共秩序的崩潰，卻又讓死亡率快速攀升。不論何時，只要控制鄉間人口的因子不夠有力，沒法維持令人滿意的平衡時，農民造反、內戰、外患等，再伴隨饑荒和疫病的火上加油，總是有辦法使人口數目驟降。

一般說來，在成功的政治統一使鄉間人口再度成長之前，居高不下的死亡率會將農民人口數削減到遠低於從前的規模。顯然，所謂的「外患」（不論是致病生物或是軍事攻擊），都有辦法阻斷這類循環；同樣的，各種異常氣候型態也辦得到，因為它們會造成穀物嚴重歉收。的確，在大部分文明世界中，這類「外在」因子由於太過猛烈，也太過頻繁，以致遮掩了農民數量增減和社群安寧程度之間的緊密關連。

唯有在中國，大部分時候，由於天然地理疆界隔絕了主要外國勢力，使得外在政治軍事武力的威脅比較薄弱，因此才能明白表現這類循環；雖然即便是中國，外在因子也絕對不會全然缺席，而且有時候，它們也會壓制人口數目的復元達幾百年之久。

文明社會還有另外一種方法來消耗鄉間過剩的人口。藉由對鄰國發動攻擊，國王和軍隊有時也能擴張疆域，並且為臣民開闢新領土，供他們安身、開發。的確，像這樣的壯舉，絕對可以為家鄉人口過剩的危機，尋得全面且可靠的解決方法，因為只要一出征，不管最後是否贏得勝利，死亡率都一定會上升。

貿易有時候也能支撐過剩的人口。然而，最近這幾世紀以前，陸上運輸費用實在太高了，以致於有許多人只是因為定居在海邊或航運發達的河岸邊，就能靠貿易發達起來。不過，早在文明剛發展之初，船舶就已經能夠大老遠的把食物及有用的物品，運送到幾個港口。

文明的商人和水手藉由製造產品來交換食物或原料，便能與外國人進行互利的國際貿易。但是，想在穩定的國家內維持貿易平衡，就像要在單一政治社會裡維持穩定的人口平衡般，都是很困難的事。因此，急速的擴張和緊縮交互出現，不單是政治和戰爭的規則，也成為貿易的規則。

由於內含了這麼多重不穩定的因素，看起來，文明社會在巨寄生的層次，顯然還未達到調適良好的生態平衡。如同某種疾病侵入缺乏罹病經驗的宿主族群一樣，文明型式的巨寄生發生率在歷史紀錄中，也波動得相當厲害——有時候會殺死為數極多的農人，以及用勞力來支撐該體系的勞動人口；但在另外一些時候，卻又沒辦法保持與糧食相當的人口數目。

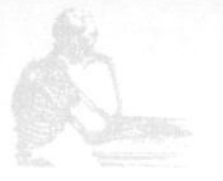

文明擴張的利器

然而，雖說曾經在很多地方失敗了，但最終臣服於文明組織的地域，卻是隨著世紀的推演而與日俱增。然而，同時存在的各種文明總數卻始終很有限，從半打到兩打不等，視判別不同文明的標準有多嚴苛而定。這麼小的數字反應出一樁事實：文明的擴張，一般並不會藉由促進當地固有習俗、思想及技能的成熟度來達成。

相反的，文明總是由一處已經很成熟的中心，把關鍵的文化元素輸往新的地區。通常，借用或模仿比重新開創更容易些。然而，在這類情境中，還有另外一個因素可以用來解釋，為何文明社會能夠相當輕易的擴張進入新領域，這個因素並非蓄意的政策或巨寄生模式所造成的結果，而是肇因於微寄生的動力學。稍微沉思片刻，就不難明白其中道理。

一旦文明社會學會如何與只能依賴大量人口的「兒童疾病」共處之後，就取得了強而有力的生物武器。每當這個文明和原先處在隔離狀態的小族群初次遭逢時，該武器即派上用場。當該文明的疾病，在先前未曾接觸過該病原體的族群中散播時，很快就會感染大部分人口，殺死年老和年輕的人，而不是像對幼兒般，造成雖嚴重但仍然可以忍受的病情。

這類傳染病造成的毀滅性後果，不僅僅在於奪走生命，還有更嚴重的結果。事後，倖存者通常都會志氣消沉，對於自身承繼的風俗、信仰，信心全失，因為他們的信仰，沒能讓族人在這樣的災難中全身而退。有時候，新型傳染病的確在青年人身上展現最大的毒性，有些醫師相信，這是因為該年齡層的體內，對入侵病原生物會產生特別強烈的抗體反應。

就社會整體來說，失去二十歲至四十歲青壯成員的損害，遠高於失去同樣數目的老人或兒童。事實上，任何因單次流行病而喪失可觀比例青壯成員的社群，都會發現，往後不論在物質或精神上，都將很難自持。如果剛遭逢到一種文明的傳染病，很快的又遭到另一種傳染病的打擊，該社群的內部結構凝聚力，幾乎肯定會瓦解。在文明史上最初的幾千年，這樣的結果偶爾讓文明社會的周邊地區，削減大半的人口。純樸的鄉下人和城市文明的人口接觸時，總是冒著遭逢毀滅性疾病的風險。僥倖存活下來的人，通常也沒有能力再抵抗下去，只有被文明的政治實體徹底兼併。

當然，戰爭通常會遮掩住這類流行病傳播的過程（但戰爭本身也會混合疾病散播）。和戰爭掠奪不完全相異的貿易，則是文明探索新土地的另一條常見途徑。戰爭和貿易關係，通常都能進入文明的歷史記載中，但是盛行於目不識丁、貧苦無助邊疆鄉民中的傳染病，卻常被歷史給遺忘。這也就是為什麼史學家未能關注到，城市生活狀態為文明人血液所注入的「生物武器」。無論如何，我們還是不應該讓缺乏文獻史料，成為妨礙我們體認流行病優越力量的藉口，而這股文明的優越力量，全靠那些從各種地區性兒童疾病中，熬過來的倖存者打下基礎。

縱然如此，即使地區性的民眾，由於接觸到一種以上的文明傳染病，而折兵損將、意志消沉，有時仍會出現一些能有效防止文明人入侵鄰近領土的障礙。假使該地的天然環境，對於該入侵文明所熟悉的農耕方式而言，太過乾燥、寒冷、潮溼或是陡峭，那麼入侵者將無法定居下來，而當地人也可能因此而有機會喘口氣，休養生息，又或是讓一些更偏遠地區的族群融合進來，以強化力量。

假使文明中心和這類偏遠地區的接觸，變為長期性的，那麼兩

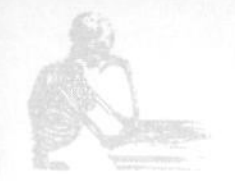

者的反覆接觸，將會剝奪文明疾病的凌厲程度。當然，假使突然出現某些新型傳染病，或者人口密度增加到某個定點，使得新的疾病傳播方式得以生存；又或者假使兩次感染的間隔拉得太長，使得傳染病的長期大本營，依舊留在文明的都市中，以上種種假設情況，都有可能令這類邊境地區，偶爾再度出現疫病慘案。

比擬動物的消化過程

但是，當地理或氣候無法提供屏障，防止文明以農耕方式侵門踏戶時，飽受新奇疾病摧殘的人民，不大可能還有力氣去抵抗更進一步的侵犯。事實上，這個程序非常類似動物的消化過程。

首先，鄰近社群的結構組織被戰爭（可比喻為咀嚼）和疾病（可比喻為消化道的化學及物理作用）的混合體給拆解了。無疑的，當地族群也可能慘遭殲滅，但這並非常態。更常發生的狀況是，初次和文明有過令人驚駭的接觸後，該地將遺留下大批在文化上無所適從的人。於是，這樣的人類「原料」，會被併入日益壯大的文明組織中，不論這些原料的形式是個人、家庭或是村落。在和文明內部的移民及難民混了一段時間後，這類族群將變得和該文明政體裡，來自其他鄉間及偏遠地區的「人類成分」沒有兩樣。人類的消化方式，似乎非常類似這種歷史程序：先是把食物裡的大塊化學結構拆解，以便讓分子及原子進入我們自個兒的身體結構中。

從文明的角度來觀察新領地，當地社會的防禦能力在瓦解之後，開啟了一條新路途，讓文明中人口過剩的農夫，可以遷往新的土地，覓得再度茁壯成長的機會。不過，在大部分情況下，這種現象具有區域性，而且也不算常常發生。適合的土地以及過剩的人力，可不是說有就有的。但是它的發生頻率，也高得足以讓早先的文明社會，能在過去數個世紀，暴發週期性的擴張。事實上，它的基本成因在於：歷史上的文明社會，總是傾向於擴充它們的地理幅員。

當然，向外擴張的不同文明，彼此之間也會產生衝突，而且在很早的時候就開始了。大約西元前1300年以後，美索不達米亞文明和古埃及文明，就開始在敘利亞以及巴勒斯坦地區，發生衝突。此外，某個社會被另一個社會，以流行病和文化「消化掉」的情況，有時也會令文明社群解體。這正是美洲印第安人在西元1500年之後的悲慘命運。以古埃及和美索不達米亞文明來說，也曾發生同樣的情況，時間是在兩大文明漸漸合併成為超越固有疆界的大型帝國時，即穆斯林征服此地區的過程。這個過程直到西元七世紀才完成。

部分讀者可能會對這一系列的主張以及演繹推論，心存懷疑，尤其是把這類推論，套用在全體文明上頭，而不考慮地域差異和隨時代產生的改變。沒錯，這類差異的確存在。但是，現存的紀錄中，已經沒法找出它們的蹤影，即使少數學者能參透這類差異，但也不明白我嘗試要解析（就算做得很笨拙）的這套生物程序。我們必須心平氣和的接受下列事實：直到近代（也就是歐洲海洋探險隊，突破了無數傳染病屏障，所造成的空前繁榮景象）以前，流傳下來的歷史資料根本沒有記載，圍繞在文明社群周圍的困苦鄰居，日子究竟過得怎麼樣。

當年撰寫歷史的史學家，很自然的喜歡假設文明擴張（當然是指他們自己的文明）是天經地義的，因為文明擴張的魅力和價值不言自明。而現代的歷史學家，通常也是想都不想的就認定了這回事。但是，看看一般人對於自身成長生活方式的依戀，實在令人懷

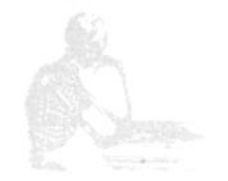

疑，一個完整的異國社群，真的會自願併入外來的社會實體嗎，即使征服者社群擁有更為高超的技術、財富及知識？

當然，蠻族也經常打勝仗，成為征服者；不過也有因欽羨文明一方而被征服的例子。這類蠻族恐怕很少會預見到自身傳統生活方式的命運；然而，當他們終於開始了解實際狀況時，通常也會奮力抵抗文明的「侵蝕」。不只如此，身為征服者和統治者的蠻族，通常比定居邊疆的貧苦卑微鄉民，擁有更多在文明中發展的前景；而這些鄉民負責扮演的角色則是「被同化成文明社會裡最受壓迫的階級」。因此，偏遠地區貧苦的鄉民，只要有辦法，總是在抗拒融入文明社會。

所以，如果有人想糾正現有資料裡固有的偏見，那麼成功的文明為何老是有辦法將偏遠人民納入首都社會的結構中，就需要一番解釋了。只要稍加重視我的流行病模式論述，文明擴張文化新領域的過程就解釋得通了。這樣的論述應該是最合適，也最吻合一般人類的行為。

印度多元文明之謎

對於我的論點，印度提供了案例以供驗證。

在這塊次大陸上，最先達到文明水準的社會，崛起於半乾旱的西北方。在那兒，印度河由高聳的喜馬拉雅山脈，流經愈來愈廣的沙漠地區，最後注入大海。這樣的地理景觀，類似古代的美索不達米亞和埃及地區，而且由灌溉式農業支撐起的印度文明，可能也非常類似古代中東的兩大文明。

印度歷史的基本模式，是由大批進犯的蠻族（亞利安人），於西元前1500年之後塑造出來的，之後再經過緩慢的文明生活模式加以確立。這一點，也同樣非常符合其他流域文明經歷過的古代史規律。

然而，大約在西元前800年，當文明社會結構在印度西北部重新建立之後，文明的分化就變得非常明顯了。與這些城市文明相接壤的南部及東部地區，居住著形形色色的「森林民族」，他們通常是自給自足的小型聚居社群，這種社群如果位在溫帶地區，是極端容易被文明疾病給打垮的。我們沒有理由認為，文明疾病到了印度，就不像在歐亞大陸北部地方那樣銳不可當。

但是，印度的森林民族卻不曾如預期般，一蹶不振、崩潰瓦解。相反的，他們擁有自己的流行病反制之道，可以對付文明的生物武器。各式各樣盛行於溫暖、潮溼地帶的熱帶疾病，以及寄生型傳染病，能夠保護他們避免踏上溫帶地區的後塵。

如同非洲日後發生的情況，由於有太多能導致死亡、虛弱的疾病，使得來自印度乾旱西北部文明的軍隊，無法大批、快速的進犯這些潮溼、溫暖的地區。雙方都因流行病而僵持不下，森林民族可能會因為和文明人相逢，染上傳染病而死傷慘重；但是，文明的入侵者在碰到森林民族習以為常的熱帶疾病和傳染病時，也同樣不堪一擊。

接下來發生的事，大家都知道了：印度文明並未把南方及東方的原始社群給消化掉（但喜馬拉雅山以北經常發生）。相反的，印度文明藉由把這些森林民族納入種姓制度而擴張，他們進入印度文化聯盟，成為半自治的功能性實體。因此，那些地方文化和社會習俗，在安置進印度文明的社會結構之前，並沒有先遭到摧毀。於是，各式豐富多樣的原始儀式跟風俗，都得以留存許多世紀。

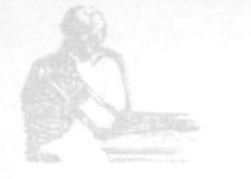

這類「元素」時常會躍上印度的文獻紀錄中，那是因為每當口耳相傳的觀念及風俗，吸引了知識份子的注意後，就會記載下來，加以細緻化或是略作更動，以便併入歷史悠久且日益繁複的印度教之中。

當然，還有其他元素，也與規範印度社會和維護種姓制度有關。然而，嚴禁不同種姓階級的人相互接觸，以及一旦違反該禁忌就必須淨身的規定，卻暗示著：為各個不同社會群眾（即不同的種姓階級）制定出安全距離，很可能是出於對疾病的恐懼心理。只有在與流行病交會的漫長過程（這段期間，人類的免疫力和病原體的耐受力漸漸相等）結束之後，入侵的亞利安族，才終於可以和坦米爾（Tamil）語系以及其他古語的民族，安心的比鄰而居了。遺傳上的融合（雖說種姓制度禁止通婚），無疑也伴隨著流行病間的交換一塊兒發生，而且某種嚴格的天擇壓力，必定也改變了森林民族以及文明入侵者的基因組成。

不過，所有這類「同質化」的過程，都不具有其他舊世界文明慣有的猛烈「消化」模式。也因此，和歐亞大陸更傾向單一化結構的北方文明相比，印度人無論在統一性及社會凝聚力方面，都比較薄弱。

當然，我們也可以把印度文明的這項特點，歸因於機率或是蓄意選擇。機率及選擇或許真的在制定種姓制度時，扮演了某種角色；但是，印度文明在擴張初期所遭遇到的獨特流行病情況，必定也和後來產生的種姓制度有很大的關連，並因此塑造出極具特色的印度文明社會架構。

美洲的情況則有另一種獨特之處。興起於歐亞大陸城市中心的文明疾病，在西元 1500 年之前，並未在墨西哥及祕魯打下根基。

否則蒙提祖馬就可以對西班牙人，施展更管用的報復手段了。然而，我們最好還是把美洲疾病模式的詳細考量，留待後續章節再討論，到時我們會把討論的主旨，放在歐洲人抵達美洲後，在流行病方面造成的影響。

因此，我們最好還是以現代傳染病觀點為基礎，對上述所有推論的結果，好好整理一番。雖然缺乏關鍵性的文獻或考古證據，我們倒是幾乎可以確定：自城市興起到西元前500年這段期間，舊世界上幾個主要文明地區，全都發展出獨特的人對人傳染性疾病。此外，汙水媒介、昆蟲媒介或是皮膚接觸的傳染病，在擁擠的城市以及鄰近城市的密集農墾區內，也有大好的傳染機會。因此，對於居住在周遭郊區，但沒有接觸過這群可怕傳染病的鄉間居民來說，這類疾病以及對這類疾病已有抵抗力的文明人，可以說充滿了傳染病的威脅。而這件事實，也比任何論述，都更能解釋為何文明族群的領域擴張，如此容易。

不同疾病庫之間的疆界，目前沒法斷定。無疑的，任何一種傳染病的地理範圍都會逐年改變，這得視疾病所屬文明中心裡的人口如何遷移、病菌毒性如何波動，以及發生率模式來決定，因此造成的結果非常不穩定。

由文明社會結構所創造出來的新式生物平衡（包括微寄生和巨寄生），很容易因為人類的運輸或交流上的重大改變而受到干擾，所以沒有任何重要的新傳染病，曾經到達地理或是其他自然上的邊界過。探討這類平衡在西元前500年到西元1200年之間如何變遷，將是下一章的主題。

第3章

西元前500年至西元1200年

歐亞疾病大鎔爐

地中海東岸、印度和中國間的貿易，
在西元200年間已運作穩定，
這暗示在交流物資的同時，
也一併交換了傳染病。

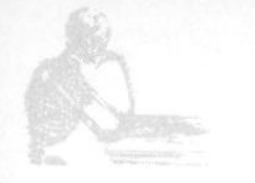

到了西元前500年左右，各種不同的微寄生平衡及巨寄生平衡，都已在歐亞大陸各文明區立足。而且，人類宿主和新文明疾病調適作用的不穩定，也已開始在某些（很可能是全部）主要的文明中心顯現出來。

即使是位在中東的最古老、著明的文明中心，要精準界定疾病的平衡仍是不可能的。自從西元前2000年之後，雨水豐沛的地區，開始建立了有組織的城邦，讓原始的灌溉中心更加錦上添花。因此，不論何處，只要能找到可以發展農業的良好土地，社會組織的文明模式就會開始變成地方性的現象。於是，在美索不達米亞的東、西兩側，都興起了一條寬廣的文明地帶；另外，埃及勢力也擴張進入非洲東部及北部，形成一條更細長的地帶。

在這些情況下發生的帝國興衰，大家都耳熟能詳。阿卡德人、巴比倫人、加喜特人（Kassite）、米坦尼人（Mittanian）、西臺人（Hittite）、埃及人、亞述人（Assyrian）、迦勒底人（Chaldean）以及波斯人等「征服者」，在亂哄哄的戰役和周而復始的蠻族入侵當中，一個接著一個的出現。

微寄生阻撓帝國擴張

成功的帝國組織多半會日益壯大，結構也日臻理想，在自然限制之內盡可能的擴張；所謂的自然限制，即是土壤或氣候對農業發展的限制。以西元前六世紀建立的波斯帝國來說，他們的帝國邊界，就差不多擴張到了自然的極限。在西元前500年時，該帝國的北、南、東界所接壤的，都是沙漠或是乾旱草原，以當時的農耕技術，可沒辦法在這類土地上種植出足夠的糧食作物，以提供擴張帝國所需的食物資源。

當然啦，波斯帝國的西邊有一條狹長的愛琴海通路，提供了另一個大好的擴張機會，可取得全新、肥沃的土地，以支撐帝國的巨寄生。但是，當波斯王薛西斯（Xerxes）的軍隊試圖在西元前 480 年到西元前 479 年，實踐這個侵略美夢時，卻吃了敗仗，不只是軍需補給有困難，來自希臘城邦的勇猛抵抗，也讓波斯吃盡苦頭。

另外一條類似的通路則存在遙遠的東南邊，即印度的河間地代，這是位於印度河及恆河上游間的肥沃區域。然而，波斯的歷史並沒有記載他們曾經試圖進攻這條通路。直到西元前 326 年，當馬其頓王國的亞歷山大大帝企圖進攻這塊區域時，軍隊卻叛變而拒絕服從。事實上，疾病梯度使得任何來自喜馬拉雅山以外的軍隊，都免不了嚴重的死傷，這恐怕才是防禦這條通路最有效的自然障礙，勝過任何人為的屏障。

我們是否也可以這麼說，微寄生也在西元前 500 年左右，於中東文明社會的擴張範圍裡，達到了某種天然的極限？或許這種滋生於灌溉農業、需要宿主經常涉足灌溉用水而引發感染的寄生模式，在西元前 500 年左右已達到了相當穩定的平衡。在那時候，灌溉耕作起碼已有三千年的歷史，而且在埃及、美索不達米亞以及印度河流域重鎮之間的交流，也頻繁得足以讓寄生物在這些流域持續接觸的二三千年期間，均勻化了。

我們缺乏任何文字資料，以證明寄生蟲及相關感染方式曾發生重大的變化，畢竟那些記載歷史的人，壓根兒不關心農夫的生活情況；至於醫學文獻方面，那些古代名詞的翻譯，完全無法對應到現代醫學的疾病分類。

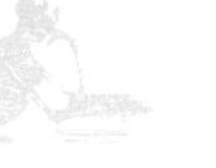

古籍中少不了瘟神

然而，文字證據還是能清楚的證明，流行性疾病的確曾在古代中東地區出現過。在巴比倫的《吉爾伽美什史詩》（*Epic of Gilgamesh*）所提及的災難中，曾把河水氾濫描述為「瘟疫之神造訪」，另一本年代相仿的埃及古籍（西元前 2000 年），也曾把對法老王的敬畏，拿來和某個瘟疫年時對疾病之神的敬畏相提並論。

在中國也一樣，根據最古老的可辨識文字（約西元前十三世紀）中，顯露出當時的人們對傳染性流行病已相當熟悉。古代河南安陽的統治者曾經問道：「今年是否為疾年，又有幾許人喪命？」於是，他的卜卦專家便把這個問題，以現代學者能讀懂的文字型式，記錄在羊的肩胛骨上，以便在祭典時，向神明尋求答案。

《聖經》的文字記載，雖然年代要晚了許多，但是其中可能保存了可追溯到差不多同個時期的口傳歷史。因此，在〈出埃及記〉中所描述的埃及疫病，可能真的有歷史根據。其中曾經提到，摩西為埃及招來的疫病是「在人身上和牲畜身上成了起泡的瘡」，不只如此，單單一個晚上，某種致命的災難降臨埃及的長子、長女，使得「無一家不死一個人的」。

我們也可以把上帝懲罰非利士人（Philistines）扣押約櫃、上帝對大衛罪孽的懲罰（若《聖經》所言屬實，即把一百三十萬名以色列、猶太壯丁中的八萬人殺死），又或者耶和華使者造訪，一夜之間「在亞述營中殺了十八萬五千人」〔迫使亞述王辛那赫里布（Sennacherib）自猶太撤軍，沒能拿下耶路撒冷城〕等等事件，視為流行病的造訪。

根據這些章節，這群舊約《聖經》的作者，在西元前 1000 年到西元前500年間，把這些文章寫成當時的格式時，就已經相當了解突然暴發致命疾病的可能性，而且還把這類流行病解釋為上帝的懲罰。現代譯者都習慣用「plague」這個字來形容大規模的傳染疫病，因為歐洲持續受到這股致命威力的疾病侵擾，直到十八世紀才定出淋巴腺鼠疫（bubonic plague，即黑死病）這個名詞。不過，我們沒有任何理由假設古代那些流行病，也是淋巴腺鼠疫的大暴發。任何一種熟悉的文明性傳染病，不論是經由呼吸道傳染（如麻疹、天花或感冒），或是經由消化道（如霍亂和痢疾），都可能造成《聖經》裡那種突然暴發的大規模死亡。

因此，我們能推論，在西元前500年之前，古代中東人民相當熟悉這類傳染病，而且傳染病在降低人口密度以及影響戰事方面，必定曾經扮演重要的角色。但是，這類疾病的蹂躪，顯然還不足以規律的摧毀軍隊，或是讓人口數低於建立帝國所需的標準。否則，亞述及波斯帝國，就不可能在西元前第九到第五世紀期間，如此興盛。接著還能推論，那些吸引《聖經》作者注意的流行疾病，無論在嚴重程度或頻率上，都還不足以徹底摧毀文明社會的架構。

換句話說，從致病生物的觀點來看，當時他們正要和人類宿主達成相互容忍的適應。動物的病媒庫（就像鼠疫的例子），當然也可能在兩次傳染病暴發事件之間，扮演保存致病原的重要角色。但是，古代中東地區的人口，絕對多得足以支撐現代兒童疾病的始祖，成為後續傳染模式的基礎。

在幾個主要的人口及社群中心，擁有建立長期人類感染鏈的良機，其中某些疾病很可能因此而變成常見的兒童疾病，顯現出今日我們所熟悉的模式。於是，流行病暴發主要還是發生在偏遠地區，因為在那些地方，人口密度還不足以長期支持傳染病，但是偶發狀

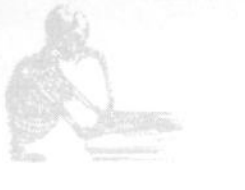

況（通常與軍事活動有關）卻可能突然引爆一場傳染病，強烈的程度，足以對人民生命造成慘重影響，進而引起飽學教士及學者的注意，並在《聖經》中提及這類事件。

假使這些推論正確，在古代中東地區，文明傳染病的興起時間，只比灌溉農業的傳染病與宿主族群取得平衡的時間稍微晚一點。在西元前 500 年左右，中東這處世界最古老的文明中心，而且也是世上最大的人口集中地之一，不啻提供了最適當的時間和機會，讓微寄生以及巨寄生平衡，能在鄉村和城市生活規範的條件下，達到穩定狀態。

更特別的是，由於現存最早提到流行性疾病的文獻，可以回溯到大約西元前 2000 年，因此從那時到西元前 500 年，便有足夠長的時間，能讓傳染病在文明化且人口密集的古代中東地區，建立起穩定的模式。

相反的，在較偏遠的次要地區，則顯得較不穩定，這類地區包括三大不同的天然環境：黃河流域沖積平原、恆河流域的季風帶以及地中海沿岸。它們和中東地區比起來，都算是相當近代才支撐起文明社會的架構。因此，在西元前 500 年，這些地區的生態平衡依舊不安定，而且我們有理由相信，這些地方的疾病模式，也遠不如中東地區來得固定。

想證明生態的不穩定性，首先可以由相對的大量人口成長看出端倪，而在西元前 500 年前後，上述幾個地區都出現了這種現象。人口成長的證據雖然只是間接的，但是可信度卻一點兒也不差。要是人口數目不曾大規模提升，這些文明所占有的領地，是不可能擴張得如此厲害。再者，上述每個案例中，人口成長還會隨著農耕的精良技術而調適，同時，各個巨寄生政治和文化結構上的適度複雜化，使得各文明在後續歷史中，獲得持久且獨樹一幟的風格。

稅金與地租的雙重寄生

在遠東地區，耕種黃河流域沖積平原的農人，大約是在西元前600年之後，有了真正的進展。這些進展包括，把農業區由早期中國農業大本營的半乾旱黃土區，向外擴張，並且把主要作物由小米改為稻米。要把廣大的沖積平原，轉換成一片片連綿不斷的稻田，而且每塊稻田都必須定期灌溉，勢必得投入大量人力從事築堤、排水、挖渠以及開墾沼澤、溼地等工程。此外，整個農作區域為了預防河水氾濫，還必須築一道規模龐大又巧妙的防氾工事，來控制滾滾騷動的黃河。

這條水域是全世界地質活動最旺盛的河流之一。最近（以地質時間標準而言），它併吞了其他流系的一些重要支流，因此它的主流流經黃土區域時，會沖下大量黃土，逐年將河道愈切愈深。接下來，當飽含黃土的河水來到幾近平坦的沖積平原時，水流變緩，造成黃河上游大量侵蝕土壤，但下游卻大量沉積土壤。結果，黃河在沖積平原上的河床，迅速的節節高升。

當人們開始利用人工築堤，來防範水流時，就碰上麻煩了。當然，堤防可以配合河床沉積的淤泥，每年築高一點兒。但造成的後果是，不久後這條大河就會從高出周邊土地的肥沃沖積平原流出，奔騰入海。要把黃河留在堤防內，需要大量人力才辦得到，因為任何一道小水流只要在堤防上找著出路，假使沒有及時被人發現而加以圍堵的話，不久就會增長為強烈的激流，甚至只要幾小時就足以在堤防上撕裂出大缺口；一旦大缺口出現，整條河流就會從人工河床中溢出，為自個兒尋找一條地勢更低的新水道。這條大河曾經多次變遷水道達數百公里之遠，湧流進黃土高原的北部（如同現在的位置）或南部。黃河在地質上的不穩定性愈演愈烈，但這並非人為活動所造成；而黃河需要經過一段地質時間，才能與它的水流取得穩定的調適。

另外一項影響古代中國生態平衡的因素，則比較接近人類的時間尺度。例如在政治層面，因為種植稻田而增廣的食物來源，供養了敵對王侯間的戰事達數百年之久，直到西元前 221 年，一位征服者平定了整個黃河流域沖積平原，以及黃河南北兩岸接壤的大塊領域。又經過一陣短暫的內戰後，漢朝於西元前 202 年取得政權，並且至少在名義上統治了全中國，直到西元 221 年為止。

帝國統治當局，可能是藉由減低長期戰爭時的農人賦稅，來確保帝國的內部和平。不過，漢朝的和平也意味著，儘管當時人們對種稻（或小米）的農夫有著雙重巨寄生，大體上仍相安無事。因為私有地主所抽的地租，以及上繳王朝的稅金，全都來自同一批農夫，顯然兩者是競爭的。然而，他們同時也充分的相互支援。他們的利益基本上是一致的，因為事實上，王朝裡的官僚，通常也是由地主階層徵召而來的。

深植儒家思想

然而，在巨寄生平衡中還有另外一個有力因素，開始出現在古代的中國。就在中國地主聯合起來向農民需索之際，一套截然不同的觀念和行為理念，也同時在地主以及官員階層中生根發芽，也就是「儒家思想」。在王朝官員和私有地主間傳播儒家文化，會在他們心中營造出「禁止濫用或擴張權力」的道德觀。這造成的重要影響是：向農民強索的物資限度必須合乎傳統，也不能超過農民的負擔。

結果，到了漢武帝時代（西元前140年至西元前87年），在中國社會內部，農人和直接寄生在他們身上的兩個社會階層之間，達成相當穩定且長期的平衡。這種平衡一直延續下來，雖然曾經歷某些變革，但是從來沒有真正破壞過結構，直到二十世紀。

整體說來，我們能確定，地主及收租官員的需索，雖然沉重，但仍然能讓中國農民生產並留下自個兒所需的基本糧食，否則中國人口在黃河沖積平原及鄰近地區，就不可能出現緩慢、大規模的成長，並南移到長江流域地區；而中國農民也不可能替傳統中國的壯麗文化和帝國架構，提供不斷擴張的根基（雖說其中也曾經歷數不清的挫折）。

現存文獻無法讓我們精準的追蹤中國古代文明發展的腳步。然而，中國南方的開發，卻一直遲到漢朝結束之後才開始。換句話說，從真正開始馴服黃河流域沖積平原，到長江谷地也進行類似的開發之間，約相隔了一千年之久。

乍看之下，中國開墾現今南方地區的腳步，可能緩慢的令人驚訝。政治、軍事方面的障礙並不是主要原因。南方地區也很適合農業移墾，因為溫和的氣候有著較長的生長季，而豐沛的雨量，更是排除了在北方時，經常無法灌溉土地的乾旱危機。

再者，長江由西邊山麓流出之際，曾行經許多湖泊，這也意味著不會出現棘手的大量沉積物，來填塞長江流經的低窪處，所以黃河最頭痛的河床淤積問題，長江一點也不用擔心；南方的堤岸以及人工渠道，也不像在北方有著極大壓力。簡單的說，黃河流域在歷

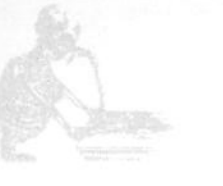

史上的那些技術性災難，在此統統不見了。

疾病梯度阻礙南方開發

除了這些顯見的益處之外，必定有一道肉眼看不見、歷史也沒記載，但仍必定存在的強大障礙，使得歷史悠久的中國文化搖籃，並未能在南方土地上快速、成功的發展出稻田農業，以及城市生活，因為就在南遷進入更理想的農耕區域之際，那些開路先鋒也同樣得攀爬陡峭的疾病梯度！

其中牽涉到的氣候變遷程度，約相當於美國東北的新英格蘭地區和佛羅里達州的差異，但若考量到因地理位置和盛行風造成的差異，則其中的氣候梯度變遷，一定遠比北美洲東岸任兩地間的差異，還要來得截然分明。因為長江流域北面有一座山，把冬天來自蒙古高原的乾冷西北風（也就是冬季季風）阻隔在外。

相對的，到了夏天，當相反方向的季風刮起時，來自南中國海的潮溼空氣，便充塞在長江流域，確保了豐沛雨量。但是，這類夏季季風在穿越高山屏障、抵達黃河流域之前，卻把大部分的水氣都留在南方。於是，北部地區的降雨量，通常都不足以防範未灌溉地區釀成嚴重的乾旱。

這樣的結果，在中國北部和中部地區造成截然不同的氣候型態。而南方溼熱氣候所引發的諸多影響之一，就是讓南方比北方擁有更多樣、更豐沛的寄生物。而相反的，在黃河沖積平原，冷冽的冬風會殺死所有缺乏長期抗寒手段的寄生物。主要的病媒昆蟲也無法立足，因為牠們在北方的乾冷氣候中，無法生存。在群山屏蔽的南方長江谷地，就不會發生上述那些狀況。所以習慣北方疾病模式的族群，一遇到在遙遠南方盛行、截然不同的寄生形式時，就立刻在適應上碰到重大難題。

在黃河沖積平原的黃土地上，由旱田轉為灌溉農耕過程的初期，必定也曾令農夫暴露在全新、而且可能是空前的高罹病風險之中。但是，不論伴隨這種變化所產生的微寄生調適為何，它都會和另一種更明顯也更耗時、屬於技術及巨寄生方面的調適，一塊兒出現。人們需要花費好幾世紀的時間，來學習足以駕馭黃河的治水技術，而農民遭遇到的政治結盟以及人類巨寄生的調整問題，也是同樣的重要及費時。於是，任何針對密集罹病風險的適應，都可能伴隨著中國社會及技術方面的轉型，一塊兒發生。

最關鍵的過程到底是哪一段？現在當然很難說得準，但是似乎巨寄生這方面較慢達成平衡。這樣判斷的原因在於，中國的政治、軍事狀態，直到西元前三世紀近尾聲時才變得穩定。在那之前，是中國史上所謂的「戰國時期」（西元前 403 年至西元前 221 年），群雄割據的局面一直到西元前 221 年達到巔峰，才由半野蠻狀態的秦國統一全中國。等到古代中國的巨寄生平衡在漢朝（西元前 202 年至西元 221 年）統治下，臻至全新的帝國定義時，中國農人早已擁有四百年的水稻田栽種經驗。

如此漫長的一段時間，使得灌溉農業造成的流行病有了大好時機，能在黃河流域穩定下來，而它們可能比巨寄生方面的平衡，早了好幾個世代，甚至好幾個世紀。

很顯然，當中國農夫開始把大部分工時耗在涉足淺水中（從半乾旱的黃土農耕轉變為這種型態，造成的結果必定很驚人），不論強化的是何種傳染病，這類新型疾病都不曾遏止人口數穩定增加。否則，根本不可能有足夠人力，去修築、維護不斷擴張的堤防及運河網路，更別提擴增軍隊所需的人力了。

然而，當穩定治理帝國所需的統治方針、道德基礎，以及工程技術一道於西元前三世紀末達成時，除了疾病的屏障之外，再也沒有其他事物能妨礙中國中部及南部地區的快速發展。至於疾病屏障的威力有多大，下列事實可以證明：等到中國先民在長江流域真正發展出大型聚落時，已經是五到六個世紀以後的事了。簡單的說，由於來自較乾冷地區的北方移民大量夭折，使得南方無法快速的建設起來。

「不健康」的南方

上述這些說法，依然只是很難令人滿意的抽象概念及演繹推論。就好比古代中東地區的案例，我們不大可能由中國古籍中，找出當時究竟有哪些危害人類的寄生物。但是話說回來，古代作家還是經常顯露出，他們其實很明白南方所具有的罹病風險。因此，中國史學的奠基者司馬遷（生於西元前 145 年，卒於西元前 87 年）曾寫下「江南卑溼，丈夫早夭」，同時也談到，該地擁有大量適合農耕的土地以及稀疏的人口。

這樣的證據十足權威，因為司馬遷為了撰寫歷史，親自遊歷全國各地。在後繼史料中，「南方的不健康」被視為理所當然。特別為南下官員準備的小冊子中，詳細描繪了南方溼熱地區的養生之道，以及可能在那兒遇上的惡疾。不過這些冊子顯然並沒有多大幫助，因為奉派南下的官員任期一逕短得出奇，而且死亡率又特別高。

至於現代疾病的分布，只要能在中國地圖上找到它們的位置，也可以證實這項預測：在比較溫暖、潮溼的南方，盛行的傳染病也較豐富多樣。好幾種現代疾病的疆界，坐落在黃河與長江之間，而且氣候型態也暗示了這樣的疾病梯度存在已久。

然而，傳到我們手上的古代中國醫書寫法，卻往往讓地域上的差異隱晦未明，因為古代中醫所辨識出來的一長串疾病，都是按照它們的盛行季節來整理的。其中的某些疾病（如瘧疾），到了現代已經可以確認了；但是對於許多其他疾病，要用現代傳染病分類法來確認仍相當不容易，就像要把古希臘名醫加倫（Claudius Galen）的醫術語言，翻譯成二十世紀的醫學辭彙一樣困難。

瘧疾雖然偶爾也會出現在北方，但只有在南方才會成為近代醫療問題。事實上，它有可能是早期中國南向擴張的主要障礙。

另一項與蚊子有關的疾病登革熱（與黃熱病有密切關連，雖然在近代死亡率很低）也同樣影響中國南部。和瘧疾一樣，登革熱存在的時間，已很難追查清楚；它們等在那兒，守候來自北地的移民，這些移民在最初感染時，未能發展出任何天然的抵抗力。

在古代中國醫藥記載中，熱病（包括已確認的瘧疾）經常出現，因此可以支持以下想法：在中國先民擴張領域的頭幾世紀中，疾病一直是令人頭痛的大問題。到了十九世紀，中藥裡已經有好多種能有效退燒的藥方——好用到連進口的奎寧（quinine）都黯然失色，讓歐洲醫生刮目相看。

對於現代的中國南部和中部地區來說，血吸蟲病是另一大健康難題。這種疾病的分布模式，也很可能符合以氣候來劃分的疆界。近年有一具在中國大陸新出土的人類遺骸，年代約為西元前二世紀，由於保存狀態非常好，可以確定生前有罹患慢性血吸蟲病，這一點證明了，早在中國先民在長江流域建立起媲美北方規模的大業

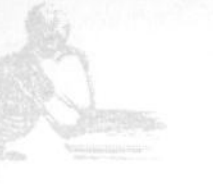

之前，這類疾病早已在中國牢牢的扎根。

整體而言，我們不妨這麼說，在西元前600年左右，中國人在努力克服黃河沖積平原的艱苦環境上，達成了驚人的成就——不只是技術和政治層面，也包括流行病層面。大約在西元前200年之後，他們又達到了另一項驚人的成就：在製造糧食的農人與倚靠農糧度日的人之間，發展出可以容忍而且出奇穩定的巨寄生平衡。

然而，說到微寄生層次，在廣大的中國南方，影響深遠的調適作用，一直到西元前後幾世紀仍在進行中。由於疾病的障礙，長江流域以及其他自西元前221年才納入中國統治的地區，其實並未真正納入中國的社會體制，這種情形一直持續到漢朝衰頹（西元221年）之後，當時也同樣發生了另一些猛烈且影響深遠的疾病調適（我們馬上就會談到這一點）。

溼暖的恆河流域

至於印度，有關恆河流域中段以及鄰近孟加拉灣地區的早期農業發展史料，可以說是付之闕如。稻米栽種在早期某個時代開始變得很重要，但就是沒辦法指出確切時間。甚至連灌溉對那時的農耕有多重要，也不清楚。

在恆河流域，季風雨幾乎能滿足大部分農事的用水需求，不需勞動農人自恆河汲水。然而，對於一年栽種數期作物的土地來說，灌溉卻是不可少的，因為一到夏天和秋天，季風雨便會停止，如果不想放任土地荒廢直到雨季再臨，利用人工方式引水入田，就是必要措施了。

在同一塊田耕種多種作物，已是最近幾百年來相當普遍的農耕方式；但它究竟由來多久，卻始終沒能得出令人信服的答案。

目前只知道，恆河流域發展出來的偉大王國，約始於西元前600年。在亞歷山大大帝入侵印度（西元前327年至西元前325年）後不久，其中一個由旃陀羅笈多（Chandragupta Maurya）統治的王國，把整片地區聯合成單一的帝國組織，而他的後繼者也把帝國威權擴展到印度次大陸的大部分地區。

在這個帝國政治發展的早期，喬達摩王子（也就是佛陀釋迦牟尼）在歷史上的角色，非常類似於中國同時期的孔子。如同孔子在中國的作為，佛陀在印度也闡釋了一種世界觀，並示範了日後深具影響力的生活方式。

不過和中國相比，在西元前500年前後，於恆河地區興起的政治及智慧架構，始終不很穩定，而且從來沒能鞏固成歷久不衰的健全體系。原因之一（而且很可能是印度史中非常普遍的因素）在於嚴重的微寄生，這是因為恆河流域及印度的最佳農耕地區，都具有溫暖、潮溼的氣候。

孕育了印度文明後繼城市及王國的地區，和早期印度文明所奠基的半沙漠環境相比，截然不同。事實上，早期印度文明所在地的氣候環境，頗類似埃及或美索不達米亞。在印度河流域，雨水非常稀少，農耕得依賴灌溉。但在恆河流域則相反，季風在一年中的某些月份帶來豐沛雨量，這也意味著喜馬拉雅山的屏障，不至於讓該地氣溫冷到攝氏零度。事實上，這裡的氣候比長江流域更溼也更熱，長江流域由於傳染病風險的增高，已經令中國農民在開拓此地區時，遭遇到諸多困難。因此，典型的印度文明，其實是在氣候以及疾病情況都令早期中國人無法忍受的環境下形成的。

今日的恆河地區，除了得忍受霍亂、瘧疾、登革熱，外加一大

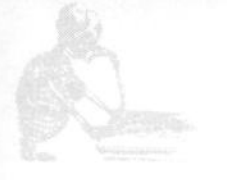

串各式各樣的寄生蟲之外，也同樣得忍受一些盛行於較涼爽氣候區的城市及文明的常見疾病。我們沒法確切指出，究竟有哪些病原生物盛行於古代，但至少可以肯定，恆河流域的氣候必定曾使得眾多寄生物，緊追著密集人口的出現，一同崛起。

表面富足，實際貧窮

在這樣的土地上適應求生，當然也有它的益處。對於能適應恆河環境的人來說，東南亞其他類似狀況的流域，像是雅魯藏布江、薩爾溫江以及湄公河，全都敞開大門，等待先民來探勘、開發。於是，透過印度的商旅和傳教士（這些人為其他流域的統治者及老百姓提供文明的生活模式），一個橫跨各地的「大印度」，就在大約西元前 100 年至西元 500 年間興起了。部分印尼島嶼也受到這場開發行動的影響。

對於先民文化鮮少超出地中海範圍的民族來說，他們很難真正明白，在這數百年間印度橫跨海內外的擴張，所具有的文化意義，以及囊括在內的地理疆域。畢竟，一般西方人習慣以截然不同的尺度，來看待地圖上的亞洲及古希臘——若和涵蓋東南亞以及印尼的大印度相比，位在南義大利以及西西里的古希臘殖民地「大希臘」（Magna Graecia），簡直小得可憐。

但從另一方面來看，傳染病帶來的沉重負擔，必然曾經大大削弱個人的精力及勞動能力。只要這種情況存在一天，農民家庭就難以生產多餘糧食來供養國王、地主、軍隊以及行政官員。宏觀來看，印度顯得很富足，因為它專門出口寶石和香料，然而儘管有此盛名，就印度次大陸整體而言，似乎總是相當貧窮，因為在大多數的時機和地點，「農民家庭平均能生產的糧食」只比「農民家庭維生所需要的糧食」稍稍超出一點兒。

這整件事，可以看成是某種能量平衡。為了供養統治者、士兵以及城市佬，而由農民手中榨取出來的糧食，就像體內被微寄生物消耗掉的能量一般，對食物生產者來說，兩者都是能量的淨耗損。某類寄生物攫取的愈多，留給其他類寄生物的就愈少。因此，如果印度農民染患的微寄生物，較喜馬拉雅山以北的農民嚴重，那麼印度的統治者就只能從他們身上攫取較少的能量——不論形式為何，可以是徵收農作物、徵收其他食物、徵召農民作戰，或讓農民提供公共工程的勞動力。

這或許是印度帝國的結構脆弱、又為時不長的重要原因。印度在政治和軍事方面的弱點，使得一長串來自西北方（該處的山險障礙還算容易穿越）的外國勢力，相當輕易就能入侵並征服印度。事實上，印度的疾病比起有組織的軍事力，更能有效抵抗入侵者，因為喜馬拉雅山外的軍隊，初次遭遇到印度平原北部的微寄生物時，動不動就傷亡慘重。這片次大陸上的軍事和政治史，打從亞利安人於西元前十五世紀至西元前十二世紀入侵開始，直到十八世紀，大半都取決於「入侵軍隊的驍勇善戰」和「軍隊遭受的疾病蹂躪」之間的平衡。

印度文明中的另外兩項主要特色，也可以和疾病猖獗連上關係。如第2章所提到的，印度社會裡產生種姓制度的部分原因，可能就是為了隔離流行病，因為當時入侵的亞利安人（他們可能已學會如何與某些急性「文明病」共處，例如天花）遇到許多種「森林民族」，而後者對於盛行於印度南部、東部溼熱環境的可怕傳染病，早已產生耐受力。當然，只要影響個人身分的種姓制度成為法

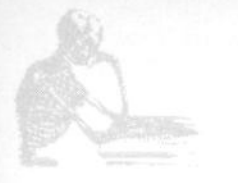

規，它就有可能削弱國家的力量。因為政治忠誠度很少能超越種性間的藩籬。統治者只不過是另一個擾人的階級，讓其他階級中謹慎的人，都避之唯恐不及。

追求出世的喜悅

此外，成為印度宗教特色的形上哲學，倒也和一貧如洗、飽受疾苦的農民生活環境非常搭配；和扶持並調整中國帝國結構的儒家思想不同，印度的兩大宗教：佛教和印度教，基本上都是非政治性的。至少在理論上，兩者都拒絕世俗的堂皇、財富、權力以及其他一切感官可以接觸到的事物，只把它們看成是幻象。孔子曾經試圖規範並控制上層社會的巨寄生行為，他採用的方法，是界定一套可限制權力運用的禮儀；反觀印度先哲，卻轉身背對政治和社會（帶著棄絕它們的味道），並囑咐他們的徒眾要過著赤貧的生活，把物質的需求降到最低，以便更有效的獲得自在、神祕的洞悉。習於饑餓的聖人，很有系統的壓抑感官和生理作用，以便獲取更多形而上的喜悅。帶有這種風氣的社會文化菁英，對於需要供養上層社會而備受壓榨的農民來說，當然是再適合不過的了。

佛陀超脫生命苦難的思想，以及剝離世俗財物束縛的概念，顯然都會削弱對政治的認同，並貶抑政治的意義和範圍。但是，關於凝想來世的態度和價值觀、階級自治，以及有限的農業技術這幾項因素，在削弱印度的國力上，卻似乎不可能詳細估算出來。即使經過權衡分析，疾病對於上述印度文明各項特色造成的影響，也無法計算或是確切定義。但至少我們能看出一點，每件事物都如此貼切的相互支持，建構出非常有效且持久的調適作用，以適應印度次大陸上的特殊文明生活。

我們如果拿印度和中國的情況來比較，印度的政治及文化菁英對於農民的物質需索，似乎遠少於中國社經高層從染病較輕的農民身上，所輕易榨得的物質。因此，比起那些擁有嚴冬以扼止各式傳染病的國家，像印度這般微寄生猖獗的國家，由於可取得的物資如此稀薄，使得脆弱且短暫的國家結構，以及嚮往來世的人生觀，成為必然的適應行為。

事實上，印度文明是在類似非洲大草原的氣候中興起的，在這樣的環境，雨水只在某些月份充沛，但是溫暖的氣候倒是終年如此。這樣的氣候實在太適合成為孕育人類的搖籃，而且在類人猿演化成人類的漫長歷程中，非洲寄生物也同樣在演化，緊追著人類宿主發展的蹤跡，亦步亦趨。

於是，在溫暖氣候的地區，生態平衡遠較北方來得更穩定。暴發我們稱之為「文明」的巨寄生的風險，也因而降低。但是，由於某些阻礙非洲人口成長最有效的因素（例如昏睡症），並未進入印度，因此這兒也就出現了文明存在所必須的巨寄生社會階級，至少是粗具規模。

然而，不論他們經由微寄生或巨寄生耗掉多少能量，中國和印度農民在西元前一千年那段期間，必定還是小有剩餘留給自己。這使得他們人口倍增，導致必須前往新地區殖民，同時提升主要人口中心的經濟、政治及文化架構。若非農民人數成長，上述兩大文明不可能有這樣的發展，而且只要基層農民繼續擴張，且沒有遇上難以克服的長期阻礙，則有利於文明興起的生態失衡，將繼續在中國和印度立足。

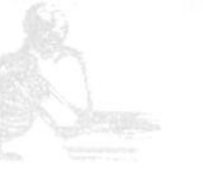

地中海地區的巨寄生

同樣的失衡狀況，也存在於西元前一千年的愛琴海盆地，更普遍的說，應該是整個地中海沿岸地區。與中國及印度相同，位在愛琴海文化發展最活躍地區的農人，也同樣會探索可能的新栽種法。然而，愛琴海文化系統就下列層面而言，更為複雜，它需要進行不同經濟地域間的物資交換；而這一點，自然也得依靠方便、價廉的運輸，例如大規模的船運，這種交易模式從根本上影響農耕。在土地上栽培葡萄和橄欖樹，等個幾年待它們成熟，便可製成葡萄酒和橄欖油，然後就能以非常有利的條件，換得穀物以及其他價格較低廉的貨品。也就是說，一公畝土地如果拿來種植葡萄和橄欖，在大部分季節裡，所製造出的酒和油都能換得遠超過一公畝地所生產的糧食作物。

負責穩定提供穀物來源以及其他重要物資（諸如金屬、木材或奴隸等）的蠻族，對於催生希臘文明的貢獻，和愛琴海居民勇於開發愈來愈特別的酒、油產品一樣，都是不可或缺的。至於如何適當達成大規模的穀物生產，史上並沒有記載；但有一點倒是夠清楚了：一旦散居在地中海以及黑海沿岸的酋長或是領導人，發現葡萄酒和橄欖油（以及其他文明產物）的魅力後，便體會到，自臣民部屬手中徵收穀物和其他物品，用以交換由希臘船舶由遠方運來的文明產品，真是划得來。

在這樣的關係中，於海的彼岸栽種穀物的人所扮演的角色，正如同中東、中國以及印度農民在社會中所習慣扮演的角色：負責餵養城市佬，但卻得不到任何實質的回饋。地中海系統裡的地理隔離，的確造成一項差異：希臘城邦的市民與餵養他們的「蠻族」更為隔絕。大多數希臘人所經歷的世界，在經濟上，是由市民間的自由交易所編織而成，至於政治方面，也同樣自由。其中最有意義的是：在都市中心裡，地方上的務農人口也仍然是政治社群裡的一份子，和其他所有人一樣平等的做買賣、參與戰爭以及公共議題。

於是，地中海區域的巨寄生就出現了新模式。它變成一種「合作」形式，把備受排拒、壓榨的農民角色，轉而交給遠方的蠻族去扮演。這種交易模式持續了數個世紀，都沒有被納入帝國式的統馭架構中。在其他文明地區，遠距離貿易依然只能算是一件微不足道的都市要素，而且和政治權貴的需求息息相關，主要取決於統治者和他們的宮廷。相形之下，較開放的地中海貿易模式（大部分的社會階層都可參與），允許眾多都市中心的形成，也就是說不論何處，只要能製造多餘可供出口的油、酒或其他昂貴的物資，即可形成都市。

這種情況導致了長期的社會不安定，以及一再暴發的區域戰爭，也使得必須服從地區領袖命令來生產作物、供養遠方城市的農民，連續幾個世紀，免除了還要額外供養帝國官僚及軍隊的重擔。於是，好長一段期間，地中海農民得以擺脫中國及中東農民「必須事奉雙重主子」的噩運：即私人地主與帝國官僚。

到了西元前30年，帝國組織終於也滲進了地中海區域，但是和同時期的中國及更古老的中東政治演變模式相比，羅馬帝國的統一來得很晚。這點反映出，要把眾多獨立的貿易夥伴，帶到同一個政治屋簷下，是多麼的困難，因為不論是在戰場或商場上，每一個成員都是基於保衛己方利益而成立的區域性組織。

在這類環境因素的影響下，希臘人和羅馬人的政治理念，強烈反對帝國專制。任何財富集中的地方，都讓「掠奪」這件事更具吸

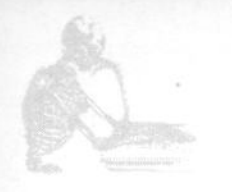

引力，健壯的農民可能聚集成步兵，披掛上陣。他們的目的，在於透過戰役展現他們對「臣服遠方帝國主子」的反感。西元前 499 年的愛奧尼亞反叛波斯帝國，以及西元前 404 年的雅典帝國崩解，都可以證明這一點。

戰爭引起的紛爭及隨之而來的貿易關係崩解，對於地中海人口數目的影響力，大過羅馬帝國官僚聯盟的影響力，這個論點目前還有爭議。因此，我們也不能很武斷的辯稱，在西元前 30 年以前，地中海沿岸糧食生產者所遭受的巨寄生搜刮，一定比同時期的中國或中東地區來得輕微。

然而，放眼皆是自治城市，即城市中的經濟及政治事務，由居住其內的數千戶人家盡可能的自治，凡事皆由他們自己來下決定，這一切當然會替古典地中海文明（以及後繼的歐洲文明），帶來根深柢固的習性：熱愛自由。像這樣的政治分裂狀態，頻繁的戰爭即是背後的代價，但是歐洲人似乎早已心甘情願的接受。

地中海地區的微寄生

如果我們把注意力轉向平衡的微寄生層面，地中海沿岸似乎提供了缺乏疾病的環境，使得人口可以擴增。新的農耕模式並未引來新型的微寄生。一般相信，橄欖樹早在人類懂得利用它們之前，就已經是希臘的野生植物。因此，栽種橄欖樹，對於原先的土地利用方式並沒有太大的改變，尤其橄欖樹能在其他植物不易生長的多石山坡地茂盛生長。

葡萄很可能是由北方水資源較豐的地區傳入希臘的。根據希臘神話，酒神戴奧尼索斯來自色雷斯（Thrasce），而這可能就是基於對葡萄進口地區的記憶。但是，即使它們真的來自外地，栽種葡萄改變希臘原本生態平衡的程度，也不會像中國（很可能也包括印度）農民開闢稻田時，那般嚴重。

同樣的情況，或許也可以用來形容穀物田於黑海沿岸以及地中海西部地區的擴張。小麥和大麥都是近東地區的原生植物，在被人類馴化、栽種前，可能也都屬於地中海區域的野生雜草。因此，將這些穀物的栽種普及化，對於舊日的生物平衡，可能影響也很輕微。

簡單的說，我們沒有理由認為新的作物栽培方式，會使地中海沿岸接觸到新型疾病。可以確定的是，隨著人口密度增加，各種傳染病一定也變得更普遍。其中最重要的當然是瘧疾，雖說還有很多種透過汙水傳播的寄生物，無疑也會隨著人口聚集城市而數量大增。

希臘醫學之父希波克拉底，採用非常精確和詳細的方式來記載病例，證實了古希臘時代存在各種不同的傳染病，雖然大部分時候，我們沒法從他的文字裡判斷，當時發生的究竟是現代認定的哪一種疾病。不過，他的確無誤的記載了薩索斯島（Thasos）上的腮腺炎流行病。

另外，他曾提及每隔三日或四日發作的熱病，想必是現今所謂的「間日瘧」及「四日瘧」的老祖宗。現代醫學專家或許還能從希波克拉底描述的病人徵狀及病程中，認出白喉、肺結核以及流行感冒，儘管他們沒有辦法百分之百確定。

但從另一方面來看，有一樁事實很令人震驚，也很具有意義：在希波克拉底的記載中，竟然找不到天花及麻疹的蹤跡。參照他描述外在病徵的精確程度，以及這類疾病令人印象深刻的病徵，我們

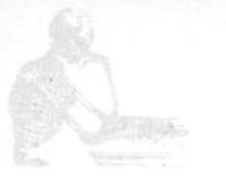

幾乎可以肯定，希波克拉底和手下那批負責蒐集醫學資料的徒眾，的確不曾遭遇到這類病例。同樣情形也包括日後出現於歐洲史上的流行病殺手：黑死病。

因此，和中國及印度農民所處的生態形勢相比，古代地中海地區的居民，似乎日子過得挺愜意的（埃及永遠不算在內，她是古代流行病的溫床）。在某些地中海地區，瘧疾的好發區域，可能成為農業擴張的地理障礙。但是在羅馬平原，以及義大利境內其他幾處日後瘧疾絕跡的地方，從西元前六世紀到西元前三世紀，一直都住有人口稠密的農民。因為他們挖掘了精巧的地下渠道，一方面可排除天然沼澤的積水，另一方面又可確保灌溉及飲用水源。這類工程動用了大量的人力，而這種治水工程可能也有效的防止了惡性瘧疾在羅馬附近尋得立足點（不過，羅馬日後曾因這種疾病，而折損大量人口）。

牛口影響瘧疾

如同目前已知的，環境的局部細節能影響不同種蚊子間的相對豐量，而這也是造成某些地中海地區有瘧疾，但其他地區卻沒有瘧疾的主因。關鍵變數包括，該地是否擁有適合某種蚊子孵卵的水質。有些種類的蚊子幼蟲喜歡流動的活水，討厭靜止的死水；有些蚊子幼蟲則喜歡鹽水，討厭淡水。水體中擁有或缺乏某些微量成分，也決定了當地是否會盛產某種蚊子。

此外，人口數目與牛口數目的比率，竟也出人意料的能造成影響。譬如，歐洲地區最有效率的瘧蚊，就偏愛吸食牛血。只要牛血來源不虞匱乏，牠們就會避開潛在的人類宿主，並因此而打斷了傳染鏈，因為牛隻並不會感染瘧疾。

在現代，單憑這些巧妙但看似微小的細節，就足以界定地中海地區的瘧蚊感染區域，而且也沒有人會聲稱，已找到、或是充分了解所有相關變數了。在這種情況下，當然沒有人期望能闡釋古代環境裡，決定「瘧疾在何處、以多嚴重的方式干擾人類活動」的關鍵變數。然而，我們還是觀察到下面這個現象：大約在西元前700年，當地中海沿岸的文化開始擴張時，仍在等待密集開發的農業地區，比起已開發的愛琴海地區以及東地中海區域（如敘利亞、巴勒斯坦），要不是較為乾燥（像在北美），就是較為涼爽（像在黑海沿岸、義大利部分地區以及一般的西地中海區域）。而上述兩種天然環境，都很容易阻止疾病強化，即使當地人口密度正在增加也不例外。

在某些地區，瘧疾無疑能對人類造成大規模死傷。希波克拉底對於長期瘧疾患者的描述可以說明這一點：「這些飲用過它（指靜滯的死水，他認為這正是瘧疾病徵的禍首）的人，通常都帶有腫大、僵硬的脾臟，以及又硬、又瘦、又熱的胃，然後他們的肩膀、鎖骨及臉頰卻憔悴不堪；事實上，他們的肌肉已經分解來餵養脾臟了……」瘧疾一旦在大城市感染，無疑會像滾雪球般，強化疾病的流傳，明顯縮短了人類的壽命。縱然如此，地中海區域在朝向文明演進的過程中，依然可以算是對人類而言相當健康的地方。

根據我們對古代希臘、羅馬和迦太基社會史的些微了解，直到西元前三世紀末，也就是羅馬和迦太基開始反抗西地中海地區的帝國掌控時，這個古典世界裡的人口數目，仍然成長得相當快。雅典在西元前480年至西元前404年間、短暫但輝煌的帝國成就，也證明了這一點。當時，雅典人年復一年的派遣掠奪艦隊及軍隊外出，

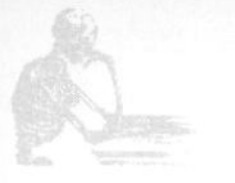

有時他們的探險活動也會遇上災難。例如，西元前 454 年，一支擁有九十到一百艘船的艦隊，全體船員都在埃及殉難；然而不過短短四年後，另一隻擁有二百艘船的新雅典艦隊，又出發攻打賽普勒斯去也。事實上，戰爭造成的損失，並不足以壓抑雅典的人口數目。在他們帝國的全盛期，雅典人由海外各地的弱小民族手中攫取土地，為的是要把貧窮的公民送到這些新土地上殖民，好讓他們能過得像個「好公民」，也就是變成受人敬重的地主或農民。

到了西元前 431 年，伯羅奔尼撒戰爭暴發時，起碼已建立了九個這種類型的殖民地，那是雅典帝國野心達到顛峰的時刻，從那以後，便開始傾頹。

接下來的幾個世紀中，隨著馬其頓和羅馬帝國的擴張，馬其頓和義大利農民產生的人口成長，正如同支撐雅典城邦全盛期的人口成長規模。希臘人大舉移民到亞洲（不論是在亞歷山大大帝極速發展的霸業之前或之後），以及在羅馬城市擴張期間，遍布整個義大利的一連串羅馬殖民地，都證明了類似的人口快速成長。迦太基帝國應該也具有同樣的模式，只不過因為後來敗給羅馬，而喪失了幾乎所有可能顯示迦太基人口歷史的資料。

人口爆炸非常態

對於同樣也處在人口爆炸時代的我們來說，這種現象可能看起來並不怎麼驚人，同時也似乎不需要任何特殊的解釋。然而，縱觀人類在地球上的整部冒險史，持續性的人口成長其實不是常態。事實上，就地球歷史的尺度來看，人口成長只是某種生態失序的副產品，這種失序使得大量人口能在幾個世代內存活、增殖，直到大自然設下的限制，又再度出面干涉為止。

在形成這類自然限制的最重要因素中，總是包括我所謂的微寄生與巨寄生。始於西元二世紀的微寄生形式之變遷，對於地中海的人口數，造成深遠的影響。我們馬上就會來檢測這一點。但是，早在新疾病肆虐讓人口減少之前，隨同羅馬帝國興起的巨寄生變化，已發揮了顯著的毀滅效果。戰爭和掠奪四起，一再造成破壞；奴役和田租稅賦對於地中海人口的壓榨，幾乎也具有同樣效果。

大約在西元前200年之後，據說開始出現廢棄的村莊和荒蕪的田園。在某些地區，農民全都不見了，這些地方先前曾經支撐起前面提到的人口成長模式。但是，直到西元150年後，這些地區（集中在城市發展的舊中心，例如南希臘和義大利）又被地中海沿岸其他地區的人口擴張給平衡過來，這些地區包括西班牙和法國南部，甚至連更遙遠、位在地中海氣候區之外的萊茵河及多瑙河流域也算在內。

綜合這些考量而呈現的全局，是世界三大人口中心在西元前一千年期間，巨寄生和微寄生間的平衡，自我調整為允許人口數持續成長，而且文明社會型態可以不斷擴張的方式。結果，在西元初期，中國、印度以及地中海的文明，無論在質或量方面，都可媲美更古老的中東文明。

至於想要確切估算人口數目，恐怕只在羅馬帝國和中國的漢朝辦得到。根據德國歷史學家貝洛克（Julius Beloch）的猜測，羅馬帝國在奧古斯都大帝過世時（西元14年），人口數目為五千四百萬，這個數目和中國漢朝於西元2年進行的全國人口普查得到的數據：五千九百五十萬（或是五千七百六十萬），相當接近。以上這兩個大規模的人口調查數據可能都低估了，因為凡是打著收租或徵

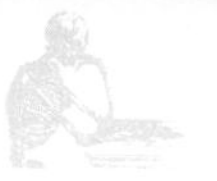

召勞役算盤的官方人口調查，從來沒法逮著全國每一個人，不過，兩者都是相當接近實際規模的可靠數字。

人口數目高達這樣的程度，然後又集中在少數幾個城市中心（至於供養帝國宮廷、軍隊及首長的貢品，則來自廣闊的四方），這樣的環境很可能風行現今的兒童傳染病。然而，我們有很強的證據相信，至少地中海地區的人口數在希波克拉底時代，仍未遭逢過天花及麻疹的打擊。

扭轉地中海政治史

這些人民在遇到突然入侵的陌生傳染病時，究竟會有多脆弱呢？西元前 430 年至西元 429 年，就生動的記載了這種情況如何讓雅典人大難臨頭。在希臘歷史學家修昔底德（Thucydide）著名且詳實的臨床記載中，曾描述當時有一種疾病，殺死了四分之一的雅典陸軍，使得雅典人陷入大恐慌，但目前現代醫學還無法確認這是哪種病。

如果修昔底德的記載為真，這顯然是一種新疾病，而且它的消失也和它的出現一樣神祕，僅僅加害雅典人以及「其他人口最稠密的城市」。根據記載，這趟感染「聽說最先始於衣索比亞，之後傳到埃及和利比亞，再進入波斯的大部分地區。突然間，它降臨雅典，先是攻擊比雷埃夫斯的居民……然後又侵襲更上游的城市，死亡人數變得愈來愈多。」由於比雷埃夫斯為雅典的港口，而且和整個地中海東岸的接觸都很頻繁，我們幾乎可以肯定，這種疾病是由海外傳來，而且在單一季節裡就銷聲匿跡，因為它讓雅典人產生了如此多的抗體，以致感染鏈再也沒法持續下去。

話雖如此，就那一個季節，該場傳染病對雅典社會造成的重擊，始終未能完全康復。正如修昔底德所解釋的，這場事先無可預見的流行病災難，很可能讓雅典攻打斯巴達和伯羅奔尼撒聯盟的計畫大大失利。要是雅典贏了這場戰爭，後續的地中海政治史將會多麼不同啊？但是結果顯示，延續不超過三個世代的雅典帝國，在人類生命尺度上的存在期間，與西元前430年到西元前429年那場傳染病在致病生物生命尺度上的存在期間相比，可是短了許多。那場神祕的傳染病來了又走，不留一絲痕跡，而在那之後好長一段時間，地中海不曾再流行過可與它匹敵的疾病。

中國的流行病史就沒法如此詳細的重建，雖說在漢代史書以及其他文獻中，都曾提起不尋常的疾病暴發。描寫這類事件的用詞，無法翻譯成現代醫學術語。我們只能這樣結論：中國和地中海區域一樣，對於各式各樣的疾病，有豐富的體認，包括某些不時以流行病方式現身的疾病。

印度的古籍中，完全沒有提到該國的古代流行病。雖然保存下來的醫學文獻，曾談到古早以前的舊事，但是這些資料透過長期以來的口耳相傳，已被不斷修正、竄改。因此，有些古籍章節雖然會受到引用，做為古代印度發生天花或類似疾病的證據，事實上卻無法證明真有其事。

可以確定的是，用演繹法來推論，我們不難相信，古老的印度提供了一塊特別肥沃的土地，讓文明滋生的人對人傳染病大顯身手。氣候溫暖的印度地區，顯然更適合微小的病原生物（適合在人類體溫下繁殖）度過它們的危險期，也就是從甲宿主換到乙宿主的這段期間。

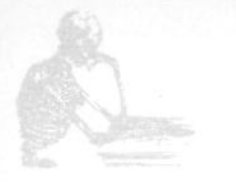

天花原產於印度？

因此，印度比其他氣候涼爽的地方，更容易讓傳染病在牛羊牲口身上立足，然後再傳給人類宿主。早年天花等傳染病剛開始傳染到人類身上時，除了印度，世上再沒有其他氣候溫暖的地區，擁有足夠密集的人類居民與適當的牲口毗鄰而居。所以，「天花原產於印度」這種現代流行的說法，事實上真有它的立論基礎。而且我們待會兒將談到的，黑死病和霍亂很可能也是從印度這塊沃土，展開它們的人類傳染病生涯。但是，由於人類普遍擁有一種習性，喜歡把不熟悉、險惡的疾病源頭，推給外國人。因此，想要藉由任何有說服力的歷史文獻，把某種傳染病的源頭追溯到印度（或是任何其他地區），都是不可能的。

至於中東地區，根據《聖經》章節的記載顯示，傳染病在西元前一千年期間是相當常見的。很顯然，同樣的疾病偶爾也可能蹂躪中東及地中海地區，如同修昔底德所描繪的那次侵襲雅典的傳染病。又或許，某種傳染病也可能偶爾越過分隔印度、中東與地中海的人煙稀少之處。我們甚至可以相信，有時連中國也不免感染到同一種傳染病。然而，一般說來，能夠在歐亞大陸主要人口中心的屏障間，建立起零星橋梁的傳染病，在西元前依然算是例外。

可以確定的是，在地中海這般適合航行的水域，如果風向理想的話，每日可航行的距離可達到一百六十公里左右。於是，地中海沿岸的所有城市，就形成了一個巨大疾病庫。登船時完全健康的人，航海途中可能染病，而且還把疾病傳給其他船伴。因此，海路航行很容易讓疾病橫越千百公里的大海，由某港口帶到另一個港口。

反觀陸路的旅程，一來速度比較慢，況且生病的人也比較容易在路途中落後。由於這些原因，疾病藉陸路傳播較海路困難。話雖如此，人類的長途旅程不論走陸路或海路，都有可能把新疾病帶給從未感染過的宿主族群。然而，早在西元以前，印度、中國和西歐亞大陸間，並沒有建立起組織化的例行往返行程。因此，把傳染病由某個文明中心，傳播給另一個文明中心的機會，不但零星，而且非常罕見。

在一般正常情況下，人口稀疏的地區，總是能有效的隔開古代歐洲的各個人口密集中心，這是因為文明催生的人對人傳染病，在人口稀落散居的宿主族群中，沒辦法撐得很久。的確，即使是在我們慣常認為的單一文明中，也絕對可能發生下列情況：長期屬於某個城市（或某群城市）的傳染病，卻無法在其他地方發展成流行病，只能偶爾侵入那些人口較不密集的地方——趁著易感年齡群的數目，增多到足以讓疾病流行時。

因此，我們必須假想，在每一個文明區域內，都存在著不停轉換的微寄生平衡。發病率勢必隨著抗體在人體血液中的消長而跟著改變。同時，分別在宿主以及寄生物族群內進行的天擇，也會改變疾病的表現；此外，諸如氣候因素、人類飲食、人口密度以及行動模式等，全都會影響到病原生物和人類宿主間敏感又不穩定的平衡狀態。

陸路商旅隊崛起

我們可以推論，大約在西元之初，世上至少存在四個不同的文明病庫，而且每一種傳染病，在侵襲缺乏接觸經驗或未曾累積抗體

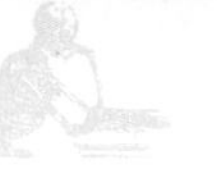

的族群時，都足以殺死宿主。要把某個文明病庫的疾病，傳到另一個文明病庫，只需要某些交流的意外事件，使傳染鏈伸往一處新地點，那兒的人口密度也同樣高得足以流行此症，不論是長期感染，或是起碼感染一兩季。雅典的那場疫病看來正是這類插曲；無疑的，其他類似插曲也曾發生在印度、中國及其他地點，只是不曾留下可供我們發掘的蛛絲馬跡。

然而，一旦由中國、印度橫越舊世界到達地中海的旅程，變成有組織的例行旅程，使得數千人開始靠著往返這些地點維生（船隊或陸上車馬隊不拘）時，舊世界個別文明間的疾病傳播狀況，開始有了深遠的變化。這些傳染病開始有可能在各地變得一致，其中限制這些傳染病的關鍵因素只在於，每日增加及減少的人類宿主有多少而已。我個人認為，這類狀況大約在西元一世紀開始出現。

不幸的，在西元前 200 年到西元 200 年之間，舊世界的各文明間如何互通、交流的細節資料，依舊模糊不清。只有幾樁令人驚訝的事件留有紀錄。例如，我們都知道，中國探險家張騫曾於西元前 128 年，抵達菲加納（Ferghana）的肥沃谷地。繼他之後，一支遣往駐守漢帝國偏遠哨站的駐軍，也於西元前 101 年開始奉派上任。但是，就這麼一小隊士兵（他們很可能都已從當地盛行的兒童流行病中康復），實在不太可能會在相隔數千公里的中國和中東之間，傳遞任何陌生的傳染病。因為若要讓這種事情發生，需要一條更多樣化的旅人橋梁，如此才能在整段相隔的路程中，散播足夠的易感染人口，好讓傳染病鏈橫越整個亞洲。

唯有商旅隊伍穩定發展後，才會出現這種情況。過了將近兩個世紀，中國和敘利亞之間，方才組織起例行且大規模的商旅隊伍，往返於中國特使曾旅行過的路線。這類旅程的花費相當可觀。在來往於中國西北與西亞間，需要艱辛跋涉長達數月，隊伍裡的車隊成員與駱駝群，也得消耗糧食。另外還得安排保鑣，以免貨物在途中遇劫，也就是說，要付出足夠維持全程安全的保護費。最後要說的重點是，要擔起這份苦差事，必須有許多人具有夠強的動機：例如利潤、冒險、皇帝的命令或是上述誘因的混合。

總之，在「往返東方和西亞之間的常規探險」的可能性成真之前，就必須要在數目適當的一批人身上，激發穩定的誘因才成。當然，利潤是最有力的誘因，而且就長期來看，可能也是最穩當的誘因。至於有利潤的貿易，則必須要讓供需物品在各文明社會裡的價格都夠高，才足以支應這趟漫長、危險旅程中所需要付出的風險和成本。

中國古書裡有證據顯示，往西方的通路是由中國這方於西元前 126 年以後，開始熱絡的打探了一陣子，但是不久之後，便因皇帝意興闌珊而沉寂下來。直到西元一世紀期間，往返又變得活絡起來。在這條被羅馬人喚作「絲路」的通路上，出現了更新、更穩定的政治情勢。這類貿易在西元 100 年左右達到高峰，當時羅馬以及其他地中海城市的淑女，開始穿著半透明的絲衣。這些絲衣是在現今土耳其境內的安提阿（Antioch）製造的。安提阿人把來自中國堅實的絲綢解開，重新編織成疏鬆的絲布，以達到誘人的透明效果。

激發出國家結構

橫貫亞洲的商旅隊成為常態後，對於這塊大陸上的巨寄生型態，也造成重要影響。運送貨物的商旅，沿途都可能會被地方領主課稅。保鏢則以貨物或現金來雇用；至於那些沒有參與護送商旅任

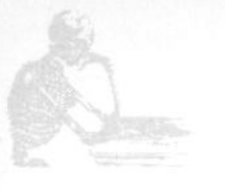

務的保鏢，當然會很願意藉著打擊競爭對手（其他保鏢），來擴張自己的勢力。於是，貿易活動的商旅隊，激發出沿途連串國家的政治結盟，一路由羅馬、敘利亞到中國的西北疆。

在這片狹長半沙漠地帶上的成功統治者，要不是歐亞大平原上的遊牧人，就是這些遊牧人的子孫。基於實際需要，遊牧生活鼓勵族人培養勇氣以及其他軍事才能，以便保衛牲口及放牧地，而且熟練的騎術也使他們遠較耕田農人更具行動力，他們能相當輕易的集中火力，發動突襲。於是，大草原上的遊牧民族和中亞沙漠綠洲上的領主，就愈來愈親近；結果形成空前廣大、穩定的國家結構。

接下來好長一段期間，這共生關係變得很脆弱且善變。如果向商旅隊需索太多，商人冒險遠行的動機可能會消失。但是如果不付錢在沿途雇用隨隊的保鏢，商旅們等於是化身魚肉，坐等更遠方的遊牧民族自遼闊的歐亞大草原南下，掠奪原先只有地方領主才有資格抽稅的貨品。這種不穩定性，和新傳染病的生態不穩定性，倒是有幾分相似。而且正如許多新傳染病的情況，完全穩定的貿易暨保衛系統始終不曾出現。因此，這種貿易甚至撐不到西元二世紀中期就開始式微，並不太令人意外，因為沿途遇到太多政治（或許還加上流行病）的困難所致。

海運加速打破孤立

地中海、印度及中國人民之間有組織的海上接觸，差不多也是同樣的曇花一現。某位希臘探險家在西元前不久，「發現」了印度洋上的季風。因此，被印度人喚作「雅凡那人」（Yavanas，即愛奧尼亞人）的商旅，就不停的出現在印度沿岸，販賣來自紅海港口的貨物，只可惜我們現在無法估計這類航行的數量以及頻繁的程度。其他某些船員，則打通了孟加拉灣與南中國海之間的海運交流。關於這個部分，雖然也有來自印度的船員參與，但基本上還是由印尼及東南亞人民維持領先地位。

印度洋和南中國海間的航海發展起來後，造成了顯著的影響：在西元前不久，印度宮廷文化開始移植到流域地區以及東南亞的某些島嶼上。開闊的新地域，氣候更溫暖（有時更潮溼），但在其他方面，又和恆河流域非常相像，於是又開展出文明。幾個世紀以來，東南亞這些新國家，一直停留在各自孤立的狀態，四周環伺著野性的叢林，這些叢林被農耕壓力逼得緩慢流失，直到現在依然如此。在這樣的環境下，緩慢的文明擴張，幾乎勢必和企圖在水源充沛的熱帶地區聚集大量人口造成的健康問題上，扯上關聯。

強化的微寄生（很可能是由瘧疾和登革熱領頭，緊接著是透過飲水傳染的消化道疾病，然後是一系列極為複雜的多細胞寄生蟲）嚴重阻礙東南亞人口的發展，使該地區的人口密度，不易達到支撐起中國及印度文明那般的規模。又或者，我們可以合理的推論，像中國和印度這般強大的國家，從來不曾在東南亞的流域地區興起，即使這塊地理區域，顯然提供了強大文明興起所需要的廣大空間。

話雖如此，東南亞發展出來的宮廷生活所支撐起的貿易活動，方式差不多正如同地中海沿岸那群蠻族酋長所支撐起的貿易，後者供養了地中海地區的城市文化。然而，其中還是有一項重大差異。糧食物產在東南亞的地位，不如在地中海區域那般重要，和其他大陸地區相同，東南亞城市及宮廷的糧食來源，靠的是向鄰近（主要是河川上游）農民收租。

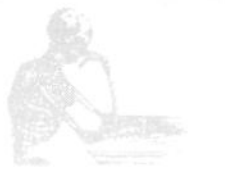

貿易互換傳染病

西元 166 年「羅馬」商人來到中國，這件事使得橫跨南海地區廣大（也許略嫌鬆散）的貿易網路更加顯著。這些商人自稱是羅馬皇帝奧里略（Marcus Aurelius）的使節，雖然他們帶來的禮物看在中國載史官的眼裡，實在寒酸了點兒，但整樁事件還是意外的登上了漢朝的官方紀錄。

還有另一件事，更能彰顯西元開始後兩世紀內的貿易規模，那就是 1945 年到 1948 年出土的古代貿易站，位置在印度南方海岸，靠近現在的朋迪治里（Pondicherry）。羅馬商旅在奧古斯都時代（約為西元 14 年）於那裡建立了貿易基地，而且似乎占據該地到西元 200 年左右。這項考古學上的發現，支持希臘地理學家斯特拉波（Strabo，大約西元前 63 年至西元 24 年）的說法：在他的年代，羅馬與印度的貿易已達到相當規模。

我們幾乎可以確定，地中海東岸和印度、中國間的貿易，在西元開始的二百年間，運作的基礎已相當規律，而且規模也已壯大到令之前的所有長程貿易相形失色。穿越中亞沙漠及綠洲的商旅隊，以規律運行，而船舶則自由航經印度洋和鄰近水域。

例行來回穿梭這麼長程的距離，暗示了在物資交流的同時，也一併交換了傳染病。陌生傳染病在易感染人群中散播的機會，當然也因此倍增，而且我們有理由推測，在西元二世紀末，傳染病災難確曾重創地中海人民，而且很可能也曾影響到中國人民。但是，介於上述兩地之間，也就是靠近舊世界文明生活網中心的地方，卻從來沒有徵兆顯示，人口數曾因陌生、致命的流行病而銳減。造成這種情形的原因可能有二，若不是因為中東或印度的城市人民，不畏懼先前曾肆虐中國和地中海人民的疾病，但卻擁有可以向外傳播的致命疾病；就是因為現存資料太不完整，使我們無法查出中東以及印度地區曾發生的疾病災難。

間接證據顯示，新傳染病對於印度及中東都沒有多大影響。例如，針對美索不達米亞地區古代運河系統的調查指出，該地的人口數在西元200年到600年之間，達到頂點，而那個年代正是流行病大大削減羅馬及中國人口的時候。至於印度，就在西元320年到535年政治統一、文化鼎盛的笈多王朝，也同樣暗示了（雖然幾乎沒法證明）原先各自獨立的疾病庫，在西元頭幾世紀相互融合後，並未嚴重折損印度的人口。

這種看似矛盾的情形，其實並不難了解。我們只需回想一下，在西元1500年代海運興盛之初，帶有新式傳染病的船員和水手返回歐洲老家後，所製造的疾病流行效果是多麼的微小。里斯本和倫敦以熱病及痢疾聞名，這些疾病都是船舶偶然從外國沿岸帶回來的，但是整體而言，西歐幾乎沒有受到什麼影響。即使當時，數以百萬計的美洲印第安人以及其他體弱的民族，正遭逢慘重的死傷。

顯然的，到了十六世紀，歐洲在人類新式傳染病方面，可以給的很多，能收下的卻很少。然而，在西元頭幾世紀的期間，舊世界最缺乏傳染病經驗的兩大文明：中國和印度，在流行病學的地位，就彷彿日後美洲印第安人所處的位置，即容易被新型傳染病攻擊，而導致社會崩解。

羅馬帝國在西元二至六世紀期間，必定曾遭逢嚴重的流行病災難。羅馬人留下來的數據資料，不論多麼稀少，受人研究的透徹程度，卻強過其他任何地區的資料。因此，橫越歐亞的運輸成為例行活動後的數百年間，這幾世紀的歐洲疾病史料是我們優先調查的方

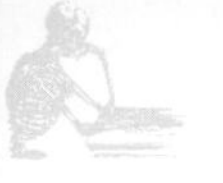

向，然後再思考世上其他地區當時的狀況。

新瘟疫蔓延羅馬帝國

當然，疫病暴發在西元二世紀的羅馬史上，也並不是什麼新鮮事。羅馬史學家李維（Titus Livius Livy，西元前 59 年至西元 17 年）就起碼記載了十一場發生在共和時期的瘟疫災難，最早一場為西元前 387 年。另一場侵襲羅馬城的流行病則發生於西元 65 年。但是，這些事件和西元 165 年開始在羅馬帝國蔓延的疫病相比，全都黯然失色。

那場疫病最先是由討伐美索不達米亞的軍隊帶回地中海的，而且在接下來的幾年內，漸漸傳遍整個羅馬帝國。和往常一樣，我們無法確認這種「疫病」究竟是哪一種現代疾病，雖說它經常被認為是天花（或是天花的始祖）。這場疫病起碼流行了十五年，年復一年的侵襲不同地區，有時也會折返先前已流行過的城市。

雖然證據薄弱，但是我們仍然可以合理的提出結論，這場疫病對於地中海居民來說，是全新的流行病，而且它表現出來的傳染模式，也正和傳染病在一群缺乏先天或後天抵抗力的族群中的暴發模式相同，死亡率相當的高。在發病地區，很可能高達四分之一到三分之一的人口會因而過世。由於這樣的疫病，不太可能到達每一處有人煙的地方，因此羅馬帝國的整體人數並未急劇銳減；但大致來說，人口損失依舊很可觀。更嚴重的是，這揭開了地中海區域人口持續衰退的序幕，雖然局部地區終究是恢復了元氣，但是整個過程依然持續了五百年以上。

羅馬境內的人口之所以會持續衰減，原因之一在於，全新的重大瘟疫不斷出現。有一場規模足可媲美安東大瘟疫（Antonine plague，西元165年到180年）的傳染病，於西元151年至266年進犯羅馬帝國。這次羅馬城內報告的死亡率甚至更高，聽說在流行病疫情最慘重之時，每天死亡人數為五千人，而且我們有理由相信，在疫情暴發的早期，鄉村人口受到的打擊甚至更慘烈。

至於蹂躪羅馬人民的安東大瘟疫，暴發於西元二世紀，現存記載中並沒有可供確認該疾病（或是該群疾病）的資料。雖然如此，這兩場折損大量人口的慘難，還是給了我們一些暗示，它們可能正是我們最熟悉的兩種可怕兒童疾病：痲疹和天花，大駕光臨地中海人民的預兆。

如同前面提過的，希波克拉底的證據似乎顯示了，在他那個年代並沒有這樣的疾病。但是到了西元九世紀，在巴格達工作的阿拉伯醫生拉齊（al-Razi），首次清楚描繪出這類疾病的臨床症狀時，近東地區對於具有出疹病徵的流行病，早已熟悉得非常久了。

若想搜尋具有出疹病徵的古早熱病記載，最值得注意的莫過於聖人格雷戈里（Gregory of Tours）留下的紀錄，他提到在西元580年，法國南部地區曾出現一種流行病，病徵包括某類型的皮膚疹。在那之前，文獻寫法都比較含糊，雖然還是有一些文獻可以詮釋成與皮膚疹有關的流行病大暴發。偉大的希臘名醫兼醫學作家加倫，曾親身經歷安東大瘟疫，只可惜他也沒能幫上忙。加倫把那種病分類為肺膿腫，因為在他看來，吐血是比較重要的症狀，勝過皮膚出疹。不過在許多章節中，他偶爾也曾提及，流行熱病的暴發會伴隨出現膿疱，但是他的體液病理學理論卻使得這類徵狀顯得無足輕重。因此，他的用詞仍舊不精確得令人發急，而沒法對明確的現代診斷有個交代。

到了十六世紀，歐洲醫學作家終於了解麻疹和天花是兩種不同的疾病。毫無疑問，這兩種病當時都已成為標準的兒童疾病，整個歐洲地區都很熟悉了，而且還具有相當程度的人口統計意義，因為許多孩童死於天花或麻疹，有的甚至帶有額外的併發症。

因此文獻紀錄指出，西元二世紀至三世紀，應該是這兩種疾病在地中海族群中立足的最可能時機。假使這兩場具高度傳染性的瘟疫（第一場暴發於西元 165 年至 180 年間，第二場肆虐於西元 251 年至 266 年間），的確一前一後的闖進人口相當稠密、且先前不曾被感染過的地中海地區，那麼這兩場毀滅性瘟疫造成的後果，並不令人意外，是必然會發生的。

內亂與外患

現在無法估計當時人口流失的總數大約是多少。不過，這數字必定相當高。因為疾病並非唯一降低地中海人口數目的因素。西元 235 年起，內亂以及蠻族入侵遍及羅馬境內，而饑荒又不時的接踵而至。准許蠻族在羅馬境內定居，以換取某種兵役的協訂，從西元二世紀開始實行，而且日後愈來愈常見。這件事本身就是一個指標，顯示確有一些空曠或是近乎空曠的土地可供外來者居住，而不會取代羅馬納稅人以及未來新成員的位置。

更強而有力的證據，則是來自一系列始於羅馬皇帝戴克里先（Diocletian，統治期為西元 285 年至 305 年）時代的律法，明文禁止耕田的人棄田，另外也規定了某些具有世襲義務的職業。這類法條的目的，在於強迫人民提供維繫帝國統治所需的勞役。很顯然，羅馬帝國之所以要立這樣的法令，就是因為一直缺乏自願從事這類工作的足夠人手。

於是，我們必定會假想，長期人口衰退是來自地中海地區內部愈演愈烈的微寄生以及巨寄生。即使在西元一世紀，深具毀滅性的內戰被奧古斯都平定後，羅馬帝國還是有某些地區沒能繁榮起來，尤其是希臘以及義大利。

羅馬帝國體系是向近海地區收取稅金，然後再把餘款送往駐紮在前線的軍隊。這原本是一項很實際的安排（雖說奧古斯都和其他皇帝常發現，款項很難滿足軍隊的薪餉冊），直到陌生疫病在西元165年至266年間，嚴重的損毀了地中海心臟地帶的財富。從此之後，地中海最活躍的商業中心，其內部人口快速相繼死亡，使得上繳國庫的現金銳減。結果，士兵的薪餉再也無法達到原本的水準，於是叛軍起而攻擊帝國內部，盡全力搜刮、壓榨毫無抵抗能力的地區，即羅馬承平時期創造出來的地中海心臟地帶。最終導致更進一步的經濟衰頹、人口減少以及人為災難。

發生在西元三世紀的軍隊崛起以及內戰，很快的摧毀一種稱為「市長老」（curiales）地主階級，他們的租金，曾經支撐了希臘—羅馬帝國鄉間城鎮的高度文明。不過，幾乎就在同時，另一個全新、而且更深入鄉間的地主階級卻興起了，他們在帝國租稅上，通常享有部分豁免權。一但這種制度盛行，帝國內飽受壓迫的農民，只需聽命於一名地方地主對物資、勞役的需索，而得以逃離舊日向多個不同的高層上繳稅金的厄運。

但令人懷疑的是，在新制度下，耕田者所承受的總壓力是否真的顯著降低了？再者，由於輸往地方掌權者手中的資源變多了，中央統治階級能掌握的資源就減少了，而帝國也愈來愈容易遭受外侮。結果，眾所周知，羅馬帝國西部各省的架構逐漸崩解，至於人

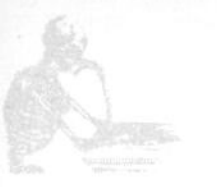

口較稠密的帝國東部，雖苟活但岌岌可危。

歷史學家總是強調巨寄生在這場平衡裡的角色。以生存所需的資源來看，的確如此；巨寄生重新建構了戰爭、遷徙及逃亡，終於造成羅馬帝國的西部為之傾頹。然而，軍隊的蹂躪以及收租稅者的無情，雖然也非常嚴重，但是對於地中海人口數目的殺傷力，卻可能比不上反覆暴發的疫情，因為如同往常，疫病總是能在行進的軍隊以及倉皇逃命的平民身後，找到新的樂園。

當年地中海地區的真實狀況似乎是這樣的，原本還堪忍受的巨寄生體系（亦即西元一世紀的帝國軍隊和官僚，加上另外一批渴望躋身希臘、羅馬城市上流生活的地主），在流行病於西元二、三世紀攻進羅馬帝國，並造成初次的大災難後，這樣的巨寄生體系就變得頭重腳輕、難以支撐。從此以後，巨寄生體系便成為羅馬社會中，人口與物產更進一步銳減的原因，而眾多流離失所的人民，在遭受饑荒與疾病折磨的同時，又不斷的聚集，然後又散向四方。這種狀況必然也為流行病創造了新機會，使人口更加銳減。惡性循環就此開始，持續許多世紀，雖說其間也偶爾出現局部平衡的狀態，而使某些地區的人口數目暫時復原。

傳統的歷史學家的確很早就知道疾病在這整個過程中的重要性；但是，他們並不知道當某個全新的傳染病，進到一個從來未曾建立起免疫力或是抵抗力的族群中，會有多麼不凡的威力，因此他們全然低估了這兩場流行病在引發整體權力轉移上，所具有的意義。然而，還是有大量的歷史證據，顯示當流行病入侵未曾感染過的族群時，所具備的毀滅性質。尤其是我們將在第 5 章提到，西元 1500 年後，當一向孤立的族群（其中又以美洲印第安人最為明顯）遇上歐洲疾病後，一一驗證了接觸新疾病的致命效果。

在此，有關地中海地區的微寄生與巨寄生強化後所造成的政治、經濟以及文化的結果，我們已經熟悉到不需要再去強調了。蠻族反覆入侵的浪潮，伴隨著城市傾頹、工匠遷避鄉間、技能（包括識字能力）喪失以及帝國統治崩解，全都是西方所謂黑暗時代的標誌。

基督教發揮力量

同時，基督教的興起和茁壯，徹底改變了舊日的世俗觀。基督徒之所以能勝過同時代的非基督徒，懂得照顧病患是他們致勝的優勢之一，因為那是他們的宗教義務，即使是在瘟疫猖獗的時代也不例外。當所有例行的服務都崩解時，就算只是最基本的看護，也能大大降低死亡率。譬如說，單是供應食物和飲水，就能令許多暫時虛弱得無法照顧自己的人，漸漸復原，而不必悽慘的死去。

不只如此，凡是因為受到這種關照而存活下來的病人，很容易心存感激，而且會和那些救命恩人產生溫暖的凝聚力。因此，在大部分團體都無法受人信任的瘟疫年代裡，悲慘的流行病反而強化了基督教會。基督教作家非常了解這股力量泉源，有時不免沾沾自誇，說基督徒在瘟疫流行期間是如何相互扶持，反觀異教徒則狠心的拋棄病人，避之唯恐不及。

基督徒勝過非基督徒的另一項優勢，在於他們所傳授的信仰使生命有意義，即使遭逢突如其來的死亡也一樣。畢竟，自苦難中解脫是非常令人渴望的（雖然實際上不一定如此）。再者，就連熬過戰火、瘟疫而飽受摧殘的劫後餘生者，也能在基督教義裡找到具有即時療效的溫暖慰藉，因為想像中的天堂大門，將會為以虔誠基督徒身分死去的親友們敞開。上帝的萬能，使生命無論處在劫難或是繁盛，都自有其意義；事實上，正因為災難出人意料的降臨，粉碎了異教徒的驕傲，動搖了世俗的制度，才能比承平時期更為彰顯上帝的手。因此，在艱苦、疫病和橫死蔓延的苦難年代，基督教成為最能適應環境的思想及情感系統。

基督教作家也體認到這樁事實。西元 251 年擔任迦太基主教的居普良（Cyprian），曾在一篇宗教文章中頌揚當時正在肆虐的疫病：

> 我們當中許多人死於這場災難，也就是說，我們當中許多人得到了解脫，不再被世俗捆綁。這場死難對猶太人、異教徒以及基督仇敵而言，是災禍；但是對上帝的僕人而言，卻是一場有益處的別離。至於正義者和不義者全都一塊死去，並不是要讓你們認為這場毀滅把罪惡及良善一視同仁。正義者受召蒙福，不義者死後受折磨；有信心的人更快蒙受保護；缺乏信心的人受懲罰……這場看似恐怖、致命的瘟疫惡疾，在搜尋正義者並測驗人類心思方面，是多麼的適當，多麼的必要……。

對於羅馬帝國飽受壓迫的人民來說，基督教教義的一大吸引力在於，它能高妙的處理空前傳染病所帶來的恐慌和震撼。相形之下，一再強調客觀過程以及自然法則的斯多葛學派和其他異教思想，便無法解釋，老人和少年、窮人和富翁、好人與惡棍，全都有可能突然被死神帶走的這種隨機性質。無論如何，有一點似乎可以肯定，西元 165 年後加諸於羅馬人民身上的微寄生變遷，對於帝國的宗教史、文化史，以及帝國的社會和政治，都造成重大的影響。

追蹤「鼠疫」

即使聽起來非常令人信服，但像這樣的猜測並沒有辦法確實加以證明。我們可以回頭看看地中海沿岸的疾病史，就能轉到另一個比較堅實的立場。下一波明顯而重大的瘟疫，是在西元 542 年光臨，且斷斷續續肆虐到西元 750 年。根據東羅馬帝國史學家普羅科匹厄斯（Procopius）所寫的長篇精準描述，所謂的查士丁尼大瘟疫（plague of Justinian，西元 542 年至 543 年），如今可以百分之百確定為鼠疫，雖說在接下來的兩世紀中，穿梭於地中海沿岸的眾多傳染病不盡然都是鼠疫。

假使我們相信古希臘醫學作家魯弗斯（Rufus of Ephesus）的隨口評論，這種病（或是極類似的某種病），最先曾於西元前三世紀出現於埃及和利比亞。在那之後，它就消失了，直到查士丁尼大帝期間才又出現。

在鼠疫的例子中，「與遠方陸地的接觸」是非常明顯的因素，因為這種疾病必定是由印度東北部或非洲中部這樣的源頭，滲透進入地中海區域。這種疫病是藉由船舶在地中海內散播的；根據普羅科匹厄斯描述該傳染病的發生模式及細節，這一點應該沒有疑問。很可能其他穿越印度洋以及紅海等航線的船隻，是最先讓該傳染病抵達地中海的媒介。

採信普羅科匹厄斯說詞的一大理由，在於他的說法完全吻合鼠疫在人類族群中傳播的現代模式。十九及二十世紀的醫學研究證明，在某些情況下，該傳染病可以由人類宿主直接傳給另一名人類宿主，只要病人咳嗽或噴嚏的飛沫進入另一人的肺部即可。在缺乏現代抗生素的情況下，這種類似肺炎傳染方式的疫病，全都令患病

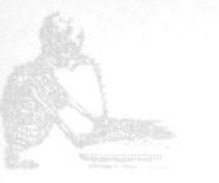

者致命；然而這種極端的結果，也意味著肺炎式的暴發無法持久。

較為常見的傳染方式如下：一隻跳蚤由某隻病鼠（或其他齧齒類動物）染上這種疾病，然後當這隻老鼠（或其他染病的齧齒動物）死亡後，跳蚤就放棄牠的天然宿主，轉到人類身上，藉由叮咬新宿主而傳染該症。如果缺乏被感染的老鼠，此肺炎式的疫病就沒法長存；因此，唯有在老鼠（或其他齧齒類動物）的數目也足以擔任起該傳染病帶原者的地區，人類才容易罹患該症。

在歐洲地區傳播鼠疫的「黑鼠」，似乎最早居於印度。這種老鼠以野生動物的狀態，生活在印度次大陸的部分地區，而且牠們很可能早在以「有害動物」的身分居住於人類房舍周邊之前，就已經生存在那兒了。但是，身為有害動物，老鼠就是有辦法進入嶄新的生態區位，使得牠們可以散播到遠離原始家鄉的地方。對老鼠來說，最方便的旅行方式和人類一樣：搭船。黑鼠是攀爬高手，牠們發覺，沿著下錨的繩索爬進船裡，真是容易得很。在陌生港口登岸也是同樣輕而易舉。因此，黑鼠抵達地中海這檔子事，很可能是埃及和印度間的海上交通開啟後，很早就發生的結果，而且在接下來的幾個世紀，入侵的黑鼠也許已由港口向內陸擴張。但是遲至查士丁尼大帝時代，黑鼠很可能還未抵達歐洲北部，也因此把那個時代的鼠疫，局限在航海就能輕易抵達的地中海沿岸地區。

然而，鼠疫在黑鼠族群中，並不是穩定的傳染病。事實上，鼠疫與黑鼠族群的關係，頗近似人類族群和鼠疫的關係。鼠疫會在鼠類族群中建構出致死的流行病，就如同在人類族群中所建構的一樣。老鼠染患該傳染病的方式，不只是藉由相互交換跳蚤，也可以藉由和其他齧齒動物接觸得來，只要後者的洞穴能穩定、持續的窩藏鼠疫桿菌即可。

在現代，世界各地大部分生活在我們地下世界的大群穴居囓齒動物，都染有鼠疫桿菌。大部分鼠類族群的傳染熱點，都是在二十世紀才形成的，但其中有三處則古老得多：一處是在介於印度和中國的喜馬拉雅山山麓；一處位在中非的大湖地區；另一處則橫跨整個歐亞大草原，由中國東北到烏克蘭。

下一章我將會討論，歐亞大草原成為鼠疫病庫的年代，不太可能早過十四世紀。這意味著，在地質上的古老年代，鼠疫桿菌和地底穴居囓齒類開始合作無間的地點，要不是在非洲中部，就是在印度東北部。

鼠、蚤、人

看來我們似乎沒有證據，可以判定上述兩個天然病庫何者最古老。對人類鼠疫而言，真正要緊的在於發展出一群容易染病、且能夠讓人類暴露在鼠疫之中的囓齒類動物。而這正是黑鼠及其跳蚤的傑作。

事情的經過或許如下：當印度的黑鼠變得開始依賴人類活動提供的食物而過活後，使牠們擴張了領域，牠們可能在某處遭逢鼠疫桿菌（可能在非洲）。然後，藉由當時已經擴展到印度洋沿岸的鼠、船網路，牠們就可以把傳染病傳給喜馬拉雅山區的穴居囓齒動物族群，而且在後者的聚落中，形成穩定、持續的傳染病。

再不然，鼠疫桿菌和地底穴居囓齒動物社群間的適應，也可能就發生在喜馬拉雅山當地。如果是這樣的話，鼠疫桿菌很可能會隨著黑鼠傳播，並且在某個時間點，於非洲中部的穴居囓齒動物中找到一群意氣相投的新宿主。

利用這種方式，該傳染病在二十世紀時傳播到北美洲、南美洲、澳洲以及南非的穴居齧齒動物身上，我們在下一章將會談到。

不論鼠疫桿菌真正起源的老家在哪兒，喜馬拉雅山（很可能也包括非洲中部）的疾病焦點，幾乎可以肯定的追溯回西元之初。這個時代，早於可供現代專家於世界各地辨認出鼠疫的時間紀錄，然而，雖然缺乏證據，卻也不能證明鼠疫早在類似疾病暴發於地中海地區之前，不曾感染過印度及非洲的人類族群。

很不幸，對鼠疫的學術討論中，大都毫不質疑就接受了「《聖經》裡提到的傳染病即為鼠疫」這種說法。「鼠疫」（plague）這個名詞很自然就出現在欽定版《聖經》譯者的心頭，因為在他們的年代，唯一還能造成恐慌的傳染病就只有鼠疫而已。也因此，英文對於「鼠疫」這個名詞一直相當敏感；同樣情形也發生在其他歐洲地區。

因此德國歷史學家史帝克（Georg Sticker）以及其他十九世紀的學者都認為，在《聖經》〈撒母耳記上篇〉第五章第六節到第六章第十八節中，提到非利士人染上的疫病就是指鼠疫，但是用來形容這種病的希伯來文名詞，其實並沒有指明是什麼病。因此，雖然學界其他人費力挑戰《聖經》中的傳染病就是鼠疫這回事，但是「鼠疫流行年代相當古老」的想法，卻始終存在。

分隔開紅海和地中海南邊洋面的埃及路橋，顯然是防止船上老鼠及跳蚤移動的一大障礙。因此，流傳在印度洋港口的鼠、蚤及人群間長達數世紀的傳染病，一旦因某種意外，克服了原先的障礙，使該疾病傳入完全缺乏後天抵抗力的地中海人類族群中，才可能出現空前的猛烈衝擊。於是，長期威脅印度及非洲人生命安全的這項風險（當地的民間智慧和實際經驗，已設想出對此疾病的應對手段），可能就會以毀滅性致命疾病的身分，在查士丁尼的世界登場。

疾病重挫地中海居民

歷史證據顯示，西元六、七世紀時，鼠疫對地中海居民造成的重大影響，完全類似十四世紀時更著名的黑死病。這種病一開始必然會在流行地區引發大量城市居民死亡，而總人口數的降低，需要好幾世紀才能恢復；當然，精準估計死亡人數是不大可能的；但根據普羅科匹厄斯的報告，鼠疫在流行高峰期間，每日可以在君士坦丁堡殺死一萬人，而該症在當地共肆虐了四個月。

就像早先發生於西元 165 年至 180 年間，以及西元 251 年至 266 年間的大型瘟疫一樣，這場鼠疫的政治效應也是非常深遠。事實上，查士丁尼大帝統合地中海區域回到帝國懷抱的大業，最後之所以失敗，有相當部分的因素，要歸咎於鼠疫耗掉的帝國資源。

同樣的，只要想到自西元 542 年以來，人口銳減的災難不斷反覆光臨地中海沿岸，並且剛好伴隨了伊斯蘭教帝國第一次關鍵性的擴張，就不難明白，當伊斯蘭教大軍於西元 634 年突然自阿拉伯蜂擁而入時，羅馬和波斯的軍力為何只能做出象徵性的抵抗。

說得更廣泛些，歐洲文明中心之所以會由地中海區域往北移轉〔多年前，比利時歷史學家派瑞尼（Henri Pirenne）注意到這項移轉，而令此發現聲名大噪〕，也是多虧連年鼠疫的大力協助，因為它們的肆虐範圍，幾乎完全圈限在容易抵達的地中海港口。

當然，在這幾世紀中，傳染病也並未在歐洲北部缺席。例如，把愛爾蘭、威爾斯及英格蘭的牧師都召集在一塊兒的威特比宗教會議（Synod of Whitby，西元 664 年）之後，英倫諸島就暴發了一場

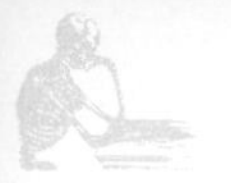

嚴重的疫病；不過，這場疫病究竟是鼠疫、天花、麻疹、流行性感冒或是其他傳染病，目前仍在熱烈爭辯中。這是最重大的一次傳染病光臨，但絕非唯一的；事實上，根據盎格魯撒克遜的紀錄，在西元 526 年至 1087 年間，流行病的暴發不會少於四十九次，其中許多流行病都相當輕微；其實，當宿主和寄生物間的調適朝向更穩定、更長期狀態的發展，讓某族群學習與一種新傳染病共處時，會出現「傳染頻率增加但毒性降低」的模式。

目前還不清楚的是，疾病在城市化地中海區域的肆虐程度，是否比日耳曼及斯拉夫地區的鄉間還嚴重。某些疾病需要城市人群（或是集結的軍隊以及逃難的遊民），才能達到流行病的強度。一般說來，藉由飲水傳播的疾病（如霍亂、痢疾）都是如此。

某些疾病（如鼠疫）似乎只局限在地中海區域，原因只在於印度的黑鼠當時尚未在大西洋海港建立族群。但是其他疾病，包括麻疹及天花，卻能夠在鄉間社群傳播得又廣又遠；而城市與鄉間的隔離，總是使得這類傳染病造訪鄉間老百姓時，致命性超過擁有染病經驗的城市。因此反過來想，我們也只得承認無法確定在城市化的地中海地區，人民所受的流行病磨難，究竟是比北方鄉間居民來得大或小。

我們只能確定，直到西元 900 年以後，歐洲的日耳曼及斯拉夫民族，都未曾遭到任何剝削他們資源的巨寄生，不像羅馬帝國以及地中海城市的居民那樣，南方的農民不斷的受到壓榨。不同的人口成長（這點似乎真的很有利於北方民族）很可能正反映出這個事實，就如同北方鄉間分散居住的模式所反映出的微寄生優勢。

關於北方人口在西元五至八世紀間的成長，主要證據為巴爾幹半島上的斯拉夫移民聚落，以及不列顛和萊茵河、多瑙河邊緣地區的日耳曼移民聚落。此外，在維京海盜（活躍期為西元800年至1000年）身後，遙遠的斯堪地那維亞狹灣和沿岸地區，必定叢聚了大量人口。

全歐共享疾病庫

當然，除了微寄生和巨寄生之間的平衡外，還有其他因素影響了歐洲人口數目。尤其是西元五世紀到十一世紀，歐洲西北部的糧食生產增加了，這要感謝板犁的普及，大大改良了農耕技術。結果，這在北方開啟了全新的文明模式（就某些本質來說）：有組織的國家、層級制的教會，以及長程海陸的貨物運輸（不論來掠奪或貿易）。而這些全都加強了和南部地中海地區的聯繫。

於是，在氣候梯度以及人口密度所設下的界限內，大趨勢顯然為：全體歐洲人共享一個疾病庫，即使是遠在如斯堪地那維亞以及愛爾蘭等地方的人民也一樣。

就在這個過程中，那些在歐洲剛出現時曾經高度致命的疾病，也漸漸朝向地方流行疾病發展，至少在那些人口密度足夠支持傳染病鏈的地區是如此。至於偏遠地區，由於人口密度還不足以支持模式穩定的地方性傳染病鏈，於是，會導致人口慘重損失的流行病，偶爾便會暴發一陣。這類疫病從地方流行區域，沿著連接散居人口聚落和城市中心的貿易、交流路徑，向前發動突襲。這種情況一直存在於鄉間和偏遠地區，尤其是島嶼地區，直到十九世紀。

然而，當這類流行性疾病發生頻率增加時，人命的損失卻減少了。兩次接觸疾病之間的間隔時期縮短，意味著，人口中具備有效免疫力的人數會增加，而他們的免疫力即是由早先入侵該社群的

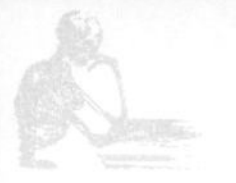

疾病所激發出來的。若某些特定疾病每隔十年左右就回來一次，那麼只有歷經該疾病前次暴發後依然存活的人，才可能有機會生兒育女。這麼一來，很快的就建構出具有高度抵抗力的人類族群。因此而造成的結果，即是非常穩定的宿主與寄生物共存模式，相當快速的演化出來。

若有一種傳染病，能令倖存者往後能免疫該疾病，而且每隔五到十年就返回特定社群，那麼這種傳染病就會自動變成一種兒童疾病。此外，既然兒童（尤其是幼兒）相對容易被替代，因此比起會殺死社群中老人和年輕人的疾病，那些只影響小孩的傳染病，對社群人口造成的衝擊，顯然要輕微得多。

在所謂的黑暗時代，此一流行病學的調適過程，在整個歐洲活躍的進行著。結果，因為接觸陌生疾病造成人口損失的現象，在數個世紀內漸漸消失了。

在西歐地區，針對微寄生增強的適應行為，似乎早在阻遏過度巨寄生的政策證實可行之前，就已經發生了。直到大約西元 950 年後以後，擁有適度武裝訓練，且由地方農民村落所支持的騎士階級，因為人數和威力龐大，才把維京海盜逐出西北歐最肥沃的地區。打從那時候起，雖說還是會有區域性的動亂，以及零星的劫掠發生，但是歐洲地區的人口數，卻邁入了一個全新、戲劇性的增長期。

到了西元二世紀後，文明疾病庫之間互相交流造成的生物性結果，早已和政治性、心理性結果一塊兒被完全吸收掉了；而且西歐當時正靠著革新技術及制度大賺錢，這些革新是在西歐終於加入文明行列的那段紛擾期間，傳遍各個拉丁基督教國家的。

天花、麻疹、鼠疫傳入中國

我們沒辦法為世上其他地區，撰寫逐漸適應新疾病的詳盡歷史過程。假使具備中文素養的學者，願意從中國的資料中，搜尋遠東地區的疾病，很可能將看到類似模式：最初災情慘重，接下來是針對新流行病產生調適。中文醫藥文獻既古老又豐富；而且無論在官方正史或是其他紀錄中，都經常提及不尋常的疾病暴發。但是在詮釋方面有很大的困難，而且所有關心古代中國和日本疾病的學者，在探討這個問題時，都沒有問對最重要的問題。因此，在缺乏專家仔細研究的狀況下，可能有許多答案，仍埋藏在大堆中文、日文典籍中。

話雖如此，還是有一些值得我們注意的地方。中國有兩套記錄流行病的典籍：一套由宋朝（西元960年至1279年）學者司馬光所編，第二套則編於1726年，為一套大部頭百科全書中的一部分。這兩份資料所發行的版本內，含有謄寫以及曆法翻譯上的謬誤；但是仍然有可能把這兩份資料合併，藉由查核它們引用的資料來源，至少糾正部分的錯誤。結果我們得到了一份中國史上記載的流行病名單，請參考本書附錄。

把這些流行病暴發的事件按時間製表後，我們發現有兩大密集處出現在西元早期，而且還有兩次特別醒目的嚴重死難：一次是在西元161年到162年，第二次則是在西元310年到312年。根據紀錄，西元162年時，戍守在西北疆對抗遊牧民族的中國軍隊裡，曾暴發一次瘟疫。病故者約三到四成。西元310年到312年間，另一場大瘟疫緊隨在蝗災或饑荒之後出現，使中國西北方省分只剩百分之一到二的人口存活下來；而且十年之後，也就是西元322年，另

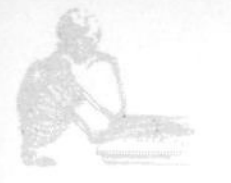

一次流行病發生，使中國領土內相當廣大的地區，損失了二至三成人口。

很顯然，假使紀載的統計數字不太離譜的話，那麼上述第一次流行可能（而第二次流行一定）意味著某種當時還屬未知的傳染病來到中國，否則不會引發這麼高的死亡率。在第二個案例中，引發事端的可能是一種帶有出疹及發燒症狀的疾病，因為在中國醫藥著作中，可以找到這種疾病的描述，出自一位名叫葛洪的醫生之手，他生於西元 281 年、卒於西元 361 年。在他的著作中有一段記載，譯成白話文如下：

最近，有些人染上流行性瘡口，長在頭、臉和軀幹上。這些瘡口在極短的時間內，就會布滿全身。它們看起來像是熱疱，裡頭包含著白色的物質。某些膿疱乾硬後，會長出一塊新皮膚。假使不及早治療，病人通常會死去。復原者的容貌會受損，因為紫紅色的疤痕要到一年以後才會消退。

這似乎是一段有關天花（或痲疹）的清晰描述，然而問題出現了，因為接下來書上繼續寫道：

人們傳說，這種痘是在永徽四年，由西往東一直傳到大海。假使人們將可食用的錦葵煮沸，與蒜頭混合後服用，便可遏止這種流行病。假使在初次沾染上此病時，服用上述調劑並伴隨服用少量米飯，以利吞嚥，也同樣具有療效。因為這種病是在建武年間*傳入

＊注：西元317年，也有可能是在西元25年至55年間。

的，當時中國軍隊正在南洋攻打蠻子，所以它又被稱為「蠻痘」。

永徽四年即是西元653年，這段描述發生在葛洪死後三百年的事件，當然會把人弄糊塗，不知這段有關天花的描述，究竟是在何時被寫進去的。因為對古代的中國學者來說，把自己的意見收到古書裡，讓古籍地位更專業，是一件很普通的事。因此我們無法確定，這部被認為是葛洪的著作中，這一部分是不是由他所撰寫的，亦即我們沒法確定天花是否在西元四世紀初期傳入中國。然而，其可能性仍然相當高。

即使所依憑的資料如此片段、不完整，我們還是能夠得到結論，在西元317年至653年間，有一些類似天花及麻疹的疾病傳到中國。這些疾病來自西北方，看起來像是新的傳染病闖入未曾被感染過的族群。人口統計的結果，必定也很類似同時代羅馬世界的遭遇。

鼠疫跨海東來

至於鼠疫（即黑死病）最早的中文記載，可以追溯回西元610年。西元642年，另一名作者再次提到它，而且觀察到很有意義的現象：鼠疫在廣東省很普遍，但在內陸省分則很罕見。有這些資料做為根據，我們似乎可以合理的相信，鼠疫是藉由海路來到中國，抵達的時代約在西元七世紀初，差不多與該症在西元542年侵入地中海後，相隔約兩個世代。

中國的情形和地中海一樣，鼠疫暴發必須等到黑鼠和牠們身上的跳蚤，事先散布好位置。老鼠可能先花上好幾世紀的時間，適應當地生活，達到平衡狀態，讓族群數目高到足以創造出能讓人類鼠疫大規模流行的環境。無論如何，從西元 762 年開始，一系列流行病於中國沿海省分暴發，當時「山東省一半以上人口死亡」，而且還不時再發，直到西元 806 年，那時據報浙江省也有同樣高的死亡率。

於是，根據這份不完整的證據，中國在西元初期的疾病史，似乎和地中海地區很相似，因為全新且致命的傳染病，很可能已經由陸路和海路傳播到中國。此外，還有足夠的理由令人相信，中國總人口數由西元 2 年所登錄的五千八百五十萬陡然下降。和地中海地區相同，人口數衰減造成了統治上的崩潰，而且倖存的紀錄既零碎又不可靠。

中國在西元 742 年，展開了還算可靠的人口調查，當時記載的家庭數目約為八百九十萬戶，然而在西元 2 年，登記的家庭總數卻有一千二百三十萬戶。在上述兩個年代之間，各種零碎統計數字反覆暗示，在中國某些特定地區的人口數，更是猛然衰減，尤其是南方地區。雖然生活在南方地區，可以避免遊牧民族打家劫舍，但是對於遵循中國傳統耕種法的農夫來說，上述優勢仍抵不過更沉重的疾病風險。例如，到了西元五世紀中期，長江中下游南京一帶的家庭戶數，只及西元 140 年的五分之一。北方的人口衰減儘管規模不小，但比例還沒有這麼大。

比較中國與羅馬的情形

在這幾世紀中，羅馬的歷史和中國的歷史，還有其他著名的相似之處。隨著漢朝的結束，中國的帝國統治結構也在西元 220 年解體，緊接著的是來自歐亞大草原的侵略，以及政權的分裂。到了西元四世紀，竟然有十六個敵對國家，爭相要控制中國北方省分。最大的一次政治崩潰，幾乎完全與天花（或麻疹）來到中國的推測年代（西元 317 年）相吻合。而且，假使死亡率接近司馬光所記載的「倖存者僅百分之一、二」，那麼政治崩潰的原因就很明白了。西元 140 年，中國北方地區有四百九十萬戶人家，到了西元 370 年，同樣地區只剩下二百五十萬戶人家，這樣因疾病而造成的人口銳減，比起鮮少思考疾病變數的學者所相信的論點，顯然可靠的多。

當中國於西元 589 年，再次達成政治統一時，查士丁尼大帝（在位期間為西元 518 年至 565 年）想重建羅馬帝國所做的類似努力，卻宣告失敗。其中一項差別在於，查士丁尼的帝國自從西元 542 年起，就被一再發生的疫病削弱；反觀中國，直到西元 762 年以後，似乎才再發生嚴重的疫病，而且也只影響沿海省分。然而，西元 755 年的一次大規模武裝叛變後，中國君主專權隨之崩解，時間相當接近疫病的流行期間。

像鼠疫這樣能摧殘易感染族群的疾病，很可能使帝國當局無法自沿海省分（這兒是不受兵變影響的區域）搜刮到足夠物資，以便平反叛亂。於是，皇帝只有外召回紇族出兵襄助。身為平亂者，這些說土耳其語的回紇人，自然享有開價的權利，很快的就把可觀的帝國資源送進自己的荷包。

羅馬和中國的另一項相似之處為宗教史。佛教於西元一世紀開始傳入漢朝，而且很快就讓許多位高權重者改變信仰。從西元三世紀到九世紀，佛教盛行於宮中朝廷上下。這一點，顯然類似基督教於同時期在羅馬帝國的成就。佛教也詮釋苦難，和基督教相同。佛教在中國立足的方式，同樣提供了慰藉給喪失親人的倖存者，以及

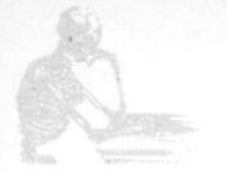

暴力和疾病的受害者，正如同基督教信仰在羅馬世界的作為。

佛教發源於印度，那兒和位在氣候較涼爽地區的文明相比，疾病發生率可能總是居高不下；基督教也是一樣，成形於耶路撒冷、安提阿以及亞力山卓等城市環境中，如果把這些地方的傳染病發生率，拿來和環境較涼爽、較不擁擠的地區相比，前者一定會比較高。因此，這兩種信仰打從一開始，就必須把驟然病逝當成必須接受的人生重大課題來處理。結果，我們毫不意外，這兩種宗教都教誨死亡乃是從痛苦中解脫，而且也是一條蒙福的通道，好讓死者前往身後的極樂世界，在那兒，相愛的人將會重聚，世上的不公平與痛苦也會得到大大的補償。

中國人口突破一億

人口恢復的節奏，也是另一項東西方之間的相似處。到了西元十世紀末，中國人口和西北歐的人口一樣，似乎都已針對數世紀前痛擊他們祖先的新傳染病，達到了成功的生物調適。於是中國人口數開始成長，到了西元 1200 年時，全中國約達到一億人口。

人口要增長到這個數量，有兩大要件：一、長江流域以及更南方的生態環境，擁有適當的微寄生調適；二、有節制的巨寄生模式，以便讓農民保有足夠的物產，使他們能在多個世代內，維持旺盛的人口自然成長率。唯有在這個時候，數百萬名種植稻米的農夫，才能填滿中國中部以及南部的廣大空間。

在中國南部生存所需要的生物調適，很可能得花上好長一段時間。在西元八世紀以前，長江流域及其南方地區的人口，都算不上非常稠密；而且直到宋朝（西元 960 年至 1279 年），稍微類似古代黃河流域的人口密集度，才開始出現在長江流域及其他南方地區。

如同我們在第 2 章談到的，瘧疾、血吸蟲以及登革熱，很可能都是阻礙中國人南進的主要障礙。無疑的，控制這類疾病發生率和嚴重程度的因子包括：人體對抗這類疾病的先天抵抗力差異，再加上不同種蚊子間的微妙平衡，各式溫血動物的分布（畢竟，人類只不過是蚊子眾多吸血對象之一），以及傳染病原本身的毒性等。但是，關於中國農民如何學會在當時的稻米耕種密度下，維持自身在南方地區生存，甚至欣欣向榮，我們是沒法找到詳細資料的。我們能了解的是，在西元 700 年之前，這種調適很可能並不完美，而且等它完全發展成熟後，已是西元 1100 年左右的事。

至於在巨寄生方面，當宋朝於西元 960 年建國後，一個相對成功的官僚體系，遍及大部分中國領土（北方省分依然歸蠻族統治），而且合理的高官選拔暨訓練模式也成了常態。雖然沒有人認為官方壓迫已在這時停止，但是壓迫程度可能較宋朝以前的朝代輕微些，至少官方的全面監督，能查核不當的貪汙和腐敗。

另外，大量的人口移向南方也證明了，傳統的租稅標準容許農民靠著辛苦種田而讓家族興旺，只要有足夠的新土地，能容納後代子孫來耕種。

因此在這段期間，中國的疾病經驗顯然和歐洲相當接近，也是在微寄生和巨寄生之間，達成了一項平衡，而且這項平衡至少就當時而言，比西方來得更成功。在歐洲，由強大騎士團組成的地方自衛組織，並不能永保和平，因為騎士和他們的封地領主經常會自相殘殺，毀損了農夫的生命及物產。

就這層觀點而言，中國官僚式的帝國統治，顯然高明些，因為它至少能持續抵抗北方及西方好戰的野蠻人。從微寄生層面來看也是一樣，我們大可公正的說，中國的成就更高一些，因為在學習如何成功定居於較溫暖、較潮溼的土地時，中國人口是逆著疾病梯度而發展；然而，歐洲的人口往北移時，卻是順著疾病梯度而發展，也就是說，他們所移居的土地，比較少有機會接觸到傳染病，這要多謝涼爽的氣溫以及漫長、寒冷的冬季。

中國在適應微寄生與巨寄生變化上的高超成就，反映在國家的宗教史及文化史上。因為自西元 845 年之後，佛教原本的國教地位，遭到捲土重來、闡釋精闢的儒家取代了。這就好比西羅馬帝國繼承人查理大帝，在重振羅馬帝國時，也同時把多神教保留為宮廷宗教。當然，佛教在中國還是繼續存在，主要是吸引農民以及其他未受教育的群眾階級。但是，勝利的儒家則吸納了佛教裡的一些抽象教義（這些抽象教義在早期時吸引朝廷靠向佛教），並轉化為儒家的內涵。因此，由外來疾病所激發、並長存於中國人血液中的抗體，就好比灌入官方儒家學說裡的佛教主旨。因為，被官方儒學所接收的新教義，構成了道德及智慧的抗體，以對抗佛教（或其他宗教）持續對低知識水準群眾的吸引力。

日本島國不堪一擊

日本的地理位置，顯然很容易讓這座島國與世上其他地區的疾病相隔絕。然而，這是一樁福禍參半的事，因為與世隔離使得當地發展出相當密集的人口，但是萬一某種新傳染病成功的穿越海洋，深入日本群島，這樣的族群在面對異常凌厲的疫病時，可就脆弱得不堪一擊了。日本鄉間人口和中國比起來，一直比較稀疏，至少在日本的稻田耕種法普及之前是如此（這個普及過程直到十七世紀仍在進行中）；而且直到相當近代，日本城市的規模也比中國的小。這意味著，許多在中國變成慢性病的重大致命疾病，在十三世紀以前，都沒法在日本長期立足。結果，在日本人口密度超過「流行病緩和成地方性傳染病」的閾值之前，長達六百多年的時間，日本群島始終飽受一長串厲病的侵略。

日本首次和歐亞大陸接觸的紀錄，是在西元552年，當時來自朝鮮的佛教傳教士，初次踏上日本領土。這群新訪客，帶來了一種全新的致命疾病——可能是天花。隔了一個世代以後，也就是西元585年，另一次類似的嚴重疫病再度暴發，但是到了那個時候，西元552年那次流行病所引發的免疫力已經耗光了。一場更持久的流行病疫情於西元698年開啟，而且在接下來的十五年間，於日本諸島傳來傳去；這場疫病於西元735年到737年間，又再度折返日本；然後是西元763年到764年；然後在二十六年後，也就是西元790年，「所有三十歲以下的男女全都被感染了」。這種疾病週期復返的紀錄，一直持續到十三世紀。然後，它變成一種兒童疾病（這類描述始於西元1243年），終於在日本找到永久的居所。

至於其他傳染病於何時引進日本，何時在日本安身立命，就不清楚了。有一場「使半數人口死亡」的新型疾病，於西元808年抵達日本。根據中國沿海在西元762年到806年間可能流行鼠疫的這項推論，日本這場疫病有可能是鼠疫入侵，雖說這只是猜測，缺乏臨床描述來證明。不過，在西元861年至862年間，另一場新的疫病「猛咳症」，找上了日本，而且先後於西元872年，以及西元920年到923年復發，奪走眾多人命。腮腺炎（獨特的腫脹症狀很容易在古籍中辨認出來）於西元959年在日本出現；而且在西元1029年復發。

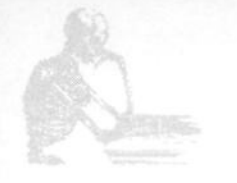

西元994年到995年間，另一場「使得半數人口死亡」的疾病來襲。假使這個數據跟事實沒有差得太遠，那麼如此高的死亡率，必定是某種陌生疾病，遇上未曾感染過它的族群的結果。痲疹紀錄也同樣有趣，「痲疹」這個現代名詞，首次出現於西元756年，但是這種疾病真正變得嚴重、又反覆感染人群時，卻是在十一世紀時（西元1025年、1077年、1093年到1094年、1113年、1127年）。它在西元1224年首次被提到是一種兒童疾病，換句話說，它只比天花早十九年達到這類地位。

這些紀錄顯示，日本諸島在十三世紀期間的疾病模式，與中國以及世上其他地區的疾病模式相比，算得上能並肩而行。然而，在那之前六百年間，日本遭受的流行病打擊，很可能比其他人口更稠密、較靠近文明世界的地區，都來得更嚴重。只要島上的人口數還不足以令天花、痲疹這類可怕殺手，變成地方性兒童疾病，這類大約每隔一世代就要回返一次的流行性傳染病，必定曾反覆、嚴重的削減日本人口數，而且強烈阻礙了日本諸島的經濟及文化發展。

同樣脆弱的英倫

一模一樣的原因也適用於英倫諸島。中世紀時，英國人口和法國、義大利或德國相比，數目低得驚人，這一點與其說是其他因素造成，不如說更有可能是因為島國人口更容易被流行病耗損所致。然而很不幸的，就算窮盡畢生光陰去研究，也難以比較英國與歐陸的流行病經驗，因為歐陸沒有一本著作足以匹敵克萊頓（Charles Creighton）的經典之作《不列顛流行病史》。

不過，克萊頓能蒐集到如此多英倫諸島的資料，這件事本身可能反映出一樁事實：流行病在大不列顛遠比在歐洲大陸要緊，因為在歐陸，由於人口比較多，而且和傳染病的城市源頭（最初為地中海）的接觸幾乎不曾中斷，因此流行病轉變成地方性疾病的過程也發生得較早。

再者，無論在大不列顛或是日本，流行病的確能在早期蹂躪人口，但這兩個地區的人口，終於在後期超越了適應流行病的關鍵閾值。在日本，這層轉變發生於十三世紀；至於不列顛，由於黑死病於十四世紀中期大舉進犯，把上述過程耽誤了，因此人口直到西元 1430 年以後才大量成長。不過，一旦日本和英國人口超越流行病學上的關鍵閾值，兩者都展現出較鄰近大陸更具動態的成長，而日本的成果尤其驚人。以下是關於日本總人口數的合理推測：

約西元 823 年	三百六十九萬人
西元 859 年至 922 年	三百七十六萬人
西元 990 年至 1080 年	四百四十一萬人
西元 1185 年至 1333 年	九百七十五萬人

至於大不列顛，只能獲得英格蘭地區的人口估計值：

西元 1086 年	一百一十萬人
西元 1348 年	三百七十萬人
西元 1377 年	二百二十萬人
西元 1430 年	二百一十萬人
西元 1603 年	三百八十萬人
西元 1690 年	四百一十萬人

從這裡可以看到，黑死病造成的人口數下滑非常明顯；而且正如日本於 1080 年至 1333 年這二百五十年間發生了人口倍增的現象，類似情形在英國只發生在 1430 年至 1690 年間，那時英國人口也幾乎倍增。

這種對傳染病的緩慢適應，在英國及日本都顯然易見。這現象可以清楚的和兩個海島民族的政治和軍事歷史扯上關連。有關英格蘭侵入不列顛諸島征服塞爾特人（Celt）的記載，早已為人熟知；至於更具野心、進一步征服法國的計畫，則始於 1337 年，憑藉的更是自己人口數壯大時帶來的力量。當然，一旦黑死病暴發，上述兩項征服計畫所需的人口動力，都被大大削減。英國的擴張計畫，直到十六世紀後半的伊莉莎白時代，才又捲土重來。

在日本的例子中，群島內的擴張〔侵略阿伊努人（Ainu）〕以及海外的擴張（侵略朝鮮和中國），自十三世紀起，也同樣顯著的加快腳步、加強武力。造成這個現象的重大因素之一，必定在於日本社會內部達成新的疾病平衡；也就是說，外來的毀滅性流行病，轉換成破壞力較小的地方性傳染病。

疾病史上的空白頁

不幸的，世界上的其他地區，目前找不到現成的學術著作，可供我們重建類似的疾病史。在西元元年到 1200 年期間，歐洲和遠東居民所必須適應的新疾病中，很可能大多數都是早先由印度和中東地區演化來的。無論如何，鼠疫似乎肯定曾藉由印度洋航道，擴散到東方與西方；至於藉由陸路抵達羅馬和中國的皮膚疹及熱病感染，大致說來都是源自中東地區。

當鼠疫傳入羅馬時，也同時傳入美索不達米亞和伊朗，而且它在這些地區的毀滅性，可能和在地中海區域一樣嚴重。由於運河維護需要年年投入大量勞力，因此美索不達米亞若發生任何人口衰減，就能由運河遭到荒廢這件事看出端倪。現代研究發現，這次長達數代的人口衰退，恰好發生在西元651年阿拉伯人征服該地之前。而且被征服後，人口衰退仍然持續進行著。

目前並無任何理由猜測，新到的穆斯林曾大力破壞過灌溉系統，因為阿拉伯人當時已經很熟悉灌溉系統了。再說，毀掉可能的納稅者也沒有任何好處。因此，當時可能還有別的因素，危及美索不達米亞的人口平衡。雖然土地鹽化以及其他技術上的困難，可能早已使得灌溉系統變得不穩定，但是鼠疫一再的造訪，也提供了頗合理的原因，以解釋為何美索不達米亞地區的人口數目，會在七世紀阿拉伯人入侵之時（及後續時間），陡然銳減。

在印度，存在一些膜拜天花之神的廟宇，顯示打從古早以前，該疾病（或是非常類似的疾病）在印度就深具意義了。不幸的是，缺乏任何紀錄可以讓我們解釋印度在西元1200年以前的傳染病經驗。

由於天花和痲疹在初次攻擊新族群時，疫情會非常驚人，加上鼠疫的流行也總是災情慘重。因此，每當有機會猜測是何種疾病引發某次突然的大規模死亡時，所有的文獻資料幾乎都指向上述這些疾病。但是，引發這些傳染病在新地區傳播的人類交流模式，顯然也可以讓其他疾病突破原先的地理限制。現代醫生所謂的漢生病（舊稱痲瘋病）似乎正是這種情況，因為曾經有人特地研究了一萬八千具骨骸，顯示這種病在西元六世紀之前並無存在的跡象；直到六世紀後，它才在埃及、法國和不列顛出現。

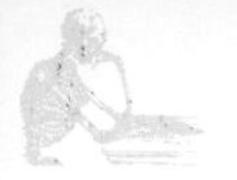

從另一方面來看，在舊約《聖經》中，一些被歸類於痲瘋病之列，而連帶遭到驅逐的皮膚病，必定由來久矣。據考證，早在西元四世紀，就有人開始為痲瘋病人成立特殊療養院，但是我們不能因為這樣，而認為這是痲瘋病以新疾病的身分造訪該地的證據。相反的，它很可能是因為羅馬政府信奉基督教的程度日益增強，才對《聖經》訓誡如何對待毀容的皮膚病患，認真以待。

在西元最初幾世紀，其他疾病必定也曾擴張進新的地理區域。其中幾種疾病，例如肺結核、白喉及感冒，再加上各式各樣的痢疾，對於人口統計所造成的影響，可能不遜於天花、痲疹及鼠疫。除此之外，先前頗具威力的地方疾病，被迫與某些入侵傳染病競爭時，可能也會消失；至少，如同我們在下一章將會提到的，我們有一些理由相信，當新型的猛烈流行病感染歐洲人時，上述情形真的發生過。

推理流行病模式

我們不曾發現過一致的傳染模式；雖然由於氣候以及其他生態因素的限制，而有數不清的地域差異，但是我們似乎依然能合理的提出結論，指出在舊世界文明的圈子內，從西元一世紀開啟的例行貿易接觸，產生了一種副作用：創造出一個近乎統一的疾病庫。到了西元十世紀，這種由於傳染病模式重組所激發出來的生物調適，已有足夠時間在歐洲及中國完成，也使得這些文明地區的人口都再度開始攀升。也因此，中國和歐洲的人口，與中東及印度的人口相比，其相對的重量及質量都開始成長。在那之後的世界歷史，事實上是可以環繞這樁事實來撰寫的。

此外，我們有理由相信，有些偏遠地區的民族曾橫越亞洲，侵入非洲東部及西部，起碼抵達更古老文明的疾病循環中心的邊緣。穆斯林和基督教徒的商旅、傳教士，曾經非常深入歐亞的大草原以及北方森林；其他文明先驅也曾滲入非洲。這些人所到之處，必定隨時都有可能會接觸到文明疾病；這些文明疾病起碼會間歇的、偶發的、一世代一次或一世紀一次的暴發。

那些始終維持隔離狀態的民族，必定經常出現嚴重的疾病傷亡。然而在倖存者之中，針對來自舊世界新流行病學模式的調適，大草原民族的進展速度似乎和歐洲西北部民族一樣快。這麼說的原因在於，當土耳其及其他游牧民族侵入文明地區時（不論是亞洲或歐洲），似乎從來不曾遭到惡疾之苦。假使他們在大草原老家時，完全不曾經歷過文明疾病，這群游牧入侵者將會快速的大批死亡。

假使土耳其人以及蒙古人先前的免疫力，不曾達到當時幾個主要文明中心的標準，他們根本不可能在西元一千年前，成功征服外邦。所有關於大草原上的貿易模式，以及政治結構的已知資料，都指向這種可能性，事實上幾乎是能肯定的。經常性的長途跋涉，偶爾大舉集結以便掠奪或是進行年度的狩獵，在在提供充裕的機會，讓傳染病在各個游牧民族間交換、傳播，而且如同中文記載所證實的，有時也會和活動性較低的文明交流傳染病。

貿易商和伊斯蘭傳教士侵入非洲大部分地區的方式，大體和伊斯蘭商旅及傳教士漫遊在歐亞大草原相似；而且很可能具有幾乎相同的流行病學效果，雖然某些專屬於非洲大陸的疾病，對於外來入侵者所形成的屏蔽，遠較世上其他地方可怕。因此，文明的侵略很有限，而且非洲人暴露於文明病的情況，或許也不如亞洲大草原那般徹底。

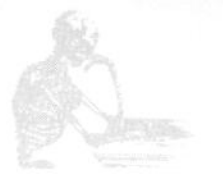

但從另一方面看，西元 1500 年後，當非洲奴隸陸續抵達新大陸時，他們似乎並沒有因為與歐洲疾病接觸而死傷慘重，這點證明了，在他們的非洲老家裡，必定曾發生過某些文明流行的兒童疾病，時間要不是在西元 1200 年之前，就是之後不久。

相反的，在新大陸上，西元一千年內的歐洲流行病經驗完全沒有得到共鳴。當墨西哥以及祕魯的人口增多且文明中心崛起後，大量的人類社群都變成極易被舊世界傳染病傷害的對象。因此，西元 1200 年後文明化的美洲印第安人，正如西元初期的地中海及遠東地區的人民般：人口密度足以發生流行病慘難。但在探討這種情況所帶有的致命意義之前，我們必須先來考量歐亞流行病學上的第二大高峰，它是以十四世紀的黑死病為中心。

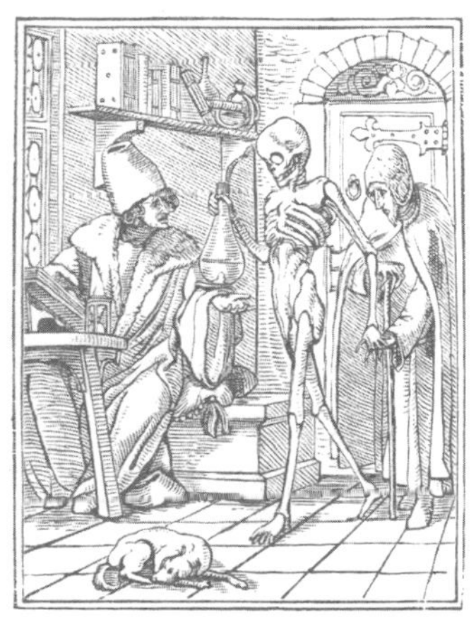

第4章

西元1200年至1500年

蒙古帝國打通路徑

染病的老鼠、跳蚤會搭便車，

鑽到騎士的鞍袋中，和穀物窩在一塊，

如此使傳染病菌輕易的穿越河川等天然屏障。

若第 3 章所重建的舊世界疾病史正確（至少主軸正確），我們就可提出結論：原本地理位置各自獨立的歐亞文明社群之間，由於建立規律往來管道所引發的流行病調適，在大約西元 900 年時，就已發展成相當穩定的模式。也就是說在那時候，人類族群已經適應了各種傳染病的匯流，而這些傳染病早期分別發展於歐洲、亞洲及非洲的不同地區。很可能當時世上已沒有多少民族，依然完全不曾接觸過任何主要的人對人傳染病；雖說在許多地方，這類傳染病只是間歇的出現，時機是在易染病年齡層累積的「火種」，足夠引燃一場流行病大火時。

這裡存在著兩大系統性的不穩定。第一、遠東以及遠西（即美國落磯山至太平洋沿岸地區）的人口持續累積大量成長，這是因為中國人和歐洲人已於西元 900 年前不久，突破了過去流行病以及技術上的屏障。後來，這項發展以極顯著的方式，影響到舊世界的巨平衡，使得中國及西歐先後在軍事、經濟和文化事務上，受到重大影響。至於在歐亞地區的平衡中（西元 900 年到 1200 年間），第二項系統性不穩定的源頭，則為進一步改變交流模式（包括海路及陸路）的可能性。

蒙古人穿越中亞

在這些同時對巨寄生及微寄生模式造成深遠影響的變化中，最首要的莫過於橫越亞洲的陸路車馬隊的強化，這種趨勢在成吉思汗建立的蒙古帝國時期，達到最高峰。蒙古帝國在權力巔峰期（1279 年至 1350 年），勢力範圍囊括了全中國以及近乎全俄羅斯〔只除了遙遠的諾夫哥羅（Novgorod）仍然保持獨立〕，另外還包括中亞、伊朗及伊拉克。把這些王國編織在一起的，是一張交通網路，這張網路的組成包括能夠接連日行百里的信差，以及速度較慢的商賈車隊和軍隊，絡繹來往於這些漫長的旅途中，直到 1350 年，當時中國境內開始出現叛亂，到了 1368 年，終於把蒙古人完全逐出他們最富裕的占領地。

然而，在那場大動亂之前，數千名來回穿梭歐亞的旅人，卻鮮少留下文字資料。例如，馬可・波羅著名的遊記也只是碰巧才出現的，完全是因為一名在戰爭中被捕並監禁在熱那亞的囚犯，認為馬可・波羅的故事值得一寫。否則，馬可・波羅的存在絕對不會留下任何資料。

其他還有一些記載，也不經意的揭露了當時蒙古人在歐亞大陸是如何的無往不利。譬如，修士威廉（William of Rubruck）於 1254 年，以法國國王的特使身分來到蒙古帝國位在哈拉和林（Karakorum）的首都，結果遇到一名同鄉婦女，來自他出生地的隔壁村莊，原來這名婦女是在十四年前，蒙古進犯中歐的一次掠奪行動中遭到俘虜。

蒙古人的交通方式還有另一項重大的影響。他們不只是大隊人馬長途跋涉，穿越文化及流行病學上的界限；同時還開展出史無前例的北向路線。古代的絲路介於中國和敘利亞之間，橫過中亞沙漠，行經一個又一個的綠洲。如今，除了這條舊路線之外，車馬隊、士兵及騎馬信差，紛紛穿越開闊的大草原，他們創造出一張巨大的領地人網，將蒙古位在哈拉和林的大本營和窩瓦河地區的喀山及阿斯特拉罕、克里米亞地區的卡法（Caffa）、中國的大都，以及途中無數個車馬隊旅舍，連成一氣。

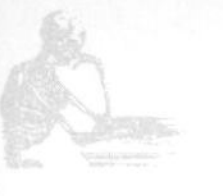

齧齒動物成為帶原者

從流行病學觀點來看，車馬隊貿易網向北擴張，造成一項重大的影響。大草原上的野生齧齒動物和新疾病的帶原者接觸了，其中很可能包括鼠疫。在隨後的幾個世紀中，部分齧齒動物長期感染著鼠疫桿菌。雖說西伯利亞和中國東北的冬季非常冷，但是牠們的洞穴卻提供了適合鼠疫桿菌生存的小世界，不論是仲夏或嚴冬。結果，居住在這類洞穴裡的動物及昆蟲，建構出可以讓鼠疫長期傳染的複雜社群。

沒有人知道這種產於歐亞大草原的穴居齧齒動物，於何時開始變成鼠疫帶原者。牠們助長鼠疫傳染的角色，是於 1921 年到 1924 年間，被一支流行病學國際研究小組發現的，該小組當時專程前往中國東北調查人類鼠疫的暴發。那次調查是以俄羅斯南部的頓河－窩瓦河地區的研究為基礎，往回追溯到 1890 年代，顯示多種齧齒動物都是鼠疫的帶原者。在那個時候，感染模式早已相當古老，而且當地人對付罹病風險的經驗，也古老到難以追溯。然而，這並不符合俄羅斯學者所假設的：這種傳染病有史以來就存在於俄國了。情形恰恰相反。我堅信，蒙古人穿越原先隔離地區的舉動，很可能破天荒第一次將鼠疫桿菌傳給歐亞大草原上的齧齒動物。

為了要評估上述假設，我們最好暫時走出本章的年代範圍，更仔細的考量十九世紀和二十世紀的鼠疫流行，那時國際醫師小組成功的遏止住疫情，成為現代醫學裡最具戲劇性的勝利之一。

故事開始於中國內陸，也就是前一章所談到的，鼠疫很可能在西元最初幾世紀（或西元前許久），便成為中印邊境喜馬拉雅地區的地方性疾病。在十九世紀早期，薩爾溫江上游形成了一道邊界，分隔開感染區與非感染區。後來到了 1855 年，雲南發生軍事叛變。於是中國軍隊越過薩爾溫江，去平息叛變，由於不明白感染鼠疫的風險，途中染上了這種病，並將它帶回江河對岸，進入中國境內其他地區。從那以後，鼠疫就持續在中國境內各地暴發，只是沒有引起外界注意，直到 1894 年，這種病傳到廣州和香港，引起當地歐洲居民的恐慌。

在 1894 年時，細菌學方面的技術仍未發展成熟，因此這種令歐洲人餘悸猶存的疾病又再度流行的新聞，使得法國細菌學家巴斯德（Louis Pasteur）和德國細菌學家柯霍（Robert Koch）的眾弟子們，莫不急著想要研究、揭開鼠疫的傳播之謎。於是，國際研究小組紛紛前往事發地點，並且在他們抵達香港數週內，就由一名日本細菌學家和一名法國細菌學家，分別獨立發現鼠疫桿菌。接下來的十年，一系列國際任務小組的研究，分別在香港、孟買、雪梨、舊金山以及布宜諾斯艾利斯等地進行，終於確定了鼠疫桿菌藉由跳蚤，從囓齒動物傳給人類的大部分細節。

鼠疫桿菌猖狂

就在鼠疫傳到香港之後的十年內，全球所有重要海港全都暴發過這種可怕的疫病，這件事實更加強了國際對鼠疫的興趣。這種傳染病在大部分地區都很快的遏止住；然而在印度，鼠疫卻闖入內地，而且在抵達孟買（1898 年）的十年內，就造成約六百萬人罹難。由於一再有小規模的復發，加上這種病一旦真的在歐洲、美洲及非洲的人口密集區出現，後果將不堪設想，這也更加促使研究人員前往受威脅的每處地方進行研究。

其中一項最重要的發現是：在加州、南非以及阿根廷，穴居野生齧齒動物的社群，甚至比人類更容易染上鼠疫桿菌。加州地松鼠最早是在 1900 年發現染上鼠疫；同年，這種疾病曾在舊金山的中國人社群引發較輕微的暴發。鼠疫很快就從人群中消失，但是致病的桿菌卻在松鼠群中留存下來，而且持續到今天。在這之後不到十年，研究人員發現，當人類鼠疫在南非德爾班（Durban）以及阿根廷布宜諾斯艾利斯港，小小流行一陣子後不久，德爾班和布宜諾斯艾利斯港外地區的穴居齧齒動物社群，也出現與加州類似的情況。

雖然上述各地的齧齒動物種類各不相同，而且牠們也都和亞洲的穴居齧齒動物社群不同，但這似乎並不會造成任何差別。事實證明，齧齒動物的洞穴內，不論混居了哪些原生物種，全都對桿菌熱情相迎；而且事實上，自從舊金山外圍地區初次觀察到這種傳染病之後，北美洲的感染地區就逐年擴大，結果到了 1975 年，傳染鼠疫的疾病庫已遍及美國西部大部分地區，並擴張進入加拿大和墨西哥。如此廣大的感染區，實在不遜於舊世界裡任何一個成為鼠疫中心的地區。

鼠疫在北美洲的擴散，發生得很自然，因為穴居齧齒動物的生活方式創造了幾個條件，使得該傳染病能由某個穴居齧齒動物社群，傳到另一個。當年輕的齧齒動物長到一定年齡後，就會被逐出老家的洞穴，在外四處搜尋新家。在這種情況下，某些年輕的個體完全棄絕老家，浪跡鄉野，旅行到數公里之外。這類流浪個體一旦尋獲新的齧齒動物社群，自然會企圖加入。

這種生活方式提供了基因交換的絕佳途徑，也是牠們的演化優勢；同時，它也使傳染病能以每年二十到三十公里的速度，由某個齧齒動物社群傳到另一個。此外，人為因素也加快了鼠疫在北美洲齧齒動物間的傳播。某些農場主人的確曾經故意把染病的齧齒動物裝上卡車，駛到數百公里外，為的是想把傳染病傳給當地的草原犬鼠族群，以減少牠們的數量，好讓牧場上的牛隻擁有更多青草飼料。不過，雖然北美洲發生的鼠疫擴散，的確有受到上述這類做法的影響，但人類行為的介入絕不能算主要因素。到了 1940 年，美國共有超過三十四種穴居齧齒動物攜帶了鼠疫桿菌，而且還有三十五種不同的蚤類也同時染上此菌。

遠離生病的土撥鼠

1900 年之後，感染人類的鼠疫持續零星出現在北美洲、阿根廷以及南非。染病者的死亡率也一直穩定的保持在百分之六十左右，直到 1940 年代發明抗生素，只要能及時診斷出來，鼠疫的治療通常簡便又有效。但是，農場主人以及生活在美洲及南非半乾旱草原上的居民，由於生活習性不同，使他們與鼠疫桿菌猖獗的鼠、蚤社群之間，產生有效的阻隔。因此，鼠疫在這些新感染的地區，鮮少出現疫情，而且也很少引起注意，尤其是地方當局對於轄區內竟出現這麼可怕的疾病，往往會急於遮蓋事實。

然而，在 1911 年，一場大規模的鼠疫在中國東北地區暴發，並於 1921 年又重來一次。國際間迅速動員救援組織，遏止這些流行病疫情。很快的，調查發現，這場感染人類的鼠疫，來自與土撥鼠的接觸。土撥鼠是大型穴居齧齒動物，牠們的毛皮在國際皮草市場上頗為值錢。但是，和新近被感染的地松鼠及北美其他齧齒動物一樣，土撥鼠的洞穴有時也會窩藏鼠疫桿菌。

這些動物主要居住在大草原上，而草原地區的遊牧民族早有一

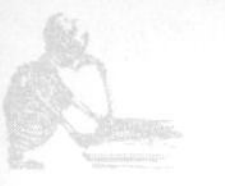

套神祕的詮釋，能證實他們對付土撥鼠傳染鼠疫的做法，符合流行病學的原理。用陷阱捕捉是一大禁忌，土撥鼠只能用射殺的。遇到行動遲緩的動物，切不可沾惹；而且，如果整窩土撥鼠看起來都是病懨懨的，按照習俗，人類社群必須立刻收起帳篷，轉到他處去躲避厄運。這類習俗可能將人類傳染鼠疫的可能性降到極低。

但是在1911那年，由於滿清終於垮台，禁止中國人移居東北地區的長期禁令也隨之瓦解。結果，成群缺乏上述知識的中國移民，競相追逐土撥鼠的毛皮。在完全不了解當地風俗的情況下，這些中國人利用陷阱不分青紅皂白的捕捉土撥鼠（不論生病或健康），造成鼠疫在獵戶之間傳播開來，並從成為鼠疫感染中心的哈爾濱市，迅速沿著新築起的滿洲鐵路向外傳播。

由1894年到1921年的一系列鼠疫疫情，全都在深具專業能力的醫學小組目睹下發生，他們的工作正是找出正確控制鼠疫的方法。在某些案例中，研究人員經歷萬難，才重建鼠疫滲入新地區及新族群的模式。要是沒有這些研究，以及隨之而來的疾病防治法，二十世紀的序幕很可能是這樣拉開的：一系列的鼠疫在全球流竄，引發的死亡率之高，使得查士丁尼時代的病疫紀錄，以及十四世紀黑死病席捲歐洲及大部分舊世界所創下的紀錄，都變成小巫見大巫。

輪船提供新路徑

根據人類在十九世紀及二十世紀與黑死病的交戰過程，至少有三點值得一談。

首先，1870年代崛起的輪船網路，正是把這種傳染病散播到全球的交通工具。確實如此，就在該傳染病於廣州、香港暴發後，它的傳播速度僅僅決定於：一艘船能夠多快將一窩遭感染的老鼠及跳蚤送達另一個新港口。要讓傳染鏈連續不斷的由一個港口連到另一個港口，速度顯然是關鍵因素。由於鼠疫桿菌會在倖存者體內製造免疫力，因此讓它們單單從一艘船的老鼠、跳蚤和人類中，挑選易感染的宿主，宿主當然會在幾週內用罄。

在以帆船為海上交通工具的時代，海洋實在太遼闊了，使得這種傳染病沒法熬到船舶抵達新海港，侵入生活在美洲及南非的齧齒動物社群。但是，當輪船愈駛愈快，噸位愈來愈大時（或許也因此而運載了更大的鼠群，讓傳染病流傳得更久一些），海洋再也不像從前那般難以穿越了。

第二點，船上染病的老鼠以及牠們身上的跳蚤，不僅會在不同海港把鼠疫傳給人類宿主，而且也會把傳染病傳給居住在若干半乾旱地區、與自己親緣相近的野生動物。很顯然，在加州、阿根廷及南非，潛在的鼠疫野生貯藏庫存在良久。要創造新的鼠疫中心，只要找出一條能讓桿菌穿透障礙（在本例中即為海洋）的途徑，好讓桿菌來到早已充斥著適合感染的穴居齧齒動物的新地點即可。這類齧齒動物族群已被證實，不只容易染病，而且還有辦法無限期的撐起一條連續的傳染鏈，即使齧齒動物的習性和種類，會因不同地區而有很大的差異。

自從醫藥人員總算觀察出這類現象後，就再也沒有發生任何重大人類傳染病，意外的在不同地理區轉移的事件；但這並不表示，類似的突然轉移在較早期不曾發生過。相反的，十九世紀及二十世紀的鼠疫桿菌史，為這類轉移提供了模型及模式：重要的是它的「突然」特性，也就是說，當舊日阻止鼠疫桿菌擴散的障礙被摧毀後，傳染病將快速占據新地盤。事實上，鼠疫桿菌在近代的疫情，

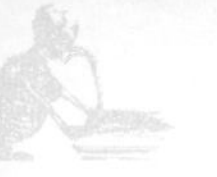

不論看起來有多可怕和驚人，所建構的其實是正常的生物現象。

因為，凡是新的生態區位，不論存在何方，都很容易快速的被任何生物所占據，藉以繁殖該種生物。

第三點，儘管鼠疫桿菌在雲南及東北地區的齧齒動物地穴中，已經變成地方性病菌，但是長期存在雲南及東北當地居民中的習俗，似乎都能很有效的防止鼠疫轉移到人類身上。只有在外地人沒能留意當地「迷信」時，鼠疫才會變成人類的問題。不只如此，在上述兩個地區中，那些對流行病學十分無知的外來者，全都是隨著軍政動亂而來，而這類動亂在過去也經常惹出疾病慘難。

雲南及東北的傳統習俗，竟能如此有效的對抗鼠疫，我們可以體認到，在 1894 年至 1924 年間，醫學疾病預防法發展得如此成功，其實是人類面對流行病危機的正常反應，雖然這種進展的速度和效率快得驚人。與其像從前人類的傳統（藉由試誤學習，讓迷信與習俗把疾病維持在可容忍的限度內），現代醫學達成了更好的行事規則，並且動用全球性的政治架構——「國際檢疫規則」，來迫使大家順從新規定。這樣看來，二十世紀醫藥科學以及公共衛生管理的輝煌成果，也就不需要如此大驚小怪了。

本世紀有關鼠疫的醫學發現，確實遠遠比早期為了抑制這種疾病而發明出來的行為模式有效得多。事實上，醫生和公衛官員很可能先發制人的阻遏了一些流行病，而這些流行病原先可能逆轉全球性的人口大量成長；這正是我們這個時代和過去最大的不同點。

鼠疫定居歐洲

在看過這個觀察入微的現代案例後，讓我們回到十三世紀，看看蒙古人在開啟人類移動的新方式後，會讓鼠疫桿菌在歐亞的分布發生什麼變化？

我們必須假設，在蒙古人征討之前，鼠疫在穴居囓齒動物的一或多個中心社群中，已是地方性疾病。

在這類地區，人類族群很可能已達成習慣性的行為模式，用以有效減低傳染機會。如同我們在上一章談到的，這類疾病中心之一，很可能就位在中國、印度及緬甸交界處的喜馬拉雅山麓；另一個則可能位在非洲中部的大湖地區。不過，那時介於中國東北和烏克蘭間的歐亞大草原，幾乎已可確定仍非鼠疫的天然疾病中心。

只要比較一下鼠疫先後兩次入侵歐洲的歷史（第一次是在查士丁尼大帝時代，另一次則是1346年後的黑死病），上一段末尾的結論就很明確了。在第一個例子中，鼠疫最後完全自基督教歐洲世界中絕跡。基督教文獻最後一次提到這種病，可以從西元767年開始追溯。同樣的，阿拉伯作家在1340年代之前，起碼有一百五十年不曾提及鼠疫。因此，我們必須假設，經過一系列可怕的傳播，鼠疫在地中海各城市間轉來轉去之後，鼠、蚤及人群串連成的傳染鏈終於斷裂，這是因為鼠疫桿菌沒法找出穩定、持續的生態區位，好在其中長期居留。

相反的，1346年之後，鼠疫卻在歐洲及中東長期居留下來，直到現在。即使西北歐於十七世紀起，已不再遭受鼠疫的侵擾，但是西歐卻始終沒停過。不只如此，到了十八世紀，當領事報告針對小亞細亞地區繁忙的斯麥納港（Smyrna），重建了一份相當精準的鼠疫史之後，很顯然這種病是藉著商旅隊由內地（即安那托利亞高原，或是大草原之外）傳來的，然後再由斯麥納港經海路傳到其他港口。

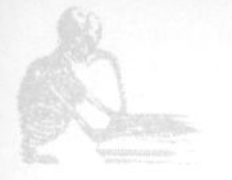

這場傳染病造成的長期影響有多嚴重，可以由下列事實看出端倪：在 1713 年至 1792 年間，斯麥納只有二十個年頭不曾被鼠疫騷擾，而且在九場流行期間，死亡人數高達全城人口的百分之三十五。

歐洲自 1346 年後，鼠疫不斷復發；然而在 1346 年之前，這種病顯然在歐洲土地上絕跡了五個半世紀，這兩件事對比之後顯示，一定曾經發生某些激烈的狀況，使歐洲增加接觸鼠疫的機會。我們已知鼠疫桿菌如何在十九世紀緊抓住輪船提供的機會，大大擴張它們的活動範圍。看來鼠疫桿菌似乎在十四世紀時，以同樣的方式初次滲入歐亞大草原的齧齒類族群，繼而開創出醫學人員在 1920 年代所發覺的現象：鼠疫在中國東北及烏克蘭的齧齒動物洞穴中，已經變成地方性的傳染病。

另外，也不難找出可能是哪些環境，使得鼠疫桿菌由早期的地方疾病中心：喜馬拉雅山麓，轉移到歐亞北部的寬闊草原。因為在十三世紀後半，蒙古騎兵曾深入雲南和緬甸（始於西元 1252 年到 1253 年），繼而進入一片今日野生齧齒動物長期成為鼠疫桿菌宿主的地區。在這兒，類似的傳染病很可能早在蒙古人抵達之前好幾個世紀，就已經存在了。

蒙古騎士傳播鼠疫

就好比 1855 年，由於不尋常的軍事行動，使得鼠疫桿菌越過薩爾溫江，開始了它在十九世紀的環球旅行；十三世紀時也非常可能發生同樣的情形，蒙古入侵者不尊重當地的習俗，這些習俗原本是為了防止人類族群染上鼠疫而設的。和二十世紀的中國土撥鼠獵捕者一樣，他們很可能因此而染上鼠疫，並意外讓傳染病闖出先前的地理界限。

蒙古騎士的移動速度往往很快，這意味著這種傳染病在十三世紀時，就可以擴張分布範圍了，如同它們在十九、二十世紀的表現一樣。染病的老鼠、跳蚤，至少偶爾會搭個便車，鑽到騎士們的鞍袋中，和穀物及其他戰利品窩在一塊；至於蒙古軍隊迅捷的行軍速度則意味著，原本會減緩該傳染病擴散的河川及類似的天然屏障，如今都可輕易的穿越（就像後來的輪船渡過海洋障礙般）。

因此，不需要有驚人的想像力，我們就可以相信，在 1252 年蒙古人初次侵入雲南、緬甸後的某個時候，他們不經意的把鼠疫桿菌傳給了自家大草原上的齧齒動物族群，並因此而開啟了現代醫學研究人員，在中國東北發現的慢性長期感染模式。

這種地理轉移究竟何時發生、如何發生，現在並沒有辦法確實弄清楚，因此也很難找出比鼠疫感染加州或阿根廷齧齒動物的途徑更為詳細的描述。比較過十九世紀和二十世紀的事件後，我們或許會假設，生活在大草原的穴居齧齒動物，是在蒙古人於十三世紀中期，初次在雲南、緬甸和蒙古之間，築起由騎士構成的活動橋樑後不久，即染上了這種疾病。

當然，傳染蒙古地區並不等於傳染了整個大草原，後者需要的時間更長。因此，我們或許該這麼想，在持續近百年的這段期間，鼠疫桿菌橫越了歐亞大草原，由某個齧齒類社群傳到另一個齧齒類社群，方式就像 1900 年代後北美洲所發生的情況。

於是，其中一個假說如下，在 1253 年蒙古軍隊自雲南、緬甸掠奪回返後不久，鼠疫桿菌便侵入了蒙古的齧齒動物社群，並變成當地的地方性疾病。於是，接下來這種傳染病就沿著大草原往西

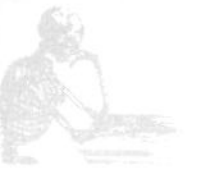

散播，而且很可能偶爾還會託人類行動之福，因為病鼠、病蚤及病人，會不經意的把桿菌轉移給新的齧齒動物社群。然後，在 1346 年前不久，地方性的齧齒動物感染庫，或許就開始達到它的天然極限。

鼠疫現身中國

然而整體而言，上述的重建理論看起來不大可能。麻煩在於，中國的紀錄顯示，1331 年前並未出現任何異狀，而那一年，河北省發生了一場據說奪走九成人口的流行病。到了 1353 年至 1354 年，又有資料顯示另一場影響範圍更廣的慘難。當時，流行病於中國境內八個不同、且彼此分布很遠的地方肆虐，而且編史者報告說「三分之二的人口」死亡。

即便把擾亂歷史紀錄的諸多不利因素考量進來，例如在蒙古征討中國的漫長過程裡（1213 年至 1279 年），地方經常發生動亂或是法規崩潰等，但是依然很難令人相信，當時的古籍編著者會忽略掉大量的疾病傷亡。古代史學家留下的疾病名單，是後人唯一能夠得到的中國流行病史基礎資料。

當然，如果能以豐富的流行病學素養，仔細研讀所有現存的冗長、繁複的中國古籍，或許有一天真能找到解答這個問題的曙光。但是在這類研究實踐之前，我認為只能先假設，自 1346 年起在歐洲暴發長久疫情的那場鼠疫，在中國現身的年代不會早於 1331 年。而且如果這個假設為真，我們就不能輕易相信鼠疫桿菌早在 1250 年代，就已在大草原的地道中找到了新居。因為若真是那樣，中國應該早在 1331 年之前許久，就遭到鼠疫滋擾，那麼馬可．波羅留傳給我們有關忽必烈（在位年代 1257 年到 1294 年）時代的大型城市，以及金壁輝煌的宮廷，簡直是不可能存在的。

相反的，自 1331 年後，尤其是 1353 年後，中國進入了史上相當悽慘的時期。鼠疫和內戰同時發生，這場內戰是中國人為反抗蒙古人統治而興起的，內戰於 1368 年推翻異族統治者後平息，成立了明朝。戰火加上瘟疫，大大蹂躪了中國人口。

最完整的評估顯示，中國人口由 1200 年（蒙古入侵前）的一億二千三百萬人，減到 1393 年（也就是推翻蒙古的一個世代後）的六千五百萬人。蒙古人再怎麼殘暴，也不可能造成這般慘重的衰減。因此，在削減半數的中國人口上，疾病必定扮演了重要角色；而鼠疫，自初次肆虐後就相當頻繁的反覆發作，正如在歐洲的情形，它毫無疑問是最有可能扮演這個角色的候選者。

目前歐洲及中東地區最富學養的觀察家，所能找出的鼠疫起源，與上述有關中國歷史紀錄的詮釋，頗能吻合。伊斯蘭作家華迪（Ibn al-Wardi），在親身熬過鼠疫初抵阿勒坡城（Aleppo）的大慘難後，曾經寫道，這種病源自於「黑暗之鄉」，而且它在侵襲文明世界之前，曾傳遍亞洲北部，最先是中國，接下來則是印度及伊斯蘭世界。

橫越亞洲十五年

阿勒坡本身即為車旅隊城市，而且也是十四世紀橫越亞洲草原複雜貿易網路上的樞紐點，因此也的確是散播鼠疫的絕佳地點。曾有一位基督徒調查史前時代的黑死病，做出以下結論：鼠疫最早出現於中國（不過在華迪的說辭裡，這是鼠疫傳播的第二站），並從

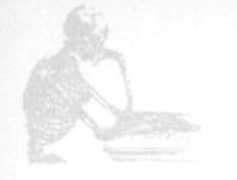

那兒穿越亞洲，來到克里米亞。

因此，最可能發生的情況是，鼠疫於1331年侵入中國，它要不是來自雲南、緬甸地區的古老天然病原中心，就是可能源自於東北、蒙古大草原的穴居齧齒動物群中，新近才完成的傳染中心。這麼一來，該傳染病在1346年抵達克里米亞之前，必定花了十五年的時光穿越亞洲車馬隊的路線；由此，鼠疫桿菌再搭船，沿著各海港向內陸輻射的路線前進，幾乎穿透全歐洲及近東地區。

當然，遍及中亞及東亞的廣大車旅隊客棧網，絕對也提供了鼠疫桿菌現成的通道，讓它們能在人煙稀薄的地區傳播。每一個車旅隊慣常的歇腳處，必定都會供養一大幫的老鼠和跳蚤，因為這類地方總是堆積著大量的食物，以便供應數十乃至數百名旅人及動物的旅途所需。

這一群群的老鼠和跳蚤，就像西歐內陸地區磨坊裡群集的鼠、蚤般，隨時待命，只等鼠疫桿菌一出現，就可以接收、傳播，不論帶原者是老鼠、跳蚤或人類；一旦這種傳染病在當地造成致命疫情時，我們幾乎可以確定，每個能逃的人都會逃走，於是又把桿菌帶到某些類似的新地點，繼續更進一步的傳播。

根據這個假說，鼠疫桿菌在歐亞大草原的穴居齧齒動物社群中傳布，並在那兒找到長期、穩定的好客居所，整個過程比起鼠疫桿菌在美國的傳播快得多，因為後者在由一個齧齒動物社群傳到另一個齧齒動物社群時，並沒有受到太多人為力量的襄助。

有一件獨立的證據，可用來支持「鼠疫在歐亞快速傳播」的假說，因為就在1338年到1339年間，在中亞靠近伊塞克湖（Issyk Kul）的地方，有一處商旅聚居的景教社區暴發了一場流行病。一名蘇聯考古學家曾掘出他們的骸骨，藉由統計分析當時的埋葬情形，加上參考部分古籍，這名學者結論道，他們是罹患鼠疫而死。

因此，在 1331 年到 1346 年間可能發生的情況是，鼠疫橫越亞洲及東歐，由一家車旅隊客棧傳到另一家車旅隊客棧，而且再由那兒轉到鄰近的人類城市，這時另一場類似的遷移，也在草原地底的囓齒動物社群中進行。在地表上的人、鼠、蚤社群中，鼠疫桿菌依然是不受歡迎的致命訪客，無法長期定居下來，因為它會讓大量宿主死亡，而倖存者也會激發相應的免疫反應。然而，在大草原的囓齒類洞穴中，鼠疫桿菌卻找著了永久的窩，那情形就好比鼠疫桿菌在我們的時代，於北美洲、南非及南美洲的穴居囓齒動物社區中安身立命般。

船運網成為傳播工具

不過，不論歐亞大草原上曾發生過什麼樣的流行病動亂，它都不可能是造成歐洲慘難疫情的唯一因素。要暴發黑死病，至少還需滿足兩個條件。首先，那種能藉由身上跳蚤把鼠疫傳給人類的黑鼠，必須能散布整個歐洲大陸。第二，必得有一個船運網能將地中海和歐洲北部連接起來，如此方能把已感染的老鼠及跳蚤運送到歐陸各個港口。

黑鼠之所以能散播到歐洲北部，很可能就是因為地中海和北部港口間加強船舶往來的結果。這樣的常態往來始於 1291 年，當時熱那亞海軍擊敗了摩洛哥軍隊，首次為基督教的船舶敞開直布羅陀海峽的通行權。另外，十三世紀時，由於船舶設計改良，使得人類首次可以在海上航行一整年，而且也使得狂暴的大西洋變得安全起來，即使在冬天，歐洲航海者也可以穿越大西洋，讓船舶成為鼠群

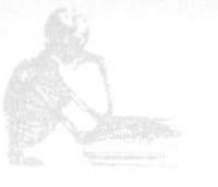

更安全也更遠程的交通工具。結果，這時候的鼠群分布，大大超出查士丁尼時代的地中海區域界限。

最後，到了十四世紀時，歐洲西北部許多地方的人口都達到了飽和。這波人口興盛最初始於西元 900 年，地表上不斷冒出宅邸、莊園和田地（至少在大部分人口密集區是如此），直到沒多少林地留下來為止。由於林地非常重要，是燃料及建材的重要來源，因此，山林短缺往往會帶來嚴重的居住問題。在托斯卡尼，農業人口的擴張與農業土地資源之間，早已出現衝突，因此早在黑死病流行的前一個世紀，人口就已經開始衰減。其中最重要的是，十四世紀的歐洲氣候很惡劣，穀物經常歉收，尤其是冬季漫長、嚴寒的北方地區。

上述所有情況全都在十四世紀湊全了，為日後恐怖的黑死病經驗打下基礎。這場病最先在 1346 年於一名蒙古王子的軍隊中暴發開來，當時他正率軍圍困克里米亞地區的貿易大城卡法。疫病雖然終於迫使蒙古王子撤兵，但是傳染病卻早一步傳進了卡法城，並由那兒搭船越過地中海，而且不久之後便傳到了歐洲北部和西部（請參閱第 177 頁歐洲黑死病的傳播地圖）。

死亡率高居不下

衝擊最初發生在 1346 年至 1350 年間，疫情嚴重非凡。不過，死亡率的情況有如天壤之別。有些小型社區，居民全軍覆沒；另外有些地方（例如米蘭），卻似乎完全逃過劫難。下列情況或許也因而更為強化鼠疫的致命性：它不只會藉由跳蚤叮咬而傳染，也會藉由人對人的方式來傳播，即當病人咳嗽或打噴嚏時，將帶有鼠疫桿

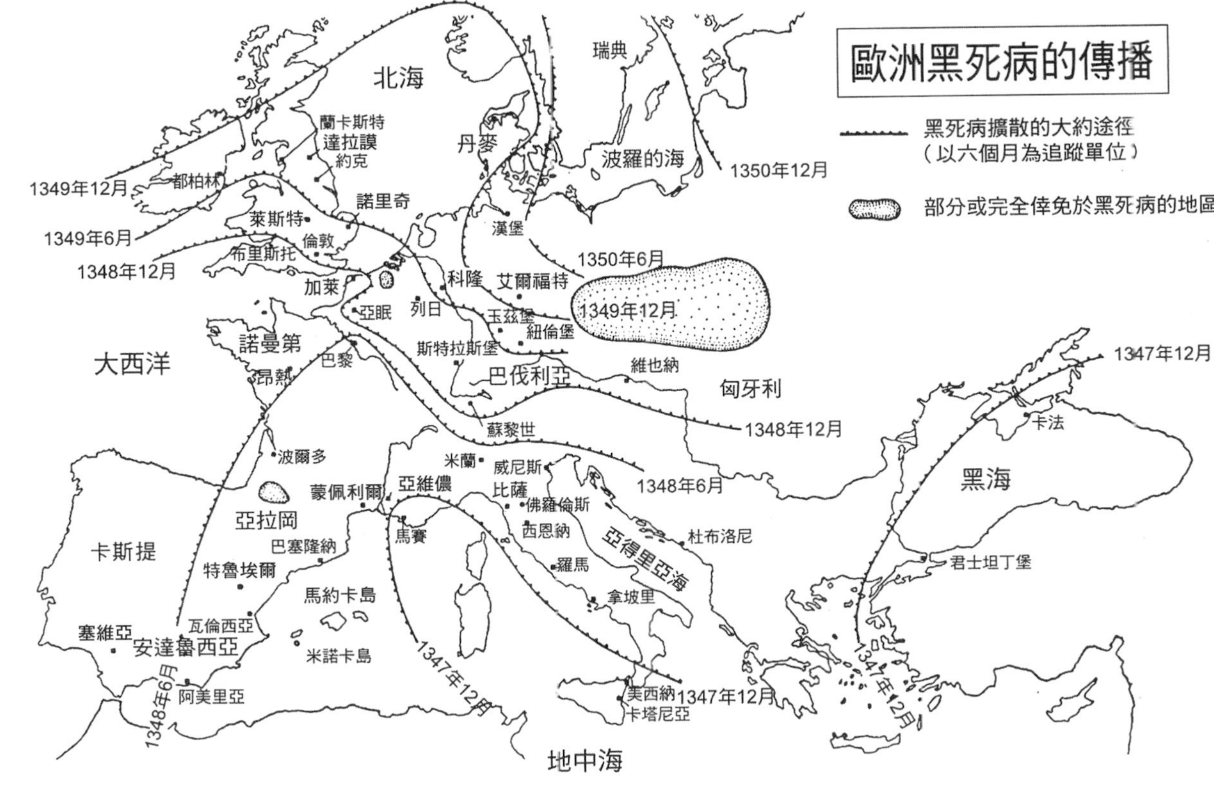
歐洲黑死病的傳播
黑死病擴散的大約途徑
（以六個月為追蹤單位）
部分或完全倖免於黑死病的地區
北海
瑞典
丹麥
波羅的海
大西洋
地中海
黑海
蘭卡斯特
達拉謨
約克
都柏林
諾里奇
萊斯特
倫敦
布里斯托
加萊
漢堡
科隆
艾爾福特
亞眠
列日
玉茲堡
紐倫堡
諾曼第
斯特拉斯堡
巴黎
昂熱
巴伐利亞
維也納
匈牙利
蘇黎世
卡法
波爾多
米蘭
威尼斯
蒙佩利爾
亞維儂
比薩
佛羅倫斯
亞拉岡
馬賽
西恩納
杜布洛尼
亞得里亞海
卡斯提
巴塞隆納
君士坦丁堡
特魯埃爾
羅馬
馬約卡島
拿坡里
瓦倫西亞
塞維亞
安達魯西亞
米諾卡島
阿美里亞
美西納
卡塔尼亞
1349年12月
1349年6月
1348年12月
1350年12月
1350年6月
1349年12月
1347年12月
1348年12月
1348年6月
1347年12月
1348年6月
1347年12月
1347年12月

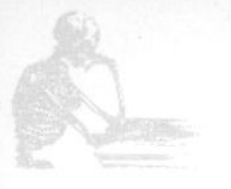

菌的體液送進空氣，讓另一個健康的人吸入。1921 年中國東北那場大流行中，這種透過肺部而感染鼠疫的致死率，高達百分之百；由於這是現代醫學專家首次目睹這種方式傳染的鼠疫，不禁令人假設，在十四世紀的歐洲，經由肺部傳染的鼠疫可能也具有類似的死亡率。

不論肺部傳染的鼠疫在十四世紀時，是否曾影響歐洲，當時的死亡率很高是不爭的事實。在近代，經跳蚤叮咬所傳染的鼠疫死亡率，約從百分之三十到九十不等。在 1943 年，抗生素使得這種傳染病威脅大減之前，醫界清楚的發現到，即使用上了各種現代醫療法，這類感染的死亡率依然高居百分之六十到七十之間。

即使是某艘偏離航線的船隻和一群病鼠，也可能將鼠疫帶到遙遠的格陵蘭，以及遠離歐洲心臟的其他邊遠地區。不過，雖然鼠疫的毒性如此劇烈，但事實上中古歐洲的交流模式，也沒有密集到讓每個人都會接觸到病原。

整體而言，關於鼠疫於 1346 年到 1350 年在歐洲引發的死亡率，最準確的估計約為全人口的三分之一。這是利用英國當時可能的死亡率，去推估整個歐洲所得到的數據。因為在英國，已有兩代學者針對黑死病最初發作時的人口衰減率，縮窄了原先不確定的範圍（百分之二十到百分之四十五之間）。但是，要用英國的統計數據推展到整座歐陸，最好要預留一些保守空間。因為，在義大利北部以及法國的地中海沿岸地區，人口很可能減少得更厲害；而在波希米亞及波蘭的人口減損可能更少；至於俄羅斯和巴爾幹半島，則還沒有人嘗試去估計過。

顯然不同人類社群的變化相當大，而且變化方式也絕對令當時的人摸不著頭緒。但不論真實情況究竟如何，我們能確定的是，它肯定大大衝擊了人們慣常的作習和預期心理。

不只如此，鼠疫在第一趟大進襲之後，並未從歐洲消失。相反的，鼠疫接下來以不規則的間隔期一再復發，而且發病率也跟著改變，有時高得非常嚴重，然後又衰退下來。逃過鼠疫初次肆虐的地區，往後發病通常會經歷更嚴重的死亡率。當這種病重返以前曾光顧的地點時，那些自上一場流行中逃過一劫的人，體內當然有了免疫力，因此死亡人口就集中在上回鼠疫流行之後才出生的人。

擁抱前所未有的多樣性

在歐洲大部分地區，即使損失了約四分之一的人口，起初並沒有造成太持久的差異。在 1346 年之前，競爭可用資源的人口壓力非常沉重，也就是說，大部分的工作空缺都可以輕易找到急切的求職者。只有需要相當高技巧的工作，例如農場經理或是拉丁文教師等，才比較可能找不到適合的人選。但是，當鼠疫於 1360 年代及 1370 年代再度復發時，卻把這種情況給扭轉了。人力短缺的現象普遍出現在農業及其他低階的職業上；社會經濟的金字塔起了變化，而且會因地區不同而異；長期籠罩的悲觀想法與絕望風氣，就像鼠疫本身一樣，讓人想躲也躲不掉。

簡單的說，歐洲這時進入了歷史上的新紀元，擁抱前所未有的多樣化，因為在歐陸不同的地區，反應和再調適的途徑也各不相同，但是它們全都和西元 1346 年之前所盛行方式大不相同。

到目前為止，英格蘭地區的黑死病學術研究做得最為詳細。當時人口衰退得很不規則，而且持續長達半個世紀，並在 1440 年至 1480 年間的某個時間點，人口達到最低。至於歐洲其他地區，就

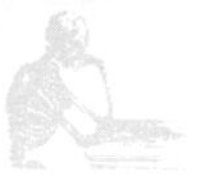

沒辦法做出相當確定的推算。但有一點毫無疑問，不論鼠疫造成的人口損失是多少，它肯定是十八世紀前持續影響歐洲人口統計的重要因子。

我們若假設，歐陸人口衰減的時期持續得和英國一樣長（這項假設可能包含了無數個地方性的例外，但整體而言可能性仍很高），那麼中世紀歐洲要從一再接觸鼠疫所造成的人口震盪中恢復，似乎需要為期一百至一百三十三年的時間，也就是大約五到六個人類世代。這個數值和美洲印第安人，以及太平洋島民後來面對流行病時，從更激烈人口震盪中所需的恢復時間，非常接近。就像 1950 年到 1953 年澳洲野兔感染兔黏液瘤病毒的例子，在在顯示，天地間自有某種規律在運行，以限制、修正因突然接觸到致命率極高的傳染病，而造成的族群衰減。

檢疫制度

然而，和上述生物過程相平行的還有文化過程，人類（或許老鼠也是一樣）因此而開始學習，如何將傳染病風險降到最低。檢疫的觀念甚至早在 1346 年就出現了。這種想法源於《聖經》中描述放逐麻瘋病人的行為；實際做法，是把鼠疫患者當成是暫時性的麻瘋病人（後來，四十天成為標準的檢疫期），而那些依然健康的人，就因此而找到公開且受到社會認可的途徑，來表達對鼠疫的恐懼及憎惡。

但是，由於沒人了解跳蚤及老鼠在傳播這種疾病上所扮演的角色（直到十九世紀末才知曉），檢疫策略並非一直有效。

話雖如此，但是至少在心理上，盡點兒人事總比坐以待斃令人舒服些，於是檢疫規則逐漸變成一種制度，最早是1465年在義大利的拉古沙（Ragusa）開始實施，然後是1485年在威尼斯；這兩個亞得里亞海的貿易港，從此成為地中海各港口仿效的對象。按照規定，任何來自疑似疫區的船隻，都必須在隔離區下錨停泊四十天，不准和岸上接觸，但是這些規矩未必都有認真執行，而且就算認真執行，當人類留在船上時，老鼠和跳蚤還是可以溜上岸。

不過，在許多個案中，這類謹慎多少還是阻擋了鼠疫的傳播，因為，假使真的做到隔離，四十天的確足夠讓一條感染鏈在整船乘客間消耗殆盡。於是，檢疫規則就此奠下良好的基礎，成為地中海沿岸的基督教港口，在十六世紀時通行的法規。

然而鼠疫在歐洲所有地區，從中世紀晚期直到近代早期，仍然繼續穿透這類障礙，並且成為人口減少的一大重要因素。對於地中海區域而言，只要經由黑海及小亞細亞的港口，齧齒動物的傳染病庫就唾手可得。因此，鼠疫的頻繁暴發，足以使所有重要的港口持續實施檢疫措施。直到十九世紀，有關傳染病的新概念出現後，舊規章才開始鬆動。

鼠疫最後一次在地中海西部大發威，是在1720年至1721年的馬賽港附近；但是直到十七世紀，不斷暴發的鼠疫，使一年內某城鎮損失三分之一到三分之二的人口，算是稀鬆平常的事。譬如，十六世紀後半期的統計數字已經非常可信，它顯示，威尼斯在1575年至1577年，以及1630年至1631年的兩次流行期間，該城人口有三分之一以上死於鼠疫。

至於地中海地區以外的歐洲人，感染鼠疫的頻率沒有那麼頻繁，而且中世紀末以及近代初期的公共行政，也比較不專精。結果，鼠疫來訪的次數雖然變少，但每次造訪引起的慘難卻更大。其

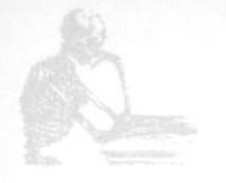

中特別引人矚目的案例，是 1596 年至 1602 年於西班牙北部暴發的鼠疫大流行。根據某項研究估算，單是這場流行病就奪走了五十萬條人命。接下來，1648 年至 1652 年，以及 1677 年至 1685 年那兩次暴發，更有超過一百萬西班牙人死於鼠疫。西班牙的經濟和政治實力之所以會雙雙衰退，我們一定得把鼠疫的影響也納入考量，成為重要的因素之一。

在歐洲北部，由於缺乏明確界定的檢疫規章以及管理常規（無論是宗教上或是醫藥上），用來處置鼠疫或是關於鼠疫的流言蜚語，結果使得這種病在社會上，激起公眾以暴力的方式來宣洩憎恨和恐懼。尤其是窮人長年因富人而受到的委屈和氣憤，已無法再忍受下去。有時候，地區性的暴動和掠奪民宅等行為，確實讓社會結構面臨嚴重的考驗。

自從 1665 年的「倫敦鼠疫大流行」後，鼠疫桿菌即撤出了西北歐，雖然它在整個十八世紀及十九世紀內，依然活躍於地中海東部以及俄羅斯地區。無論是 1665 年之前或之後，檢疫制度和其他公衛措施對於限制鼠疫暴發的整體效能，恐怕還比不上歐洲人與跳蚤、鼠類共居方式的意外變化。

例如，在西歐許多地區，由於森林減少、木材短缺，使得石屋、磚屋紛紛興起，讓野外齧齒動物更難侵入人類住所，也使得跳蚤更不容易由垂死的病鼠，轉移到易感染的人體上。茅草屋頂，往往成為老鼠的理想住處，也使得跳蚤更容易由這類屋頂，落到下面的人身上。當茅草屋頂被磚頭屋頂取代後（自 1666 年倫敦大火後，這種情形變得很普遍），這類型的傳染機會驟減許多。因此，所謂「大火把鼠疫趕出倫敦」這種盛行的想法，可能還真有它的事實根據。

另外也有人相信，十八世紀時，因為新種家鼠的興起，分布遍及歐洲大部分地區，如此也減少了黑鼠與人類接觸的機會，因為入侵歐陸的新種家鼠，比較撒野、機警，而且性喜掘地洞，不像黑鼠（牠們擅長攀爬）那般喜歡在屋頂或牆壁裡做窩。然而，並沒有證據支持所謂「入侵的新種老鼠不易被鼠疫桿菌感染」的主張；因此，把鼠疫消失歸功於新種老鼠取代了歐洲大部分地區的黑鼠，在流行病學上是站不住腳的，況且年代也不對，因為新種家鼠直到十八世紀接近尾聲時，才抵達西歐。

鼠疫桿菌突變？

或許還有另一樁更重要（但也更模糊）的問題有待討論，即傳染模式在西北歐人民間的變化。例如有一種可能情況是，鼠疫桿菌的變種假性結核巴氏桿菌（*Pasteurella pseudotuberculosis*），可能在歐洲較涼爽、潮溼的地區，發展成常見的人對人傳染病，因為涼爽、潮溼的氣候比乾燥的氣候更適合飛沫傳染。

「假性結核」很少會致命。它的病徵類似傷寒；但這種病起碼會造成對鼠疫的部分免疫。不幸的是，由於它的病徵很容易和其他腸胃道傳染病所引起的發熱相混淆，因此後人沒法把它的病史和其他傳染病區分開。此外，關於如何正確描述鼠疫桿菌和假性結核巴氏桿菌之間的關係，還有不確定的地方。某些細菌學家宣稱，曾觀察到鼠疫桿菌突變成假性結核巴氏桿菌；其他細菌學家則懷疑這項實驗結果。

因此，在這類事實釐清前，還不適合驟下結論，認為「鼠疫桿菌突變成假性結核巴氏桿菌」確實曾在歐洲發生過。然而，我們還是可以接受，當一種原先非常致命的傳染病，有時間和其宿主達成更穩定的關係時，的確可能發生如同上述現象的調適行為。而且很明顯的，肺炎式的鼠疫不但省掉了任何中間宿主，還令患者在只比一天長一點點的感染期間內，達成百分之百的死亡率。這種病如果想成為穩定的人類傳染病，除了上述的突變外，別無他途。

不論到底綜合了哪些因素，對西歐地區來說，結果都是無庸置疑的：一種有如惡夢般籠罩歐洲人達三世紀之久的疾病，在十七世紀後期就這樣消失了。鼠疫桿菌這次在地理分布上的小小撤退，後來卻激發出一個恢宏的理論，大意是說，鼠疫已經在人類的歷史中大規模的流行過三次了：六世紀、十四世紀以及功敗垂成的二十世紀。

這個想法是由二十世紀負責控制鼠疫的醫學小組所發展出來的。並不難理解他們為何會這麼想，因為這樣可以讓他們的工作更顯重要。然而事實上，對於居住在歐亞大草原附近的居民而言，鼠疫並未消失，而且也不似大流行理論所假設的，毒性會降低。在這些地區，鼠疫還是老樣子。因此，真正能決定鼠疫流行或消失的調節因素，似乎比較是在於居住、船運及衛生習慣的變化，以及其他能影響老鼠、跳蚤和人類彼此接觸方式的類似變因。單就手邊有限的證據，就架構出所謂三次全球大流行，似乎是硬把西歐鼠疫經驗套到全歐亞的錯誤之舉。

歐洲還出現了另外一些重大的疾病模式變化，這些變化如果不是 1346 年後鼠疫橫行造成的結果，就是鼠疫以外的其他新流行疾病西移的結果（伴隨這項西移一塊發生的，還有蒙古於歐亞建國引發的人類運動模式變遷）。

麻瘋病的變遷

其中最顯著的現象是，麻瘋病發生率降低了，在黑死病流行前，它原本是中世紀歐洲很重要的一種疾病。當然，那時所謂的麻瘋病只是普通名詞，用來形容好幾種能以明顯、恐怖的方式影響皮膚的傳染病。今日我們所指的麻瘋病，是專指被某一種細菌所感染的疾病，這種細菌是在1873年，由挪威醫師漢生（Armauer Hansen）所發現的；因此，這種疾病現在皆稱為「漢生病」，以別於從前帶有歧視意味的所謂「麻瘋病」。

漢生病傳入歐洲和地中海沿岸地區，似乎是在西元六世紀時。從那以後，它就和其他傳染病一塊兒被歸類為麻瘋病，但是直到十四世紀之前，它始終是最重要的一種疾病。數千座中世紀城鎮外，都建有麻瘋病院。曾有人估計，到了十三世紀時，所有基督教地區的麻瘋病院共有一萬九千家左右。

黑死病所造成的大量死亡，當然也減少了很多麻瘋病院的人口，但若以為這種病會由於患者死亡而消失，顯然不太正確。漢生病其實一直存在著，而且流行規模頗大，包括斯堪地那維亞以及規模較小的歐洲其他地區。話雖如此，基本的事實是，漢生病人的數目再也不像1346年以前那般多了，麻瘋病院也因此必須移作他用，通常被轉作為病院使用，或像在威尼斯，被改成檢疫所，檢查可疑的鼠疫帶原者。

不消說，導致漢生病在歐洲顯著衰退的生態環境，如今是無法重建的。近來醫藥研究顯示，飲食內富含大量維他命C或許有影響，因為維他命有辦法壓抑麻風桿菌吃食人體組織的化學過程。但是，即使歐洲人的飲食在黑死病肆虐後，的確曾有些什麼變化，這

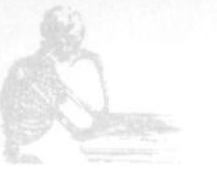

些變化似乎也完全不足以解釋漢生病為何會突然全面衰減。

另一個可能性更高的假說，則著眼於疾病競爭模式的變遷。更特別的是，漢生病可能會因為肺結核在歐洲人口中的發生率增加而衰減。理由如下：結核桿菌所激起的免疫反應，至少在某些情況下，似乎能和麻風桿菌激起的免疫反應重疊，使得宿主會因感染過其中一種傳染病，而增加對另一種傳染病的抵抗力。

在這種競爭情況下，結核病擁有明顯的優勢。因為結核桿菌是透過病患咳嗽或噴嚏時散播的飛沫，直接由病人傳給健康的人，它們的行動力，當然要比麻風桿菌強得多。漢生病究竟是用什麼方式在宿主間傳染，至今仍不確定；但顯然的，這種病的傳染性並不很高。這種桿菌似乎只有在長期接觸後，才能進駐新宿主。

因此，不難想像，假使結核病確實於1346年以後，在歐洲更為盛行，它的確有可能干擾漢生病的傳染鏈，並在歐洲人的血液裡激起更強的抵抗力。方法很簡單，只需要搶先一步在宿主體內誘發抗體，就能讓動作慢吞吞的麻風桿菌遇上重重險阻。

這個假說馬上又引發了另一個問題：在鼠疫流行後，結核病是否（以及為何）在歐洲達到更高的流行頻率？結核桿菌是地球上分布最廣且最古老的病菌之一，這種病菌傳染早在人類出現之前就存在了。石器時代以及埃及古王國的人類骨骸，都曾被檢驗出帶有受結核菌損傷的跡象；不過，肺結核這方面的證據倒是極少（因遺體的肺部結構難保存）。

在現代環境中，肺結核是最適合在城鎮裡傳播的結核病。在這兒，陌生人經常近距離的接觸，使得咳嗽和噴嚏能把疾病由一個人傳給另一個人。當然，大約在西元1000年時，城鎮在西歐的重要性大大增加；但是不論在歐陸哪一個地區，住在城鎮的居民，在全部的人口中，始終只能算是少數，這情形一直持續到十四世紀後許久。因此，想用「中世紀城鎮的興起」來解釋「眾人因此由感染漢生病轉為感染肺結核」，似乎完全不夠充分。

莓疹病湊熱鬧

還有另一個比較合理的解釋，或許可以解開這道謎，我們不妨繞個彎，想想歐洲痲瘋病院在1346年後漸漸空無一人的過程中，另一種也可能插上一腳的疾病變遷。莓疹病（yaws）也被中世紀的醫師歸為痲瘋病的一種。它是某種螺旋體感染造成的疾病，這種螺旋體和引起梅毒的病原體難以分辨。這種病的傳染途徑，是經由和病患直接接觸，使病原體透過皮膚進入宿主體內，形成深沉的開放性瘡口。

在中世紀時代的歐洲，莓疹病究竟存不存在？如果存在，它又有多盛行？現在都無法知曉，因為它那惹人憎惡的病徵，剛好符合痲瘋病的界定範圍。然而，我們有理由相信，在哥倫布時代之前，歐洲人對於螺旋體傳染病並不陌生；有一派專家認為，這類傳染病和結核病一樣，都是人類最早認得的疾病。早在遠古時代，狩獵者及採食者最初大遷徙時，這些傳染病就已經被他們帶到世界各地去了。

假使我們同意「莓疹病在1346年以前的歐洲，被分類歸入痲瘋病」這項主張，那麼很顯然，這種傳染病在那之後便衰微了，因為當梅毒於十五世紀末暴發流行時，毒性之猛，看起來簡直就像是歐洲人初次遭逢的新疾病；它展現出極不尋常的鮮紅病徵，而且在入侵的宿主體內所遭到的免疫系統抵抗力也很微弱。然而，引起莓

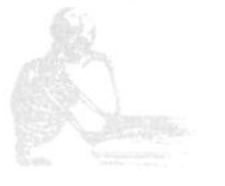

疹病的病原體和引起梅毒的病原體，似乎是同一種。兩種疾病的差別似乎只在於傳染方式，以及因進入管道不同所造成不同的體內感染途徑。

這兩種疾病都有可能在黑死病流行後，改變在歐洲人民間的傳染途徑。假使真是這樣，原因何在？很顯然，決定皮膚與皮膚接觸範圍多寡的因素之一，在於大部分人民（尤其是窮人）的衣服及燃料是否夠充足。到了冬天，如果缺乏保暖衣物和足夠維持居所溫暖的燃料，想要保持體溫，唯一的法子就是與他人緊緊的捲靠在一起，尤其是冬日夜晚。

十三世紀時，當西歐許多地區的木材都開始短缺後，這種方法很可能正是農夫們熬過嚴寒冬夜的唯一途徑。然而，十四世紀發生的大量死亡疫病意味著，到了 1400 年時，在同樣大小地理空間內需要奮力求生的人數，約比 1300 年的人數少了百分之四十。大致說來，這顯然也意味著將有更多燃料以及更多羊毛能夠流通。另外，由於氣候惡化，十四世紀變得異常寒冷這件事實，很可能也意味著，要是和十三世紀較溫暖的冬日所需要的衣物相比，若沒有更保暖的衣服，即使捲縮擁抱在一塊兒，也是徒勞。

大家都知道，西歐在十四世紀到十七世紀間，顯著的擴增了羊毛紡織品的產量。就現有的數據資料顯示，出口到地中海東部、愛琴海沿岸島嶼以及亞洲的高級布料，數量比供給本地農人穿著的劣等羊毛布料，高出許多。雖說如此，但如果普遍增加的羊群（尤其在英國或及西班牙），加上更寒冷的氣溫，都沒能令歐洲人多穿些衣物，那才教人吃驚。

由於鼠疫折損人口，使得人力短缺，連帶造成薪資上揚，也使得受薪階級得以購買更好的衣物；即使薪資上揚不見得是普遍現象，而且也並未一直持續，但西歐地區的人口數目少於增長中的羊毛數量，卻是不爭的事實。因此，看來似乎很可能連窮人都有辦法更好的保暖身體。這樣做的結果，也可能幫助歐洲人打斷昔日漢生病以及莓疹病所依賴的皮膚接觸傳播方式。假使真是這樣，就不難明白當時歐洲的麻瘋病院為何會人去樓空了。

病原體另闢蹊徑

然而，羊毛織品供應增加卻會造福蝨子和臭蟲，並因而促進像斑疹傷寒這類疾病的傳播，而斑疹傷寒似乎是在 1490 年的時候，首次成為歐洲軍隊裡的凌厲殺手。另外一項副產品則是「合乎禮儀」的新觀念，要求每個人隨時都盡可能的遮蔽自己的身體。眾所皆知，十六、十七世紀時，拘禮的風氣吹進天主教和新教徒國家，結果導致人們把性以及其他生理功能隱蔽起來。

然而，要做到這一點，先決條件是，必須要有足夠的衣料供人們蔽體，即使窮人也不例外。這類風氣變得如此重要，間接但卻有力的證明了我原先的假設：自 1346 年後，歐洲的保暖衣料確實變得更充足了。

因此，歐洲地區寒冷的天氣，以及供應量漸增的羊毛織品，很可能會令麻風桿菌以及莓疹病螺旋體遭遇生存危機。後者最終開闢出另一條途徑，即透過性器官的黏膜組織來傳播。如此一來，這種病所表現出來的病徵也變了，於是歐洲的醫生在十六世紀初又替它取了一個新名字——梅毒。

如今，螺旋體有了不同的表現，它不再像莓疹病從前那樣成為廣為流行的傳染病；不再是常見於兒童的疾病，也不再能輕易留下

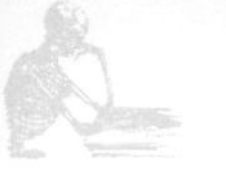

令人殘疾的傷口（除非宿主抵抗力降低）；它現在通常只感染成年人。至少剛開始的時候，它們在成年人體內會激起劇烈的病徵，就好比我們現在依然熟悉的兒童疾病（例如麻疹），在年輕成人體內會比在孩童體內，激發更嚴重的病徵。

然而，麻風桿菌卻沒能找出新的感染途徑，只能繼續盛行於斯堪地那維亞，因為在那兒，嚴寒始終是常客，再加上毛料可能也並未增加，所以麻風桿菌可能還是可以用老方法來傳播。至於在西歐其他地區，是否因為感染肺結核的機會增加，而導致漢生病衰微，我們必須用開放的態度來看待這個問題。假使在中古時代的條件下，稍微接觸到結核桿菌，確實能導致對麻瘋病的部分免疫，那麼這種說法依然有它的可能性。

以上這些想法不需強調，很明顯都算是臆測。當時環境中的其他因子，如飲食改變、氣溫改變、大眾洗浴方式的改變，也可能會比逐漸盛行的著衣習慣更為重要。話雖如此，還是有一些穩固的事實存在：鼠疫反覆出現、歐洲人口減少、羊毛製品增加以及麻瘋病院漸空。

不論這些因素以及其他因素，彼此間是如何互動以達到這樣的結果，總之，到了十五世紀最後幾十年，也就是 1346 年到 1420 年間，大大改變了舊日微寄生平衡的黑死病震撼，終於被成功化解了。新紀元開啟，歐洲人口又再度緩緩呈現出增長的趨勢。

再談巨寄生

在這個發展過程中，巨寄生模式必定也扮演了某種角色。但是在 1346 年至 1500 年間，歐洲各地的政治、軍事情況各不相同，無法整體而論。或許可以說有一項緩慢趨勢，即地方性的暴力衝突漸漸減低。

當英法百年戰爭於1453年結束後，想必法國正經歷了這樣的趨勢。假使這種現象更普遍的話，我們或許可以把它歸功於稅賦漸趨中央化；相對的，壟斷組織化軍隊的地區中心也愈來愈少。但各地是否都有這種現象，我們完全不清楚。例如在波蘭，發展剛好是反向的，而且即使是在法國、英格蘭和西班牙這幾個君主專制最先進、成功的國家，零星的武裝暴動仍然經常發生，有時甚至造成區域崩潰，這種現象一直持續到十七世紀中期。

租金占農民收入的比例也各有不同，這點和稅金一樣。生產力則是第三個界定歐洲巨寄生平衡的關鍵變因，因為農民和工匠生產愈多，即使要他們上繳更多租稅，他們依然能生存，甚至還能改善生活水準。租金、稅金和生產力的地方差異，似乎不能套用任何公式；至少就我所能判辨的是沒有。只有微寄生方面的變化確實發生過，因此，把這些微寄生變化，想成是十五世紀末扭轉歐洲人口趨勢的最主要因素，應該是很合理的。

當然，沒有什麼穩定狀態是長久不變的。就在歐洲人從鼠疫及各項後遺症的驚嚇中，復原不久，歐洲探險家於1492年到1521年所開啟的環球航海時代，又為人類提供了一系列新的疾病震撼，這一回所造成的結果，影響了全世界。

不過，在我們繼續這個主題之前，似乎有一些新論調頗值得討論——關於歐洲人自十四世紀及接下來的世紀遇上黑死病，在心理、經濟及文化上所造成的結果；然後接下來，我們必須盡可能的調查清楚，當蒙古人把大草原變成常規的運輸路線後，黑死病為亞洲及非洲所帶來的影響。

鼠疫帶來的心理衝擊

在心理及文化層面，歐洲人的反應非常明顯而且多變。面對緊張、即時的危機，也就是當鼠疫暴發，整個社群籠罩在死亡迫近的恐懼感時，日常規範和禁忌也都跟著一一崩解。

這時候，各種儀式開始興起，並且以社會能接受的方式來紓解焦慮；但是，十四世紀時，地方性的恐慌通常會激發出怪異的行為。鼠疫最早激起的儀式化反應，形式實在相當極端、醜陋。在日耳曼及鄰近的歐洲地區，「鞭笞派」（Flagellants）苦修團體為了要平息上帝的憤怒，彼此相互鞭笞得鮮血淋漓，同時還攻擊猶太人，因為一般人都相信瘟疫是猶太人散播的。鞭笞派苦修者鄙視所有教會及國家當局，假使傳言屬實的話，他們舉行的是近乎自殺式的儀典。

由鞭笞派苦修者及其他人鼓動的日耳曼猶太社區攻擊行動，很可能加快了歐洲猶太民族中心的東移。波蘭幾乎完全逃過第一波鼠疫，因此雖然當地也流行攻擊猶太人，但是皇家當局還是很歡迎日耳曼猶太人，因為他們能把諸多城市的手藝帶進波蘭。因此，日後發展建立起來的東歐猶太民族，主要是受到十四世紀一般民眾對鼠疫的反應模式而影響。而且，維斯杜拉河（Vistula）及尼敏河（Nieman）流域的市場導向農業，很可能也因此而加速成形，因為這類農作通常都是由猶太人所經營的。

這類歷史上的暴力插曲，證明了鼠疫對歐洲人意識上的衝擊有多大。隨著時間的前進，最初的恐懼和害怕漸漸鬆懈下來。各類作家如薄伽邱（Giovanni Boccaccio，義大利文藝復興時期作家）、喬叟（Geoffrey Chaucer，英國詩人）及朗蘭（William Langland，把教堂語言通俗化的作家），全都把鼠疫當成人類生活裡的例行危機，就如同天氣般，是上帝的旨意。

或許，鼠疫對文學還造成另一些更長遠的影響。例如，現代學者就曾猜測，採用各地本土語言來從事嚴肅寫作，以及拉丁文在西歐受過教育的人士中間，逐漸式微成一種混合語言，都是因為嫻熟拉丁文的牧師及教師（只有他們有辦法保存這種古語）大量死亡，才得以加速進行。

繪畫作品也同樣反應出社會一再面臨意外死亡，所激發出來的黑暗觀點。例如，義大利托斯卡尼派的畫家，畫風就一反喬陶（di Bondone Giotto，文藝復興初期畫家、雕塑家及建築師）的寧靜，偏向更嚴厲的宗教場景及人物肖像。「死亡之舞」變成藝術常見的主題；還有其他諸多與死亡、恐怖有關的主題，也都登堂進入歐洲的藝術典藏之中。

十三世紀歐洲忙著興建大教堂時，所特有的那股輕快、自信，一遇上這個多災多難的時代，全都消退了。不同階級間形成強烈的社會對立，以及親密的人突然死亡這類事情，幾乎對於每個人來說，都變得比從前更重大了。

黑死病在經濟方面造成非常巨大的衝擊，雖然各地影響程度的差異之大，超過早期學者的認定。在高度開發地區，像是義大利北部及法蘭德斯，當十三世紀的景氣成為歷史，不同社會階層間開始出現強烈的摩擦。鼠疫驟然毀掉了既有的薪資和物價結構，更加劇了這些衝突，至少短期內是如此。

差不多在一百多年前，英國經濟學家羅傑斯（Thorold Rogers）曾指稱，黑死病改進了低層人民的生活，而且也因為摧毀農奴制度而促進了人民的自由。

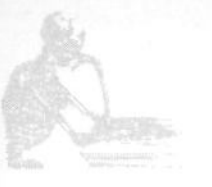

他的想法是這樣的，由於鼠疫造成大量死亡，使得勞工短缺，受薪階級得以在未來的雇主間，討價還價，以提高他們的工資。這種觀點，現在已經不大被人接受了。因為每個地方的情況差別很大。雇主也和勞工一樣會病故；而且，有證據顯示，在那些薪資短期上揚、市場經濟活躍的城鎮，人力短缺只是暫時的現象。

各種教派因應而生

當然，鼠疫最初引起的混亂，總是會隨著時間而降低。不過，我們仍然可以在後來的十四、十五世紀中，看出歐洲文化及社會上產生了兩大普遍的替代現象。它們似乎能合理的和可怕、不斷翻新的鼠疫經驗，扯上關係。

當鼠疫發飆時，前一天還好端端的人，可能二十四小時內便慘然病故。這現象真是令所有人對於詮釋這個神祕世界所做的努力徒勞無功。曾經是阿奎奈（Thomas Aquinas）時代最強調的理性神學自信，這時候也撐不下去了。於是，唯有能夠為突發、無法解釋的慘難預留廣大空間的世界觀，方能適合鼠疫流竄的冷酷世界。

享樂主義和其他幾種宿命論的異教哲學，也都是可能因應而生的產物，雖然選擇這些做法的人數總是有限。更普遍而且更受尊重的，是日漸竄升的神祕主義，目標在於採用無法言傳、無法預知、強烈且純個人的方式，與上帝接觸。

東正教裡的靜修（Hesychasm）教派，以及拉丁基督教裡更多樣化的運動，例如日耳曼神祕主義、共同生活弟兄會以及英格蘭的羅拉德派等神職團體的行動，在在顯示出，他們需要採用更個人、唯信仰論的途徑來接近上帝，而不像先前阿奎奈神學理論所提出的那種廣為接受的虔誠方式。

鼠疫復發後，又重新激起這種心理需求，一直持續到十七世紀中期；因此，基督教所有支派（東正教、天主教以及新教）全都預留更多空間給個人神祕主義，以及各種與上帝交流的方式，雖說教會當局對於太過私密的狂熱，始終不太自在。

再者，由於正統教會儀式以及管理方法不適當，難以處理史無前例的鼠疫急難，造成四處瀰漫著不安。十四世紀時，眾多牧師、僧侶死亡；而他們的繼任者，通常所受的訓練較差，但卻需要面對更加質疑宗教的群眾，有些人甚至會公然表達敵意。

鼠疫殺死某群人，但卻留下另一群人，這樣的方式似乎很難看出上帝的正義；此外，一般尋求上帝恩典的方式，如透過聖禮（即使是在神職牧師並不缺乏時）等，對於公眾心理來說，簡直完全無法抗衡反覆無常的傳染病致命疫情。在歐洲基督教地區，反對教權當然不算是新聞；然而，在 1346 年之後，反對教權的想法卻變得愈來愈普遍，這也成為馬丁．路德（Martin Luther，十六世紀歐洲宗教改革運動發起人）日後成功的因素之一。

由於聖典儀式一直非常保守，羅馬教會花了好幾個世紀才適應這場因鼠疫一再暴發所引發的危機。因此在反宗教改革時期，心理上為了應付致命流行病而建立的儀式和象徵，開始變得有意義。例如，向聖塞巴斯蒂安（St. Sebastian）祈禱，就成為預防鼠疫的天主教儀典的重心（聖塞巴斯蒂安是第三世紀的殉道者，在基督教世紀早期即備受禮讚，甚至一度被喻為阿波羅）。這位被利箭射死的受難聖徒，彷彿是被傳染病無形的利箭射殺的象徵，在宗教藝術作品中開始大量出現。

第二號重要人物為聖洛克（St. Roch）。他的特色不同，他是公

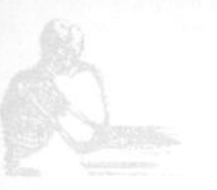

益及慈善行動的楷模以及擁護者，而這些活動在鼠疫最猖獗的歐洲地中海城市，緩和了許多疫病帶來的衝擊。

歐洲新教徒地區倒是沒有針對流行病災難發展出太多特殊的儀式。《聖經》上對於如何應付傳染病大暴發，著墨並不多，況且鼠疫又很少傳到北方（雖說一旦侵襲北方，通常格外凌厲），新教徒自然缺乏發展這類儀式的刺激。

義大利反應快

和被僵化層層包圍的教會相反，城市裡的政府，尤其在義大利，對於惡性疾病所投下的挑戰，反應相當快速。行政長官都學會如何處理實際庶務，例如規劃喪葬、護衛糧食運送、設立檢疫所、雇用醫師，以及訂定鼠疫流行期間的大眾暨私人行為規範。城市當局能夠做出這類較有效率的反應，正象徵城市普遍擁有的活力，也正因為這股活力，使得西元 1350 年至 1550 年期間成為歐洲城市的黃金歲月，尤其是日耳曼和義大利，很少有城市當局能夠與這兩地競爭。

義大利和日耳曼的城市政府及商人，不只把自個兒的地方事物料理得很成功，而且還率先主導了更緊密整合的跨區域市場經濟發展，這項發展遍及了全歐。不久之後，這批城市還發展出更為世俗化的生活及思考方式，因此到 1500 年時，這股生氣勃勃的活力，開始影響全歐陸。由中世紀轉換到文藝復興時代的文化價值，不消說，當然不只是因為鼠疫而造成；然而，城市當局針對鼠疫所做出大體成功的反應之道，對於歐洲在感性方面的轉型，當然還是有些貢獻的。

當我們把注意力由歐洲收回來，自問這種新的鼠疫模式，對於舊世界其他地區的意義究竟是什麼時，惱人的空虛感立刻出現。有關歐洲黑死病的學術討論，它的過程影響等等，已經有一百年以上的歷史了；但是世上其他地區的類似資料，卻完全沒得比。然而很難令人相信，鼠疫竟然不曾影響中國、印度及中東；而且更不合理的想法是，由中國東北到烏克蘭的整個歐亞大草原上，齧齒動物社群發展為鼠疫傳染病的長期疾病庫之後，人類生命竟然不曾被這股新生且空前的壓力所威脅。

鼠疫在伊斯蘭世界

當然，現存有許多證據可以證明，鼠疫在伊斯蘭世界正如在歐洲一樣，一直是反覆侵襲人類的可怕傳染病。埃及、敘利亞兩地，與地中海沿岸其他地區都是鼠疫疫區，因為這兩地和地中海沿岸地區一直保持密切接觸。在 1347 年到 1349 年，鼠疫第一次發動攻擊時，埃及人口約死去一半，而且從此之後，鼠疫又以頻繁的間隔，重返尼羅河流域，最晚近的一次發生在 1940 年代。

這點並不令人意外，因為埃及和東歐大草原發展出很特殊的連繫關係。從 1382 年到 1789 年間，尼羅河流域都是被一群從高加索地區徵召來的馬木留克（Mameluke）軍事集團所統治。這個軍事集團一直和黑海港口維持穩定的交流，因為唯有這樣，才能確保他們的人數維持一定。

疾病在埃及造成的影響可能非常嚴重。只要簡單計算一下阿拉伯作者們曾提及的流行病慘難，就可以看出來，和地中海沿岸其他地區以及伊斯蘭教世界相比，埃及發生疫病的頻率在十五世紀時，

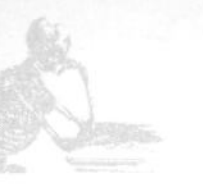

突然出現了戲劇性的高峰，結果造成人口衰減和貧窮。無疑的，部分原因也在於馬木留克軍事統治集團的壓迫和惡政。

但是，由於疾病比起人類，總是更具效率的殺手，因此埃及的財富和人口的衰減，與其說是因為馬木留克的蓄意作為，不如歸因於埃及和西邊大草原的特殊連繫所造成的微寄生風險。

當然，只要馬木留克的統治繼續不變，埃及在歐洲人當中就得繼續扛起惡名，因為影響遍及地中海其他地區的鼠疫新疫情，通常都會被歐洲人追溯回埃及的亞力山卓城或開羅。埃及在基督徒間的惡名聲，雖然無疑是被宗教上的仇外心理所強化了，但是下列事實依然無可辯駁：當拿破崙於 1798 年推翻馬木留克的統治後，從此切斷埃及和黑海沿岸的長期關連，鼠疫流行也減弱了，甚至在 1844 年以後，完全消失達數十年之久。

在伊斯蘭世界的其他地區，大型鼠疫暴發通常都會持續好幾年，隨著季節，在不同城鎮和地區之間流轉，但始終維持一條不間斷的傳染鏈，直到易發病的人類宿主耗盡後，疫病才會失蹤一陣子。

至於歐洲，鼠疫用這種方式光臨一個地區的間隔時間通常為二十年到五十年，差不多等於新一代的人群，替換掉曾接觸過這種傳染病的上一代老人，所需要的時間。

不可規避阿拉的旨意

伊斯蘭教對於鼠疫的反應很被動。早在穆罕默德時代的阿拉伯地區，就已經有流行病的聽聞，而且伊斯蘭人從諸多傳統裡學習的生活準則中，就包括了來自先知口中的告誡命令，以指示如何應對瘟疫的暴發。主要內容大致可翻譯如下：

> 當你得知某地發生流行病時，千萬不要前往該地；但是，假使疫病於你所在的地區暴發，千萬不要離開。
>
> 凡死於流行病的人，都是殉道者。
>
> 神想讓誰得病，誰就會得病，這是懲罰。但是，為顧及信徒，祂也會稍稍施與慈悲。

這類傳統會妨礙社會去制定有組織的鼠疫防治法。不過，上文中所謂的「流行病」，當然也適用穆罕默德時代的其他疫病，尤其可能是指天花，它似乎在穆斯林征服拜占廷及薩珊王朝之前，以及征服之時，都曾暴發過。

到了十六世紀，當基督教的檢疫以及其他預防鼠疫的措施，已經十分紮實之際，伊斯蘭教的觀點依然堅決反對「用人力來規避阿拉的意旨」。下列小故事充分顯示出這一點：一名駐君士坦丁堡的羅馬帝國大使要求更換居所，因為鼠疫已經在他指定的住宅處流行開來，結果鄂圖曼帝國的蘇丹回答道：「難道鼠疫跑進我宮殿的時候，我也要跟著搬離嗎？」穆斯林對於基督徒的衛生措施，抱以玩笑的輕蔑態度，也因此，使得他們因鼠疫而蒙受的損失，遠較基督徒鄰居來得慘重。

在巴爾幹半島以及幾乎印度全境，穆斯林建立起的統治階級偏好住在城內，這一點對他們的人口發展大大不利。畢竟，傳染病一旦在城鎮暴發，疫情多半會比較慘重。唯有屬民源源不斷的改信伊斯蘭教，方能彌補因鼠疫及其他傳染病所造成的穆斯林人數損失。

因此，當十八世紀巴爾幹地區的人民，改變宗教信仰的速度愈

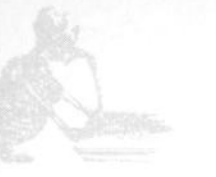

來愈慢，幾乎停頓下來，伊斯蘭教統治的人力基礎，在信仰不同宗教的農村鄉間地區，就愈發薄弱。十九世紀時，巴爾幹半島基督徒所發起的民族解放運動，要不是受到這股人口結構上的刺激，也不可能如此成功。

鼠疫滲透中國的兩條路線

至於中國，從十四世紀開始，這個幅員廣大的國家即擁有兩條容易被鼠疫入侵的邊界：一條位在西北，與歐亞大草原鼠疫病媒庫相接壤；另一條則在西南，和喜馬拉雅的病媒庫相接壤。

然而，根據現有的紀錄，在十九世紀以前並無法將鼠疫和其他流行疾病區分開來。到了十九世紀以後，和喜馬拉雅病媒庫接壤的雲南省暴發鼠疫流行，並在 1894 年蔓延到沿海，這恰好和前面敘述過的全球性結果同步。1855 年以前，致命的流行病在中國出現得相當頻繁；其中很多場流行病都可能是鼠疫。但是礙於資料有限，我們在這方面沒法做出更肯定的結論。

不過，中國人口在西元 1200 年至 1393 年間減少一半，最妥當的解釋應該還是在於鼠疫，而非蒙古人的野蠻行徑，雖說傳統中國正史比較強調的是後面這項理由。

同時，中國也不可能是亞洲唯一蒙受鼠疫損失的地區。我們有理由相信，喜馬拉雅山以北整片地區在十四世紀時，一定曾經發生顯著的人口衰退，因為當時鼠疫傳染在大草原上還很新奇，而且地方人民還沒有足夠的時間來調適這種致命傳染病的危機。但是，相關資料幾乎是一片空白，只除了少數零散、隨興的論述碰巧被現代學者拾得。

譬如，一名阿拉伯作者報告，鼠疫在1346年傳到克里米亞，並且於地中海地區開展它的屠殺生涯之前，大草原西部的烏茲別克村落早已被這種病掃蕩成空無人煙的廢墟。

假使我們不去考慮大草原東部的比例有多大，而是考量蒙古勢力的衰頹，他們於1368年由中國撤出，這和推論鼠疫桿菌傳遍大草原的時間如此接近，實在令人驚奇。我們當然不禁會好奇，削弱蒙古軍力的其中一項真正因素，是否在於密集接觸傳染病，尤其是鼠疫。如果這個假說正確，那麼無疑的，由黑龍江口一直到多瑙河口的草原遊牧民族，在新接觸到這種高度致命的傳染病時，一定會折損大量人口。

果真是這樣的話，我們就不難明白，蒙古人為鞏固各占領地（不論是中國、波斯或俄羅斯）的霸權，所進行的軍事人力補充行動，為何會變得窒礙難行；另外，也不難明白，這個過程如何加速遊牧民族遭到先前統轄的農民推翻並吸收，從亞洲到歐洲都是如此。

這樣一場人口統計上的慘難，假使真的存在過，也同樣能解釋草原城市中心的式微，這些貿易中心在十四世紀前期，曾具有相當的重要性。窩瓦河附近的城鎮破壞，通常歸咎於帖木兒（征戰期為1369年至1405年）的殘暴。當然，帖木兒確實把全部工匠都弄回自己的首都撒馬爾罕；而且他的燒殺擄掠，遍及印度、小亞細亞以及歐亞大草原的西半部。但是像這類征服者的暴虐行為，算不上是新鮮事；而且只要附近有人口稠密的鄉間，就可以從那兒吸收新的居民，讓被蹂躪的城市很快恢復。在帖木兒掠奪完之後，小亞細亞和印度就是這種狀況；然而大草原西部卻一直沒有恢復元氣。

這些城市的榮景都繫在車馬隊運輸線上，而車馬隊運輸線的脆

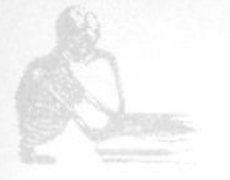

弱本質，或許正足以解釋這些城市為何失敗。畢竟，成功的長程貿易，需要廣大的地域同時維持良好條件，因此，只要貿易系統中任何一個據點出現過度的巨寄生或是嚴重的功能失調，都將很快的瓦解這類昂貴的商旅車馬隊活動。這點或許足以解釋，為何亞洲西部草原在帖木兒掠奪後，恢復得如此緩慢，慢到幾乎察覺不到進展。

然而，扮演真正關鍵角色的，也可能是微寄生的型態變遷。事實上，大草原在 1346 年後發生的政治紊亂，很可能是統治者短視且暴戾的結果，因為那些深受鼠疫肆虐之苦的商人和工匠，再也沒法支付像從前那般高昂的貢金；而從前的高昂稅金，正是由他們的祖先努力支付、以建立起中亞及東歐的帝國。但當年的商人和工匠，可是為數眾多又事業發達。

我們也許可以肯定，那些專門從事商旅車馬隊的人員，也就是負責收購商品、護衛運送商品，並販賣商品的人員，特別容易染上鼠疫。尤其是在鼠疫流行還很新鮮的那幾十年，很缺乏經考驗證明可行的疫情處理原則。於是，隨著蒙古人征服的足跡而興起於歐亞大草原上的車馬隊網路，之所以會衰微，很大部分因素就在於疫病造成的慘重死亡。諷刺的是，蒙古人戮力開發草原生活中的軍事潛力所締造出來的成就，同時卻也令歐亞遊牧民族暴露在致命的流行病魔掌下，而這些遊牧民族的戰士、牧人以及歐亞的貿易商從此再也無法恢復元氣。

草原和農業區的交流

假使我們把很少考量過的歐亞人類生態變化（可以確定在十四世紀後，這項變遷是錯不了的）安排進來，會使得前述有關大草原人口銳減災難的假說顯得更合理。十四世紀之前，長達三千多年來，草原民族一向都倚賴超強的機動及軍事能力，向南侵入文明的農業地區。他們的角色多變，有時是征服者，有時是奴隸，有時又是傭兵；但是，由大草原流向歐亞農業世界的潮流，卻是千真萬確而且持續不斷的。

有時候，這種潮流的影響，甚至大到足以長期改變語言及人種的界限。印歐語系以及土耳其語的分布，正可用來證明這個過程的規模和持續性。不只如此，在1300年之前的數百年，當塞爾柱帝國（Seljuk）和鄂圖曼帝國擴張時，由大草原南移的運動規模特別壯大，最後再由蒙古風暴完成最高潮的壓軸，這些都是有憑有據的。

然而，1346年後，這種遷移模式消失了，而且等到十六世紀時，大草原西部的民族遷移潮顯然還反向而行。最遲不超過1550年，草原上的遊牧民族不再像從前數千年來一般，由草原向外施壓，侵占農耕地，反而是農業先鋒開始向西攻進草原地。他們侵入的地區，大半是早已變成一片草海的無人荒地。

歐洲草原在中世紀末以及近代初期的這種荒蕪景況，我們一定得把它視為需要解釋的問題，雖然歷史學家通常都滿意的把1500年的景況視為「正常」。但是，烏克蘭大草原其實是非常上等的農地，就如同俄羅斯耕種者不久後所證明的。這片地也同樣適合遊牧民族居民，因為它能提供蒙古以西最優良的牧草。那麼，它在近代初期為何總是杳無人煙呢？

掠奪（尤其是掠奪奴隸），一旦在十五世紀後期變成有組織的行動後，必然會降低當地人口數目。鄂圖曼帝國的奴隸市場一向需求無限。然而，想要藉由攻擊俄羅斯村落來發奴隸財的克里米亞韃靼騎士，往往得橫越好大一片曠野，才能找著合適的受害者。

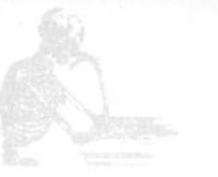

但是這類型的奴隸掠奪，並不足以解釋草原的空蕩。遊牧民族和他們的牲口究竟上哪兒去了？他們可能退回克里米亞地區，而且該地環境的局部城市化，也可能代表了撤退者蓄意選擇那裡。居住在那兒，可以更密切的接觸鄂圖曼文明，以及文明地區所包括的一切賞心樂事。但是很難令人相信，居住在烏克蘭肥美草原上的遊牧居民，竟能全部安置到狹窄的克里米亞地區，除非在那之前曾經發生大慘難，使他們的人數銳減，同時也令克里米亞半島上的防禦堡壘看在倖存者眼中，變得格外有魅力。

大草原人口復甦

根據來自大草原東部廣大地區的推理證據顯示，蒙古人和滿族人在十七世紀或更早以前，就已經學會如何有效的隔離鼠疫。否則，滿族在 1640 年代征服中國，是不可能成功的。因為要想保持勝利的戰果，需要人數眾多且軍紀嚴明的八旗軍來支援新王朝。

同時，一股強力的宗教及政治運動，也於十七世紀時，在蒙古及西藏人中間興起，也就是喇嘛教裡所謂的「黃教」。這一番遊牧民族重組，威力相當可觀，使得中國的新統治者滿清自 1650 年代開始，也不得不小心顧慮。最後，仗著中國廣大的資源做為遠征軍的後盾，滿清終於把西藏和蒙古納入清帝國的版圖。然而，整個過程需要付出相當大的努力，而且中國軍隊直到 1757 年才贏得最後的勝利，當時，天花剛好瓦解了由卡爾梅克人（Kalmuk）所統領的草原戰鬥聯盟。

這段軍事政治紀錄所暗示的是，到了十七世紀中期，大草原東部的人民又重新恢復數量上的優勢，相對於安土重遷的中國社會，又可以重拾傳統的角色。當然，這過程是怎麼來的，現在已無從得知。但是，正如我們前面談過的，當受過醫學訓練的觀察者注意到鼠疫桿菌的生態，而且也研究出它和人類、土撥鼠以及其他生活在中國東北地區和蒙古的穴居齧齒動物之關係後，證實當地傳統民俗確實能有效的防範鼠疫。如果我們假設這些風俗可以回溯到十七世紀（或更早），那麼大草原東部民族捲土重來的政治、宗教、軍事擴張性，也就不難理解了。

相反的，大草原西半部的遊牧民族，在臣服於伊斯蘭教勢力之後，可能確實把鼠疫當成無可避免的宿命。另外，他們所必須應付的齧齒動物族群，也和大草原東半部的不同；而這項差異也可能使得他們更難發展具有防疫保護性的習俗。

無論如何，顯然在整個近代期間（甚至包括二十世紀），鼠疫還是頻頻不斷的在東歐暴發。相反的，鼠疫在遠東地區唯一一次的近代流行，卻是在無知的中國移民遷入陌生環境，不尊重遊牧民族傳統風俗才引發的；而這些傳統風俗，如果你仔細觀察，它們的確能保護人類免受傳染。

繼傳染病災難可能在十三到十四世紀害死眾多草原居民後，緊接著又有兩項額外的打擊。

首先，歐洲船員於 1499 年完成繞過非洲的環球航行；接著，又很有系統的開啟了歐洲與其他文明中心的航海路線。從此以後，大草原上的車馬隊，就不再是中國與歐洲間最便宜的貨運路線了。於是，促成陸路貨運的其中一項重要動機消失，使大草原上的經濟復甦基礎也隨之減弱。

在這之後，又緊接著另一項打擊，高效率的火槍在十七世紀時發展出來，這使得草原騎兵的傳統弓箭隊不再能迎戰訓練精良的火

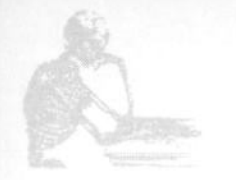

槍步兵。於是，介於農業帝國間的歐亞草原，迅速踏上了不可避免的分割命運，主要的獲利者為俄羅斯和中國。

因此，這引誘人去假設，鼠疫傳染病在歐亞的分布變遷，造成大草原社會的毀滅。但若想尋找任何文件資料來支撐這種觀點，目前機會十分渺茫。

有待史料探索

但在另一方面，如果語言能力精良，對於問題所在又很敏感的學者，非常仔細的全面過濾中國、伊斯蘭甚至印度的文件資料，或許能提供良好的基礎，以重建這些社會的人口與疾病史，而且精確程度和現代已完成的歐洲疾病史不相上下。

但是，既然這些苦工至今還沒有完成，因此除了中國之外，有關亞洲社會在十八世紀前的人口史通論，完全缺乏令人滿意的根據。即使是中國，還是需要多加研究地方資料，以評估在 1200 年到 1400 年間，令中國人口減少半數以上的眾多因素中，疾病所占的分量究竟有多大。

距離大草原這個傳染病熱點很遠的地方，人們對於已改變的疾病模式，反應很可能減弱了。例如印度，假使這塊次大陸真是穴居動物社群中，慢性鼠疫傳染病最古老的家鄉之一，那麼，由遙遠北方的蒙古人所琢磨出來的變化，將不會造成多少差別。

同樣的情形也發生在甚至更遠遙的非洲撒哈拉以南地區。這些地區可能在古早以前，也就是當鼠疫初次登船、開始在印度洋及鄰近海域散播時，就已經發展出「能把人類鼠疫限定在可忍受的範圍內」的風俗習慣。因此，如果鼠疫桿菌偶爾由北方經由埃及路橋或是其他路線，穿透到南方，對於熟悉鼠疫的非洲人和印度人來說，不會造成重大影響。

因此，印度在十四世紀時，似乎沒有出現任何特殊的人口危機徵兆，這點也並不令人驚訝；雖說由於幾乎完全缺乏文字證據，使得上述（以及任何其他）推測近乎毫無意義。在1200年至1700年間，鼠疫確實存在於印度及東非。至於嚴重程度如何，沒人敢說。

於是，就我們所看到的，針對十三世紀蒙古人造成的傳染模式變遷，所產生的後續整體反應，正是重現了發生在西元最初幾世紀的場景。也就是說，在歐洲以及中國（資料比較不清楚），強大的流行病以及隨之而來的軍事及政治騷動，都曾出現在西元初期以及十四世紀，並大大削減了遠東以及遠西地區的人口；至於位在上述二者間的地區，流行病史及人口史都很難（甚至不可能）釐清。

在較早期的例子中，很可能有好幾種疾病都在流行，因此人口恢復的時間也較長，尤其是在歐洲。相反的，在十四世紀時，大部分歐洲人口損失很可能只需歸咎於一種傳染病，而且這一回，歐洲和中國都復原得很快，因此，等到十五世紀後半，舊世紀這兩端地區的人口數目又開始成長了，這點倒是千真萬確的。即便是在莫斯科維（Muscovy，俄羅斯古名）及鄂圖曼帝國等靠近大草原鼠疫傳染中心的地區，人口數目在十六世紀（或始於更早）時，也是在成長中。

就在這波人口重新成長達到極限之前，歐洲人發現了新世界，一股攪動生態及流行病世界平衡的新浪潮隨之產生。下一章的主題，將探討這個事件為流行病學帶來猛烈且富戲劇性的影響。

第5章

西元1500年至西元1700年

闖入美洲新世界

歐洲人的軍事行動及苛刻對待印第安人，
在根絕美洲印第安社會結構上扮演了重要角色，
但主要摧毀者還是歐洲人引進的病原體。

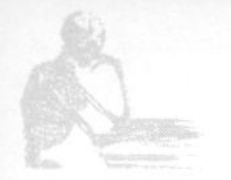

在上一章裡，我很少提到新世界以及當地的疾病經驗。由於缺乏文字檔案，再加上對美洲印第安人考古遺址中的骨骸，所進行的醫學研究結果很有限，無可避免造成這種偏頗失衡的情形。

雖然如此，回顧自西班牙人開始交換新、舊世界間的傳染病後，到底發生了什麼事，由流行病學觀點來看，我們似乎可以肯定，美洲印第安人在哥倫布抵達之前的疾病經驗，並不大重要。新世界居民並未帶有任何可以轉移給入侵者歐洲人及非洲人的新型傳染病；只除了有些人依然認為，梅毒是起源於美洲印第安人。反觀入侵者，突然帶著一長串傳染病大駕光臨（這些傳染病是歐洲人及非洲人在過去四千年文明史中，一種接著一種分次遭遇到的），卻在美洲印第安人族群中，激起滔天的人口危機。

美洲遭遇舊世界的疾病入侵

造成這種失衡狀態的原因並不難找。和舊世界的生物量以及生態複雜度相比，新世界只不過像是一座超大島嶼。

一般說來，在歐亞大陸及非洲，生命形式的演化較為多樣，這是因為大陸的環境，有著比較寬廣的變異範圍。結果，由歐洲人引入的舊世界動植物，通常取代了美洲的原生物種，而且（至少在剛開始的階段）還以爆炸性、高度不平衡的方式，打亂了當地的生態平衡。例如，我們很少體認到，今日北美洲隨處可見的草地早熟禾、蒲公英以及雛菊，全都源自舊世界。同樣的，自農舍脫逃的豬、牛、馬也發展成新世界的野生獸群，有時候會摧毀地表植物，造成嚴重的表土流失。

美洲糧食作物自 1500 年起，對於歐洲、亞洲及非洲人民具有深遠的重要性。但是，真正源自美洲的生物，卻鮮少能競爭過舊世界的生物；雖然也有某些相反例子，像是1880年代，美洲的植物害蟲「根瘤蚜」，幾乎將歐洲葡萄園給毀了。

因此，美洲的疾病經驗，相對於舊世界來說，幾乎是處於未開發狀態，這雖然只是其中一項生物弱點，但不巧卻是對人類生命影響特別重大的一項。目前我們很難取得哥倫布抵達前的美洲疾病詳盡資料。來自前哥倫布時代的骨骸上的傷痕，可以指示出某些傳染病。那些一心要證明梅毒源自美洲的醫生，就把這些傷口詮釋為梅毒。

但是這類指證很有爭議，因為可能有很多種微生物，都會造成類似的骨骼損傷；而且身體組織對於這類入侵的反應，也都非常相像，不論傳染病原是哪一種。腸道寄生蠕蟲及原生生物存在的確切證據，倒是在前哥倫布時代的喪葬遺址中尋獲，但是即使如此，這些寄生蟲所呈現的樣貌，卻非常缺乏舊世界的豐富變異性。

在阿茲特克帝國的古抄本典籍中，可以找到疾病及流行病死亡事件的線索；但這些也很可能和饑饉及穀物歉收有關，而不是舊世界那種人對人傳染鏈所引發的結果。不只如此，災難發生的時間都分得很開，現存文件中只能找出三樁例子。

在西班牙人征服後，美洲當地的耆老甚至否認在年輕時曾見過任何類型的疾病。因此，看來美洲印地安社群很少遭逢疾病，即使墨西哥和祕魯也不例外，雖說這兩處部落無論規模或密度，都絕對超過讓傳染病原支撐一條人對人傳染鏈所需的最低標準。在這方面，美洲印第安文化似乎和古代的蘇美及埃及文化較相似，而比較不像飽受流行病驚嚇和磨難的十六世紀西班牙和非洲社群。

在歐洲人抵達之前，墨西哥和祕魯的精華地區早已聚集起足以

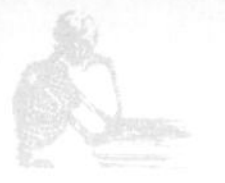

支撐人對人傳染鏈的人口密度，時間長達好幾世紀，甚至可能超過一千年。然而，這類型的傳染病似乎並未建立起來。原因很可能在於，美洲印第安人接觸到的家禽、家畜本身，並沒有攜帶那種可以傳給人類族群的牲畜傳染病。

但是這類型的傳染，必定曾發生在舊世界。在那兒，大批野生牛、馬散布在歐亞大草原和森林中，不但數量夠多，而且彼此在野生狀態下的接觸距離，也近得足以支撐由動物直接傳給動物、不需任何中間宿主的傳染病鏈。

相對的，居住在安地斯山高處的野生駱馬及羊駝，族群又小又分散，不論數量或密度，都沒法在野地裡支撐起這類傳染病鏈。看來，我們如今也沒有辦法合理的重建天竺鼠（也是美洲印第安人的家畜）野生祖先的生活方式。至於狗，人類最老的家畜朋友，雖然今日和人類共享多種傳染病，但是顯然牠們在野生狀態時，必定也是以相當小型且分散的隊伍生存著。

因此，除了天竺鼠這一種可能的例外，美洲印第安人的家禽、家畜，就如同最先進入美洲的人類祖先狩獵族群般，無法支撐起具有文明疾病特色的傳染病鏈。難怪墨西哥和祕魯的美洲印第安人，一旦大規模接觸到歐洲及非洲的兒童疾病時，立刻變成了受害者。

最終造成的慘難規模之大，頗能反映下列事實：墨西哥和印加帝國中心地帶在歐洲人發現美洲時，居民人口數都非常密集。最重要的兩種美洲糧食作物：玉米及馬鈴薯，每公畝田地所生產的熱量，超過絕大多數的舊世界作物（稻米除外）。這也使得美洲每平方公里農耕地的人口數目，較東亞稻田區除外的舊世界地區，都來得密集。

此外，美洲印第安人料理玉米的傳統方式，也排除了某些以穀物做主食而容易產生的營養缺失。他們先將玉米粒浸泡在石灰溶液中，使得玉米的某些分子分解開，讓人體在消化它們時，能合成人體需要但玉米中沒有的維生素。若是缺乏這道處理程序，以玉米為主食會導致菸鹼酸缺乏。

缺乏菸鹼酸所造成的病徵為「癩皮病」，經常令歐洲及亞洲栽種玉米的族群身體變得非常虛弱。但是，美洲印第安人卻藉由浸泡玉米以製造「玉米糝」，逃過癩皮病一劫。而且，在那些因人口過密而不再適合狩獵的地區，他們還在飲食中添加豆類以補充養分。

無力招架

墨西哥和祕魯在生態調適上，甚至早在西班牙人抵達並全面顛覆一切事物之前，就早已顯露壓力。

在墨西哥，土壤侵蝕早已是大問題；此外，在祕魯的某些灌溉海岸區，土壤鹽化問題似乎在皮薩羅出現前許久，就已造成當地人口崩潰。這些事實都指向同一個結論：當西班牙人來到時，墨西哥和祕魯的美洲印第安人口，正直逼農耕地能供養的極限。

不只如此，缺乏數量可觀的家畜動物也指出一點，這表示美洲的農作物產量，在扣除了人類賴以維生的消耗量之後，剩餘的數量也比舊世界的要少很多。每當遇上作物歉收或是其他類型的糧食危機，歐洲人的家禽、家畜即成為另一種糧食庫：牠們可以被宰殺食用；另一方面，如果牠們的數量過度發展，人類也總是會把放牧用地改成農業用地（至少暫時改變用途）。反觀美洲地區就不具有這樣的彈性手段。在這兒，家禽、家畜只不過是人類飲食中極小的部分。

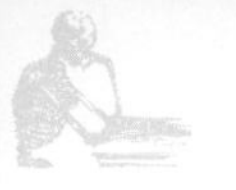

因此，所有這些因素加總起來，使得美洲印第安族群，在面對西班牙人（以及不久後的非洲人）越洋帶進來的病原體時，完全無力招架。

這場災難的規模直到最近才比較清楚。在二次大戰前，學界的看法一致低估了美洲印第安人的數目，認為當哥倫布登上伊斯帕尼奧拉島（Hispaniola）時，美洲印第安人口總數約在八百萬至一千四百萬之間。

然而，根據對部落名單的取樣、傳教士報告以及詳細的統計數據，最新的估計卻比原先數據多出十倍以上，使得西班牙征服前夕的美洲印第安人口增至約一億，其中可能有二千五百萬至三千萬人住在墨西哥，另外差不多相同數目的人口則住在安地斯山。另外，接壤的中美洲地區，當時顯然也擁有相當密集的人口。

若從這樣的層次開始，人口數目衰減的程度稱得上是災情慘重。到了 1568 年，也就是柯爾特斯開啟美洲印第安人和歐洲民族間的流行病（以及其他事物）交流，還不滿五十年的時候，墨西哥中部的人口已縮減到約三百萬，大約是柯爾特斯登陸時的十分之一。接下來的五十年裡，印第安人口依然繼續衰減，雖然衰減的速度放慢下來。人口數在 1620 年達到一百六十萬的低點。接下來的三十年裡，人口數並未明顯恢復，而且始終保持這種狀態，直到十八世紀。

滅族慘案

美洲其他地區也曾發生類似的情形。美洲印第安人社會遭到猛烈摧毀的現象，甚至持續到二十世紀。無論何時，一旦某個原先偏遠、與世隔絕的民族和外界接觸，並遭遇到一系列毀滅性十足的流行病後，後續的人口慘難可以說是意料中的事。有一則相當近代的歷史事件，可以說明這類過程是多麼無情，以及多令人無能為力。

1903 年，一支名叫卡雅波（Cayapo）的南美洲部落，接納了一名傳教士，這名牧師盡一切力量，想保護他的「羊群」免於惡魔和文明的危害。當他抵達時，該部族人數約在六千至八千之間，然而到了 1918 年，只有五百人存活；到了 1927 年，只剩下二十七名活口。直到 1950 年，依然健在的卡雅波族後裔，只剩二至三人，卡雅波族本身可以說是完全消失了。雖說原本完全是一番好意，而且還蓄意嘗試替印第安人隔離與外界接觸而帶來的疾病及其他風險，但這樣的慘難終究還是發生了。

這類快速又無法挽回的悲慘案件，多不勝數。例如，1942 年到 1943 年，阿拉斯加公路完工通車，結果一個偏遠的印第安社區，一年之內接觸到痲疹、德國痲疹、痢疾、百日咳、流行性腮腺炎、扁桃腺炎、腦膜炎以及傳染性肝炎！幸好有直升機運送病人到現代化的醫院就醫，因此一百三十人當中，真正死於這些流行病的只有七人。

1837 年，生活在高原上的美洲印第安人孟丹族（Mandan）發現，自己被圍困在死對頭蘇族（Sioux）的兩支敵軍中間，而那時正暴發流行病。結果幾週之內，他們的人數就由約二千人減少到三四十人；而且這些倖存者立即被蘇族人擄走，孟丹族也因此而滅絕了。

處在全球人口成長的時代，我們很難想像會有這樣的滅族慘難。即使不像孟丹族及卡雅波族那樣全族滅絕，但如墨西哥和祕魯那樣，在一百二十年（也就是大約五至六個人類世代）內人口減少

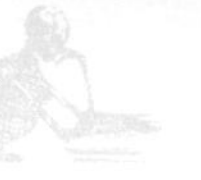

百分之九十的事件，也猛烈衝擊著人類的心理和文化層面。當地人對於傳統習俗及信仰所抱持的信心，禁不起這麼大的災難，使得各種傳統技藝和知識一一消逝。

這一點才是關鍵，讓西班牙人能如此快速的將自己的文化和語言轉移到新世界，把它們設定為官方標準，雖說這個地區固有的數百萬名印第安人，原本是按照他們自己的規範和習俗過活的。

隨之而來的，還包括勞工短缺以及經濟倒退。在這種情況下，如果還想維持社會階級制度，唯有實施強制勞役，以及把人民由城市驅往鄉間。在這方面，羅馬帝國晚期的制度和十七世紀墨西哥的制度，真是異常的相似，如果說是因為西班牙承繼羅馬法律的文化，也只能做為部分解釋。不如說，地主和收稅者在面臨「支撐的族群全面衰微」時，很可能都會做出類似反應；而這一點似乎才是羅馬帝國晚期以及十七世紀西班牙帝國相似的主因。

因此，當我們發現，羅馬帝國晚期的強迫勞役制度，和墨西哥施行的勞役償債制度十分相像時，雖說兩地法律型式不同，卻不令人驚訝。十七世紀，墨西哥興起大型莊園和羅馬帝國晚期興起別墅，情形如出一轍。兩個社會裡，也都出現城市中心大量人口流失的現象。

當然，兩者之間還是有差別。羅馬有著嚴重的邊防問題，但是新世界的西班牙帝國卻只有來自海上的威脅，因此在陸地邊界只維持非常粗略的軍力，省掉許多軍備開銷。但從另一方面看，羅馬遭逢到的流行疾病，和美洲印第安人遭逢到的舊世界傳染病相比，毀滅性無疑要小得多。於是，羅馬當權者所面對的人口衰減情況，自然也不如新世界西班牙帝國面對的勞力衰減那麼嚴重。

美洲印第安社群之所以會瓦解，整體喪失鬥志以及生存意志，當然是很重要的原因。根據文件記載的實例，許多新生兒因為疏於照顧而白白送命，另外還有一些自殺的案例，在在證實了美洲印第安人面對強烈的混亂及絕望。

此外，歐洲人的軍事行動，以及強征勞役進行大工程的嚴苛待遇，在摧毀並根絕美洲印第安的舊社會結構上，也扮演了重要角色。但是，不論人類有多暴力，都不是造成美洲印第安族群快速消失的主因。畢竟，西班牙人及其他歐洲人的主要興趣，並不在於削減潛在的納稅人和印第安勞工人口。扮演主要摧毀者的，當然是流行疾病。

天花造訪，阿茲特克敗北

第一次接觸發生在西元1518年，當時天花傳到伊斯帕尼奧拉島，非常猛烈的攻擊印第安族群，以致於讓西班牙教士拉斯卡塞斯（Bartolome de Las Casas）相信，最後只有一千人存活下來。隨後，天花又跟著遠征軍，於1520年和柯爾特斯會合，由伊斯帕尼奧拉島傳到墨西哥。結果，就在征戰最關鍵的時刻，即蒙提祖馬身亡、阿茲特克人準備迎戰西班牙人攻擊時，天花卻在特諾奇提特蘭（Tenochtitlán）暴發開來。這場戰役的統帥（以及無數軍士），在把西班牙人驅離出城後不過數小時，就去世了。

於是，雖然天花沒有癱瘓掉印第安人的行動力，但阿茲特克人陷入一片驚慌失措中，沒有乘勝追殺落荒而逃的西班牙人。就這樣，柯爾特斯得以重整軍備，和阿茲特克轄下的其他印第安部落結盟，再調回頭來，一舉攻下並摧毀阿茲特克的首府。

顯然的，假使天花當時沒有造訪，西班牙人不可能在墨西哥取得勝利。同樣的，皮薩羅掠奪祕魯的過程也是如此。因為天花在墨

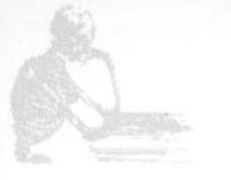

西哥暴發流行，並不只限定在阿茲特克領域內。它於 1520 年傳到瓜地馬拉，並且繼續南移，在 1525 年或 1526 年侵入印加帝國。造成的結果，就和在阿茲特克帝國內一樣猛烈。印加國王在離開首都北征時，死於天花。他的王位指定繼承人也過世了，沒有遺下其他合法繼承者。內戰於焉展開，而且就在印加帝國統治結構搖搖欲墜時，皮薩羅和手下那幫惡棍，就來到了庫斯科（Cuzco），大肆掠奪財寶，完全沒有遭到像樣的軍事抵抗。

上帝偏愛白人？

在此有兩點特別值得強調。首先，西班牙人和印第安人都同意，流行疾病是一種特別可怕而且清楚明瞭的天譴。把疫病解釋為「上帝的不滿」，本來就是西班牙文化的一部分，明文記載於《舊約聖經》以及整個基督教傳統中。至於美洲印第安人，雖然過去完全缺乏遭逢一連串致命流行病的經驗，也持相同看法。他們的宗教教義承認，超人能力蘊藏在神祇中，而神祇對待人類的行為，通常都是憤怒的。因此很自然的，除了西班牙傳教士賣力把同樣的慘難，詮釋並灌輸給迷惘、改變信仰的人之外，印第安人普遍也把這個空前的影響歸給超自然原因。

第二點，那場無情凌虐印第安人的恐怖疾病，西班牙人卻近乎完全免疫，因為他們幾乎全都曾經在小時候感染過，因此發展出有效的免疫力。雙方都接受了同樣的疫病洗禮，但入侵者仍獲得勝利，這似乎也只能歸咎於上帝的偏愛。至於阿茲特克人的天神，就像基督徒的上帝般，似乎也認為白皮膚入侵者的所作所為，全都得到天神的恩准。

然而，一方面上帝似乎非常偏愛白人，無論他們有沒有道德感以及是否虔誠；但在另一方面，祂對印第安人的怒氣，卻又如此嚴峻，這種現象經常令基督教傳教士既困擾又難過，因為他們很快的負起責任，照顧西班牙在美洲領地上的信徒（即改變信仰的印第安人）的道德及宗教生活。

由美洲印第安人的觀點來看，唯一可能的反應，也只有驚愕的默認西班牙人比較優越。不論人數多麼稀少，行為多麼殘暴、卑劣，西班牙人就是占上風。印地安人政權結構崩解，昔日的天神似乎退位了。這種情況正是大規模改變印地安人宗教信仰的好時機，也確實讓基督教傳教士深感驕傲而記錄下來。

另一個不可避免的結果是，印地安人開始溫馴的聽命於牧師、總督、地主、礦主、收稅者，以及所有具備大嗓門兼白皮膚的人。一旦天神和自然秩序，全都明白反對印地安人的傳統和信仰，他們還有什麼反抗的餘地呢？西班牙能輕易的以數百人，征服、控制一大片土地和數百萬居民，如果想用其他理由來解釋，是絕對說不通的。

即使天花最初在美洲的肆虐已經過去（殺死近三分之一的總人口），距離達到流行病穩定卻還早得很。麻疹緊隨著天花的腳跟，於 1530 年至 1531 年，傳遍墨西哥和祕魯。死難頻頻發生，這正是新疾病遭逢密度足以支撐傳染鏈的處子族群時，預期會出現的情況。十五年後，也就是 1546 年，又傳來另一種流行病，它的特色並不清楚，有可能是斑疹傷寒。

或許斑疹傷寒對歐洲人而言，也是一種新疾病；至少，當它於 1490 年在西班牙的軍隊中暴發時，第一位把它形容清楚的醫師認為它是新出現的疾病。

因此，1546 年在美洲暴發的那場疫病，如果真是斑疹傷寒，那麼美洲印第安人等於是在那個時候，開始加入了影響舊世界的流行病族群行列。這點在下一場美洲疾病災難中變得十分清楚，即在1558年至1559年肆虐的流行性感冒。

這場流行病最先於1556年暴發於歐洲，而後時斷時續，直到1560年，它在新世界與舊世界都造成大量的人口損失。例如，其中一項估計認為，英格蘭地區死於流行感冒的人數，不會低於百分之二十；而且歐洲其他地區也發生大致相當的人口損失。

這場在1550年代暴發的流行感冒，是否真的是全球性的現象（就好比近代發生在1918年至1919年的那一場），目前不能確定，但在日文的紀錄裡的確曾提到，1556年流行了一場「猛咳」，導致許多人死亡。

美洲印第安人雖然在十六世紀時，加入當時也在歐亞流行的疾病圈子，但是並未能使他們免於繼續遭到跨海而來的其他傳染病侵襲。舊世界裡一些無關緊要的小病，一碰上完全缺乏免疫力的新世界族群，總是成為攸關生死的流行病。白喉、流行性腮腺炎，以及反覆暴發的天花和痲疹，就這樣間隔出現於十六世紀和十七世紀。

任何時候，只要某個新地區（或原本隔絕的美洲印第安族群）和外界開始定期接觸，反覆的流行病循環還是會重獲新生，狠狠的掃蕩無助的居民。例如，下加利福尼亞半島就在十七世紀末，經歷了一場嚴重的人口損失，而那也是該地首次記錄到流行性疾病的暴發。八十年後，那兒的人口減少了百分之九十以上，儘管西班牙傳教士滿懷善意的保護並照料這些印第安人。

事實很明顯，凡是沒有歐洲人加以留下紀錄的地方，都很難追蹤當地的疾病和人口衰減的過程。無疑的，流行病經常會跑在「和歐洲人直接接觸」之前，即使是在人煙稀少的南北兩方。由於法國很早就在皇家港（位於現今加拿大的新斯科細亞）成立了崗哨，我們才能碰巧得知，在1616年至1617年間，一場大疫病曾經橫掃麻薩諸塞灣一帶。而英國人和印第安人都同意，這正是上帝為三年後即將抵達的「清教徒殖民」（1620年在美國普利茅斯）預做準備。接下來在1633年暴發的那場天花，更令殖民者信服，在他們與印第安人衝突時，上帝確實是站在他們這一邊的。

類似經驗在耶穌會傳教士於加拿大及巴拉圭的記載中，也非常豐富。分布在北美及南美的一些較小、較隔絕的族群，面對歐洲傳染病的脆弱程度，並不遜於人口較密的墨西哥和祕魯，雖說他們的人數，並不足以在當地長期維持一條傳染鏈。某位德國傳教士於1699年發表的意見，很值得在此複述一遍：「印第安人真是容易喪生，單單看到或是聞到西班牙人，就可以令他們魂歸天外。」如果他把「聞到」改成「吸到」，那麼他可就說中了。

新世界面臨的瘧疾和黃熱病

美洲印第安人必須面對的，還不只是那一長串致命的歐洲疾病。因為在新世界的熱帶地區，氣候條件非常適合某些非洲傳染病的發展，這些病曾經嚴重威脅闖入非洲大陸的陌生人。

在新世界立足的兩大非洲傳染病為瘧疾和黃熱病。這兩大疾病重大影響了人類日後於新世界熱帶及亞熱帶區域上的殖民及生存模式。導致大量死亡的熱病，通常會侵擾新世界的早期歐洲移民。例如，哥倫布在1496年時，就不得不將總部由伊斯帕尼奧拉島移往另一處更健康的地點。早期探險隊及移民所遇到的熱病災難，似乎可以證明瘧疾和黃熱病早在歐洲船隻開始越洋之前，就已經存在於

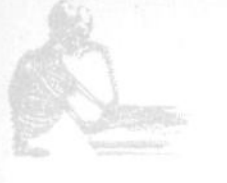

新世界中。

不過，靠著當地作物過活的探險隊，由於長期糧食供應不當，而造成極度營養不良，也可能是大部分這類慘難的主因；而且還有其他的幾個相反例證，能證實在哥倫布之前，美洲既無瘧疾也無黃熱病。

談到瘧疾，最有力的論據來自人類對於「瘧疾感染耐受度的遺傳特徵分布情形」所做的研究。而這類遺傳特徵在美洲印第安人族群中，似乎完全不存在。同樣的，感染新世界野生猴子的瘧原蟲，看來就和舊世界的一樣——事實上，就是從人類血液傳過來的。

瘧疾何時進美洲？

在非洲，並不會出現上述這種異常特化的瘧原蟲，在那兒，不同類型的瘧原蟲感染不同種的宿主，而且也偏好不同的蚊子做為中間宿主，但這些情況在美洲都找不到。這類事實幾乎可以令人肯定，瘧疾在美洲是新的疾病，而且無論是美洲的人類或猴類，在前哥倫布時代，都不曾帶有這種寄生物。

西班牙入侵早期留下的文字證據，也支持這種想法。例如，一支西班牙探險隊於 1542 年，沿著亞馬遜河航行，結果有三人死於印第安人的襲擊，七人死於饑饉；但是報告中並未提及熱病。一個世紀後，另一支隊伍由安地斯山另一側，溯亞馬遜河而上來到基多。這趟航程的詳細報告中，不但並未提到途中曾遇上熱病，甚至還形容沿岸的印第安人非常有活力、健康而且數目眾多。

如今，再沒有人會用「數目眾多」來描述亞馬遜河流域的美洲印第安人，而且這些部落一旦和外界接觸後，就變得既不健康也沒有活力了。從十九世紀起，凡是想保住老命的歐洲人，在進行這類旅程時，無不隨身攜帶大量抗瘧疾藥物。看來，瘧疾必定是在1650年之後才抵達亞馬遜河的。

瘧疾在新世界過往較頻繁的地區，並未花這麼長久的時間來打基礎，雖說我們還是沒法找出瘧原蟲初次登陸新世界的明確時間及地點。幾乎可以確定的是，這種傳染病曾被引進多次，因為歐洲人和非洲人一樣，都長期為瘧疾所苦。在瘧疾於美洲環境生根、傳播之前，必須要有適當的蚊種先能適應瘧原蟲；而且在美洲某些地區，這種調適可能需要舊世界的蚊種，先在新地區安身立命才行。

影響不同蚊種分布的因素，目前仍不很清楚，但是來自歐洲的研究顯示，在各項因素中，只要有輕微差異，就可影響某一種蚊子與另一種蚊子之間的消長。適當的瘧蚊屬物種，很可能早已存在新世界，準備擔任瘧原蟲的傳播火種，方式就好比二十世紀時，北美和南美的穴居齧齒動物族群，早已為鼠疫桿菌的傳染做好準備。只有這樣，瘧疾才可能在新世界快速發展成為主要的疾病。不過，瘧疾對於居住在熱帶低窪地區的美洲印第安人，似乎具有絕對的毀滅性，才會使得一些原本人口密集的區域，幾乎完全淨空。

黃熱病是在1684年，首次成功的由西非轉移到加勒比海，當時這種傳染病於猶加敦（Yucatan）和哈瓦那兩地同時暴發。比較起來，黃熱病之所以這麼晚才在美洲立足，原因可能是，在它變成新世界的流行病之前，一種特化的蚊子：埃及斑蚊，必須先在新世界環境中，找到並占據好生態區位。其實，這種蚊子非常適應人類的居家生活，它們偏愛選擇靜滯的小水域做為孵育地點。事實上，據說這種蚊子從來不在底部含泥帶沙的天然水體裡繁殖，但是卻需要人造器皿，例如水桶、水槽及葫蘆瓢，供它們產卵。

在埃及斑蚊登船（無疑是寄居在船上的水桶裡）漂洋過海，並且成功在岸上找著氣溫維持在攝氏二十二度以上的地區安身前，黃熱病是不可能在新世界傳播開的。然而，一旦達成這些條件，時機馬上成熟，黃熱病就成為人類與猴類的共通流行病。

對於這種傳染病，歐洲人和美洲印第安人同樣脆弱、易感染；而且它的突然發病和高死亡率，使得白人對它的恐懼超過瘧疾。話雖如此，但瘧疾傳播範圍依然廣得多，而且造成的死亡人數也遠超過黃熱病，後者被英國水手稱為「黃死神」。

埃及斑蚊這種眷戀水桶的奇特癖好，意味著在水手間傳遞黃熱病的蚊子，能夠在船上一連逗留數週或數月。這點使黃熱病和其他傳染病大不相同，因為大部分傳染病一旦在船上流行開來，很快就會把自己耗盡。結果要不是幾乎每個人都發病且同時復元，好比流行性感冒；就是只有少數幾個缺乏後天免疫力的人生病。

但是，由於歐洲成年人感染黃熱病後通常會死亡，因此少有水手對這種病產生免疫力。於是，一趟持續數月的航程，可能會籠罩在黃熱病沒完沒了的致命陰影下；沒有人能預知下一個發病、死亡的會是誰。也難怪對加勒比海以及其他熱帶海域（埃及斑蚊喜好的溫暖環境）的水手來說，「黃死神」會如此可怕。

印第安族的悲歌

在新世界裡，凡是非洲傳染病能夠安身立命的地區（這些病能壓倒性的蓋過歐洲傳染病），結果幾乎總是令當地的美洲印第安族群全面瓦解。但在另一方面，凡是熱帶傳染病無法穿透的地區，例如墨西哥內地高原和祕魯高原上的台地，前哥倫布時代的族群受損情況，就沒有這般徹底了，雖然猛烈程度也是夠瞧的。

在加勒比海沿岸以及大部分島嶼上，由於植物栽種需要大量人工，非洲奴隸就遞補上日漸消逝的美洲印第安人。由於許多非洲人早已能與瘧疾、黃熱病共存，因此這兩種疾病造成的死亡人數，自然相對少得多；然而其他不熟悉的傳染病（尤其是胃腸方面的疾病），仍會在奴隸間釀成高死亡率。

此外，由於男性奴隸占絕對多數，很不利於生養小孩，而且由於不斷有來自非洲的人口轉運，使得當地疾病模式持續受到干擾，這些情況意味著，加勒比海地區的黑色人種，一直無法快速成長，直到十九世紀才有變化。

當時，人口販賣潮中斷了，也就是兩個半世紀以來，在大西洋兩岸散播疾病且臭氣薰天的奴隸船，終於不在海上往返了。黑人的數目在大部分加勒比海島嶼上，都開始竄升，然而白種人在比例或實際人數上，卻變少了。這種結果得歸因於經濟和社會的變遷——即奴隸時代的結束，以及土壤的耗損；後者是因為一味的種植甘蔗而造成的。不過，黑人在抵抗瘧疾上具備的流行病學優勢，也有幫助。

整體而言，美洲印第安族群所遭到的慘難，規模之大，我們很難想像，因為在我們生活的時代，流行病已經不算一回事了。美洲印第安的人口曲線，在前哥倫布時代和最低點的比率為 20：1，或甚至是 25：1，雖說地域差異很大，但大致錯不了。

在這個令人悚然的統計數目背後，潛藏著極大的、反覆的人類苦難，整個社會分崩離析、價值觀瓦解，使舊日生活方式變得毫無意義。有些描述當時景象的心聲被記載下來：

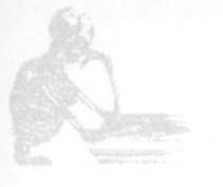

死屍的臭味非常強烈。在我們的父親和祖父過世後，半數的人都逃往田野。狗和禿鷹吞嚼死屍。死亡人數非常嚇人。隨著你們的祖父死去的，是國王的兒子、兄弟以及親人。於是，我們變成了孤兒，哦，我的兒子！我們年紀輕輕就變成孤兒。我們全都一樣。我們是生來等死的。

雖然美洲印第安人絕對是新疾病下的主要犧牲者，但是其他族群也必須對疾病傳播方式的變遷做出反應，這些變遷的起因是環球航運，以及這類航運引起的內陸貿易路線模式的改變。大部分細節都已無法考證，但是整體型式倒是還能清晰辨識。

首先，像美洲印第安人那樣原本隔離的族群，一旦和歐洲人以及其他地區的水手接觸，經歷一系列的死亡災難就司空見慣，而這些災難大得足以扭轉美洲歷史。

哪一種文明病所造成的損害最大，因個案而不同，部分取決於氣候，部分則只取決於當時何種傳染病剛好抵達。但是，隔離的族群對於這類傳染病的易感染程度，卻是流行病學上攸關生死的事實。因此，地域性的死亡災難，就成為1500年以後反覆出現的現象。

跨海航行運疾病

然而，在文明的族群中，效果剛好相反。越洋接觸愈是頻繁，愈容易調和傳染病。當這種情況發生時，具有潛在致命性的偶發流行病，會讓位給地方性的傳染病。當然，在船隻開始在全球海洋來來去去，把所有海岸線連成一張交流網路後的第一個世紀內，疾病分布的調和過程，也包括「某些疾病擴張進入新地域」。像這樣的新近侵入，隨著間隔愈來愈頻繁，的確可以製造出具有地區毀滅性的流行病。像倫敦和里斯本這類都市，在歐洲變成了惡名昭彰的疾病之窩，而且也確實名不虛傳。

但是，到了大約1700年時，帆船已經盡其所能的把新傳染病傳到新地點。從那以後，流行病暴發對於人口數目的影響開始下降了。由於並無其他伴隨而來的因素蓋過這個現象，於是開啟了現代人的生活經歷：初接觸疾病和已罹患過疾病的族群，同時在全球各地不斷成長。

一方面，原先與世隔絕的社群全面衰微；另一方面，全球擁有疾病經驗的民族，人口成長潛能卻是大增，這樣的對比使得世界失去平衡，一面倒向歐亞文明社群。於是，流行病長久以來在全球各地摧毀隔離社群，以及文明社會不斷吸收這些社群倖存者的過程中，無論是文化上或生物上的人類多樣性，都減低了。

想找到這種過程的詳細資料，也只能偶爾碰碰運氣。因此非洲某些地區雖然也曾發生流行病災難降臨隔離族群的現象，例如南非的霍騰托族（Hottentot），但是沒人說得準是哪種疾病、在何時造成大量死亡。在非洲西部和中部，奴隸交易也同樣導致不同民族的混合，而且往返於不同天然疾病環境間的活動，規模也遠超過原先的程度。結果必定是把傳染病模式擴展至極限，但是我們無法測出，人類生命是否也因此而產生重大變化。顯然並沒有發生非常大規模的人口數目驟減，因為奴隸供應並未減緩，儘管這些掠奪人口的團體必定損毀了無數個非洲內陸村落。

但是，不論非洲撒哈拉以南地區較活潑的傳染病循環，可能對人口具有什麼樣的效應（效應應該會很大），任何因疾病而增長的

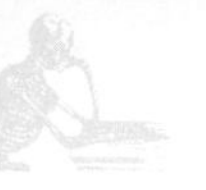

死亡率，都會受到人類因農耕而改良的營養成果而遮蔽；在大部分情況下，甚至能彌補疾病造成的死亡率，這是因為非洲農夫開始風行種植玉米及樹薯。這些美洲進口作物的熱量很高，很可能提高每一公畝栽種區所能供養的人口密度極限；而且既然缺乏統計數字，那麼很可能，非洲撒哈拉以南的廣大地區和舊世界其他地區一樣，同享十七世紀後半開始的人口增長。

梅毒起源論之戰

和往常一樣，我們資料最多的，還是發生在歐洲的疾病事件。在海洋探險年代，即1450年至1550年，有三種新型傳染病最顯著；而且每一種都是以戰爭副產物的身分，引起歐洲人的注意。其中一種即所謂的「英國汗熱症」，才風光一會兒就消失了；另外的梅毒及斑疹傷寒，則一直持續到現在。

梅毒和斑疹傷寒都是在漫長的義大利戰爭（1494年至1559年）期間，於歐洲出現。它們第一次以流行病方式暴發，是在1494年法王查理八世的軍隊中，當時他們正在和拿坡里作戰。當法軍撤退後，查理王遣返軍士，而這些兵士們就把疾病散播到鄰近各地。

一般認為梅毒不只在歐洲是新的疾病，在印度也是〔它似乎是在1498年，由達伽瑪（Vasco da Gama）的水手帶去的〕，而且在中國及日本也是一樣（它於1505年抵達，整整比第一個來到廣州的葡萄牙人早了十五年）。梅毒的病徵通常非常可怕，因此這種病不論在哪兒出現，總是吸引許多人的矚目。

因此，當時有許多證據證明梅毒在舊世界的確是新疾病——最起碼就性交傳播方式和產生的病徵而言，算是新疾病。但是如前一章提到的，這可能和「與美洲接觸」無關，只要某種能引發莓疹病的螺旋體，找到比皮膚對皮膚更有效的傳染捷徑，即可改採經由宿主性器官黏膜來傳播。

不過醫學界對此的看法不一。有些專家依然相信：梅毒是由美洲傳入歐洲的，當時人們的確也抱持這種看法——它是一種新的疾病，因為歐洲人還沒能發展出對它的免疫力。梅毒在歐洲初次暴發的時機和地點，看來正好符合以下論點：這種病是由哥倫布的水手在返航時，自美洲帶回歐洲的。這個論點自從在1539年傳開後，幾乎博得所有歐洲學者的一致贊成，直到非常晚近，實驗室檢驗才發現引發莓疹病的螺旋體，和引發梅毒的螺旋體，兩者無法區分，這才讓醫學史專家完全推翻前述的哥倫布理論。

想要證明古代人類骸骨上的傷痕，究竟是哪種微生物造成的，不管是哪種型式的證據，都還有待科學家發展出精良、可靠的方法來檢驗。假使生化技術始終沒法達成這一點，想要有憑有據的在各家梅毒起源理論中做出抉擇，似乎不太可能。

儘管梅毒能在精神與肉體上，雙重打擊感染者，它對人口數目的衝擊並不很大。皇室經常為梅毒所苦，而且法國瓦盧瓦王朝（1559年至1589年）以及鄂圖曼土耳其帝國（1566年以後）的政權式微，很可能都和梅毒盛行於這兩國的掌權家族有關。許多貴族也遭受同樣的折磨。皇家和貴族因此無法生育健康子女，這種情況會加速社會階層的流動，使得上層社會的空缺增多。對於比較下層的社會階級，梅毒似乎沒有造成這麼大的毀滅效果，因為事實上，在這種病最盛行的十六世紀，歐洲人口仍維持成長。

到了十六世紀末，梅毒開始衰減。原本較為急性的傳染模式消失了，這是因為宿主和寄生物間的正常調適開始出現，也就是說，

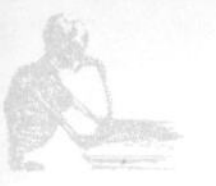

較溫和的螺旋體族群，漸漸取代了先前太快殺死宿主的族群；另一方面，歐洲人對這種微生物的抵抗力也增強了。即使缺乏數字證明，但根據推測，這種不會造成人口嚴重損失的快速調適過程，應該也盛行於舊世界的其他地區。

英國汗熱症來去無蹤

斑疹傷寒也有類似情況。由於這種疾病很好辨認，目前得知首次在歐洲的感染紀錄是在 1490 年，是由赴賽普勒斯作戰的軍隊帶回西班牙。然後，當西班牙和法國開戰、爭奪義大利半島時，斑疹傷寒又被帶回了義大利。1526 年時，這種病又獲得新的惡名，因為原本正在圍攻拿坡里的法國軍隊，由於斑疹傷寒肆虐，被迫雜亂無章的撤軍。從此以後，斑疹傷寒就持續間歇的暴發，嚴重打擊軍隊，同時也令監獄、濟貧院以及其他殘破地區的人口銳減，這種情形一直持續到第一次世界大戰，當時共有二百萬至三百萬人死於這種傳染病。

不過，斑疹傷寒對於歐洲或其他地區人口數造成的影響，實在敵不上它在軍事及政治上發揮的影響力，最起碼少數有關人口的指標，能讓我們這麼想。畢竟，斑疹傷寒是屬於擁擠和貧窮的疾病。對於大部分死於斑疹傷寒的窮人，統計上的機率告訴我們，假使帶菌的蝨子沒有把他們送上西天的話，那麼其他疾病遲早也會把他們送走。

尤其是在都市貧民窟，或是任何營養不良者悲慘的擠成一堆的地方，還有許多其他傳染病（肺結核、痢疾以及肺炎）互相競奪受害者。因此，斑疹傷寒能比大部分傳染病更快致命的這件事實，對於人口統計上的影響力，或許不若斑疹傷寒死亡人數所暗示的那般大。

第三項新傳染病「英國汗熱症」則有兩點有趣的地方。首先，它造成的社會衝擊和斑疹傷寒相反，它偏愛攻擊上層社會，就像近代的小兒麻痺一樣。再者，它在1551年後神祕的消失了，正如它在1485年神祕的出現般。這種病就像英文名稱「English sweats」所暗示的，最先暴發於英格蘭，也就是亨利七世於博斯沃思原野（Bosworth Field）戰役贏得王位之後。

接下來，它傳入歐洲大陸，以高死亡率席捲上層社會。它的病徵類似猩紅熱，但是這種鑑定並未在醫學史專家中獲得一致認同。雖然大家相信它是新的疾病，但是這不足以證明它不曾以尋常兒童傳染病的形式存在別處過。例如，它可能曾出現在法國，因為亨利七世曾經從那兒召募部分士兵來作戰。但是，即使汗熱症的案例比梅毒和斑疹傷寒更清楚明白，但汗熱症所影響的人數，還不足以對整體人口造成明顯的效果。

但從另一方面看，就是因為可怕的「汗熱症」於1529年暴發，才使得馬丁路德和慈運理（Ulrich Zwingli，瑞士新教改革領袖）在馬爾堡的會議突然中止，沒能對聖餐的定義達成共識。當然，會議如果開得長一點兒，這兩位基督教改革運動的死硬派人物，是否就能達成共識，也值得懷疑。話雖如此，他們因為害怕傳染病而匆促離開，使得路德教派和瑞士教派（不久後變成喀爾文教派）的改革路線維持分裂狀態，各行其是，深深影響到往後的歐洲歷史，總是不爭的事實。

歷史學家不自在

這類事件牽涉到不同人類行為決定因子間的互動，一種是具有思想的意識行為，另一種則與流行病學有關，而且超脫於人類的意願。歷史學家在試著處理後者這類「意外事件」時，總覺得不自在，這或許正是我的前輩極少關注疾病史的部分原因。

的確，當年傳染病以及對傳染病的恐懼（就像1529年馬爾堡的情形），讓我們知道，先人們對流行病的詮釋，如同不可預知、不可解的上帝旨意。身為啟蒙運動繼承人的我們，對於無法解釋的事物，往往能不碰就不碰，必要時寧可忽略它們。因此，對於會破壞這張詮釋網的事件，二十世紀的歷史學家通常也寧願忽略；因為他們靠著這種技巧，能讓這張詮釋人類經驗的網，頗能自圓其說。

雖然本書的目的就在於矯正這類疏忽，並把傳染病在影響人類歷史上所扮演的角色，提升到更公平的地位，但是上述這類意外事件，不論造成的結果有多麼廣泛，似乎還是太過瑣碎，不足以賦與重大意義。很遺憾，我們就是沒有辦法確定，歐洲基督教的新教運動裡，這兩大分支是否必定會分道揚鑣；或是這個重大的分裂事件，究竟是不是因為馬丁路德和慈運理於1529年，為逃避「汗熱症」而倉促道別所引起的。

矛盾的是，歷史學家卻覺得大談統計結果以及較大範圍的人口衰減現象，是件比較容易的事，即使其中缺乏紮實的數據，而且很多是憑猜測得來的。也因此，當我們堅稱歐洲（或是其他可以合理估計人口的地方）人口自十五世紀中葉（由鼠疫中復原）以來，便快速成長到1600年左右時，心理或許會覺得舒坦些。

但正是在這些年代中出現的海洋探測活動，使得歐洲水手有機會從世界各個港口把新流行病帶回家鄉。即使這樣，這類運輸模式帶來的新疾病風險，證明對歐洲人口並沒有多嚴重的影響，因為凡是能夠在歐洲氣候及當時的狀況下興盛，進而在歐洲城市和鄉間流行的傳染病，大部分早已滲入歐洲大陸，算是舊世界內古老傳染病循環的結果。

交流網愈密，毀滅性愈低

對歐洲（及其他文明地區）而言，熟悉的流行病感染當然會變得更加頻繁，至少在主要港口及其他交流中心地點是如此；但傳染病光顧的間期若是愈來愈頻繁，最後終會變成兒童疾病。年齡較長的人，可能經由先前幾次接觸，而獲得高度且反覆加強的免疫力。

於是我們有了顯然很矛盾的現象：某個族群的疾病愈多，流行病對它造成的傷害就愈輕。即使嬰兒死亡率變得很高，還是很容易熬過。因為生養另一個小孩來取代夭折者所付出的代價，比起流行病突然攻擊某族群造成大量成年人死亡，的確比較輕微。

結果，將歐洲各部分和世界其他地區繫在一起的交流網愈是緊密，遭逢毀滅性疾病的可能性也愈小。因此，當全球運輸及交流的緊密程度，足以確保所有已成立的人類疾病，能在全球文明族群中頻繁循環時，除非有某種致病原發生突變，或是某種新寄生物由非人類宿主轉移到人類身上時，才有可能釀成毀滅性的流行病。

看來，在1500年至1700年左右，實際狀況正如上面所描述的。在1346年至十七世紀中葉期間，那些嚴重蹂躪歐洲城市的毀滅性流行病，漸漸減弱成兒童疾病，又例如鼠疫及瘧疾，則明顯的減少流行的地理範圍。

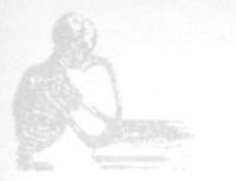

像這樣系統性降低微寄生對歐洲人的壓力（尤其是西北歐，鼠疫和瘧疾約在十七世紀結束時消失），當然也有可能使人口呈現系統性增長。然而這只是一個可能性，因為任何實質的區域人口快速增長，都會帶來新問題，像是糧食供應、水資源供應，以及城市擴展超過舊日廢棄物處理系統極限時，造成的傳染病強化等問題。自1600年起，這些因素開始顯著影響歐洲的人口數目，而有效的解決方法，直到十八世紀（或更晚）才出現。

流行病傳染模式的變遷，不論是過去或現在，一直對人類生態學格外有意義，值得更多的關注。就世界史的時間尺度來說，我們真該把發生在1300年至1700年之間的流行病「馴化」，視為人類的大突破，也是近代兩大運輸革命（蒙古人開發陸路，歐洲人開發海路）所造成的直接結果。

隨著城市的興起，並發展出可高達五十萬人以上的交流模式，人對人傳染病的「文明化」也跟著登場。起初，這只發生在世上特定幾個地點，必須是農業生產特別豐富，而且區域交通網路可以輕易把物資送往城市和帝國中心的地點。在那之後的幾千年來，這些文明流行病扮演了雙重角色。一方面，原本與世隔絕的族群接觸到來自文明中心的帶病者後，文明流行病就將這些隔離族群「消化」掉，以方便把這些小型、原始的團體，併入不斷擴張的文明政治實體中；另一方面，這些疾病又很樂於在文明社群裡，進行不完全的循環，因此侵入某個特定城市或鄉間社群時，經常會挾帶著施加在隔離族群時，同樣的致命威力。

尤其當疾病跨越文明的疆界時，就有可能大大衝擊文明世界的人口數，正如西元最初幾世紀，疾病造成人口大量死亡一樣。1300年以後，舊世界幾個主要文明之間的接觸，愈來愈緊密。於是，疾病的交流也跟著加強了，經常引發疫情，但卻從未真正釀成不可收拾的災難。

到了十六、十七世紀，當美洲印第安人的死亡數達到巔峰時，全球文明傳染病的均質化卻漸漸達到一個水準，使得過去能在單一流行季節奪走某社群半數人口的偶發流行病，對於長期接觸多種傳染病菌，以致於大部分居民（幼童除外）均產生適當免疫力的地區，破壞力已大不如前。

「現代」的疾病形式

於是，在人類和微寄生物之間，又生出新的關係。這是一種更穩定的寄生型式，對於人類宿主的損傷性較小，因此對於寄生物而言，也更有保障。傳染病菌可以依賴新鮮的宿主源，也就是容易染病的兒童，他們無論就人數或是感染的難易度而言，讓培養出新關係的疾病在人口統計學上的變數，都遠小於「先造成大規模疫情，然後再消失無蹤」的流行病。

因此，宿主和寄生物雙方都更有保障，也可以說是從此活得更好。地方性疾病開始進駐一個個港口城市，沿著主要的交通路線進入內地，緩緩滲入鄉間，嶄新的生態紀元即露出了曙光。

文明社群的大規模成長，以及隔離社群的加速崩解，可以說是這種新疾病型式最明顯的兩大特徵，這種疾病型式，我們不妨稱之為「現代」的疾病型式。至於因食物供應瀕臨極限而造成的緊迫衝突，以及人類適應環境的其他壓力，則是這種現代微寄生型式的另一面。

當然，由流行性傳染病轉換成地方性傳染病，並不是絕對的；

下一章的部分內容將會討論到天花、霍亂，以及人類在最近幾世紀所經歷到的其他顯著流行病。話雖如此，現代型傳染病的威力到了 1700 年（或最遲 1750 年），已經非常明顯了，而且不只限於歐洲，而是在全世界。

然而，在簡短回顧有關亞洲和非洲的疾病史，以及人口史中少數能引用的資料之前，還有另一個與歐洲疾病經驗相關的論點必須一提。在近代初期，特別嚴厲的天候狀況，在歐洲北部造成經常性的作物歉收以及饑荒，因此而使得流行病發生率變遷所具有的基本特性，變得模糊不清。差不多同時，地中海地區也正經歷糧食及燃料嚴重短缺的危機。部分歐洲地區甚至還飽受戰火煎熬，例如，1494 年至 1559 年的義大利，以及 1618 年至 1648 年的日耳曼各邦。這些戰爭比起尋常戰爭還要殘酷，原因在於政府雇用傭兵軍團，因此軍隊幾乎是敵我不分的到處打劫。

不只如此，歐洲北方城市的成長，通常也對早先的衛生設施造成壓力，因此在一些茁壯中的都市，如倫敦、阿姆斯特丹，死亡率很可能會漸漸上升。然而整體來看，加強公共衛生的努力措施預先制止了重大災難，這種說法應該是沒有問題的。這類措施大部分始於鼠疫流行的時代，受到義大利城市的範例刺激而在歐洲北方興起，因為當時義大利在公共衛生保健方面的發展，獨步全歐。結果使得疾病發生率變遷的模式中，所帶有的系統性人口成長趨勢，被一些減緩人口的作用因素蒙蔽了兩個世紀。

不過，基本事實依然存在：即使有某些地域性的挫折和暫時的危機，以及不利的氣候因素和戰爭，歐洲人口仍確實緩緩的持續增長。

傳染病助長歐洲擴張

在近代史裡，歐洲向外擴張是一件相當重要的事實，以致於我們幾乎習慣性的把它視為理所當然。但是，要進行這類變化多端、高風險且消耗大量人口的冒險活動，需要足夠數量的外銷人口（且經常是擴張性的），而我們往往未認清這些能提供大量外銷人口的奇特生態條件。事實上，歐洲發覺自己正處在很有利的位置上，可以好好利用人口增長這項新能力，而這項能力正是變遷後的疾病模式，送給舊世界裡所有文明人的。

不只是美洲印第安人的土地空出來，同樣情形也發生在太平洋島民、澳洲土著、西伯利亞土著以及非洲霍騰托族人身上。在上述所有不同地區，只見到歐洲人勢如破竹的往內遷移，這要多虧他們包括越洋航行在內的各種運輸能力，也多虧他們所擁有的其他科技，這些科技遠超過遭到疾病毀掉大半人口的當地土著所擁有的技術。

在上述整個廣闊的過程中，細菌學起碼和科技一樣重要。土著人口衰減，以及歐洲人口竟能占領如此廣大、多變的空地，都是因為流行病學獨特的現代模式才造成的。

我們只要把注意力轉到舊世界其他文明民族上，看看他們發生了什麼事，就不難確定，在支撐歐洲擴張的眾多複雜因素中，傳染病模式變遷所具有的關鍵意義。因為在其他文明地區，當越洋航行開始成為慣例，而且往返船隻和水手造成密集接觸後，對於當地人口和疾病也同樣產生了顯著的效果。

唯一已知光臨印度、中國、日本和中東的新疾病為梅毒；而它對這些地區人口數目的衝擊，似乎也和對歐洲沒兩樣。也就是說，

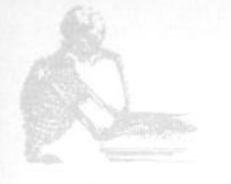

當這種傳染病的病徵變得不那麼顯眼，並漸漸衰退成慢性地方性疾病後，最初的慌亂和輿論也逐漸平息。

熟悉的傳染病仍繼續以流行病的方式現身，在亞洲或歐洲都是一樣；而我們有理由相信，流行病的頻率可能增加了。當然，中文資料顯示，流行病暴發頻率出現明顯的激增，以下就是根據查約瑟博士（Dr. Joseph Cha）的研究成果：

年代	提及的流行病次數
1300 年至 1399 年	18 次
1400 年至 1499 年	19 次
1500 年至 1599 年	41 次
1600 年至 1699 年	37 次（政治動盪的年代）
1700 年至 1799 年	38 次
1800 年至 1899 年	40 次

很不幸，我們沒法給出結論，說疫病增加的數目正如上表所暗示的那般突兀，因為早期的紀錄和近幾世紀相比，較為片段、殘缺。不過還是一樣，十六世紀的流行病案例明顯倍增，很可能正是因為造訪中國的流行病頻率果真變多了。當時中國的政治體系很有秩序，因此不能用戰爭及叛亂來解釋疾病紀錄。

歐洲人越洋航行造成的新接觸，似乎才是更合理的原因。果真如此，我們大可這樣假設：中國的人口成長模式自 1500 年後，奠下了流行病學的基礎，而這個人口成長模式成為日後中國歷史上的顯著特色。右頁上方就是現存最完整的中國人口總數估計值：

1400 年	六千五百萬
1600 年	一億五千萬
1700 年	一億五千萬
1794 年	三億一千三百萬

在 1600 年至 1700 年間，中國人口成長顯然是受挫的，而這一點也剛好符合同時期西歐人口的緩慢增長。在十七世紀促使中國人口幾乎零成長的因素中，嚴寒的冬季以及較短的栽種季節，或許也扮演了某種角色。

一份根據長江湖泊冬季結冰頻率製成的氣溫曲線圖顯示，在歷史上所有記載的年代中，最寒冷的時間落在十七世紀中期，正巧是明朝、清朝改朝換代的動亂時期。像這樣的寒冷天候以及內亂，可以提供明顯、適當的理由，解釋中國人口為何在十七世紀停止成長。但是唯有反映出全球傳染病日益均質化的疾病模式變遷，似乎才適合用來解釋十七世紀停頓期之前及之後的系統性人口成長。

因此，中國的現代人口統計和疾病經驗，似乎和歐洲息息相關。日本的人口曲線則顯出強烈的對比。1726 年是日本可能得到正確人口統計的最早年代，在那之前四個世紀內，日本人口成長相當快速，但是在那之後，人口數卻幾乎維持恆定，直到十九世紀中葉。估計值見下方的數據：

1185 年至 1333 年	九百七十五萬
1572 年至 1591 年	一千八百萬
1726 年	二千六百五十萬
1852 年	二千七百二十萬

據信，普遍的殺嬰行為是上述人口穩定的主因。但是疾病可能也摻了一腳，因為根據藤川勇編纂的流行病數據資料，同樣也顯示出，流行病案例於 1700 年後顯著增加，也就是日本人口成長停頓的同個時期。

關於印度和中東地區，就目前學術基礎，還沒法推估出值得一提的人口史。鄂圖曼的人口史很可能和地中海其他地區的發展大致相似；而且某些大膽的人口統計學者曾經假設，在蒙兀兒帝國統治印度半島大部分地區（1526 年至 1605 年）後，印度人口隨著境內十七世紀後半更趨完美的和平而增加。

接下來，傳染病在印度及亞洲內部可能的發展途徑是什麼，目前仍不確定；但是，只要印度港口也曾參與歐洲船隻橫越世界海洋而強化的貿易網，則強化的疾病循環必定也會在印度出現。於是，雖然還缺乏穩固的證據，但是仍無法阻礙以下的推論：現代的疾病模式也同樣成立於亞洲的文明族群間，也許比起歐洲過程沒有那麼整齊劃一，也沒有那麼快速；但是進行方式仍然相互平衡，事實上可以說是相等的。

糧食作物的普及

然而，越洋航海對於文明世界造成的一致影響中，疾病並非唯一具備生物意義的項目。糧食作物也有同樣的影響；不論何處，只要某種外來新植物具有某類型的價值（新奇價值也包括在內），它就會被小心翼翼的呵護著，引介到花園、農田中。

最重要的糧食作物顯然來自美洲。自從哥倫布發現美洲後，在歐亞及非洲都可以取得玉米、馬鈴薯、番茄、辣椒、花生及樹薯等作物了。舊世界許多地區，都可以栽種上述各種作物，在每公畝地上生產出前所未有的超高熱量。於是，不論何處，只要新作物的栽種普及化，舊日的人口數上限就會跟著提升。中國、非洲及歐洲全都深受影響。

美洲糧食作物的重要性，不只在於每公畝栽種區所能夠生產的熱量。譬如，辣椒和番茄還提供了豐富的維生素含量，這些作物在近代地中海以及印度族群的飲食中，占有非常重要的地位。雖然最初引進是在十六世紀，但是這些來自美洲的新玩意，究竟花費多少時間，才普遍用來補足過去欠缺維生素的傳統飲食，目前仍不清楚。一旦這些食物普及化，我們就可確定，印度及地中海地區的人民自然會擁有更適當的日常飲食，而健康水準自然也會反映出這個事實。

產於中國的柳橙，以及其他的柑橘屬水果，在歐洲也變得普遍起來，甚至早在這類水果果汁的價值（對抗常見於水手的壞血病）廣為人知以前。但是，柑橘屬水果究竟在何時、何地成為飲食消費的重要一環，則是不可能說清的。

有一點顯而易見，要是沒有能力生產多餘的食物量，十七世紀末發生在文明地區的人口增長，就不可能進展到這般程度，於是，美洲糧食作物優越的產量及營養，成為了舊世界地區人類生活中最重要的倚賴。

疾病模式改變，以及美洲糧食作物普及造成的農產量增加，很可能是在近代初期引發文明社群成長最重要的兩大因素。這兩大因素通行全球，讓更多的人類能存活、成長至成年。然而，還有其他重大變化同時存在，這一回是有關巨寄生方面。政府官員變得愈來愈少，但是在維護較大區域境內的和平上，卻更加能幹了，這一點得多虧暢行全球的新武器：大砲。

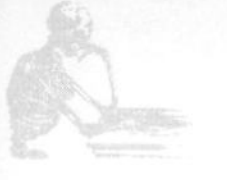

「火藥帝國」誕生

大砲的傳播方式正如病菌和植物般，沿著全球的海路散播。這種武器的發明，讓少數人掌握了壓倒性的武力。大砲非常昂貴，需要用大量金屬來製造，也需要專業的技能來操作。不過，當這種技術還很新奇時，只要一管大砲就位，對準防禦目標，幾個小時下來，不論是多堅不可摧的碉堡，都能轟出大洞。

這種無與倫比的威力，全面摧毀了地方強權的軍事能力。任何人只要擁有這類新武器，或是擁有在當地製造它們所需的技巧，馬上就站上一個能夠空前伸展個人意志的地位。

這樣的結果，自然就鞏固了少數的「火藥帝國」。因此，中國明朝末年以及滿清，加上蒙兀兒、德川、薩法維（Safavid）帝國、鄂圖曼、莫斯科維、西班牙以及葡萄牙帝國，全都被歸入這樣的火藥帝國中。帝國被一群擁有絕對優勢武力的壟斷者掌管，而他們的優勢武力，則來自於各帝國政府雇用的大砲手。

這些國家的領域擴張，加上可預知的情況（帝國砲手有辦法轟平地區強權的防禦城牆）意味著，自十七世紀後半，當這些帝國全都牢牢的站穩後，大部分亞洲地區以及歐洲地區都開始享受太平盛世。於是，戰爭和掠奪的空間變小，愈來愈受到官僚體系的控制，而且逐漸指向偏遠且人煙稀少的地區。

這類型巨寄生模式的全面變化，上一次出現在人類歷史裡，是在西元前二千年末期，也就是鐵器時代之初，開始製造大量武器（及工具）的時候，也因此使得人類彼此相殘的嚴重程度大增。在那之後約二千五百年，大砲的發明使得武器變得昂貴起來。因此，新科技的作用剛好相反，把有組織的暴力行為縮窄，使得戰爭中因它而死的人數減少，雖說裝備精良的軍隊，在戰爭上的殺傷能力其實增強了。

供養新式大砲的稅賦也變重了。就在政府官僚組織致力鞏固超強武力時，亞洲及歐洲部分地區的征斂，可能會變得更稀鬆平常。但是對於農夫及工匠而言，例行稅賦即使負擔沉重，幾乎也總是比武裝土匪的掠奪所造成的損失輕，而這類掠奪是打從西元前 1200 年，野蠻人帶著鐵製刀劍、盾牌在中東文明地區攻城掠地後，就不曾停止過的。因此，大砲和人數有限的帝國官吏間的共生現象，就成為解釋十七世紀末到現代，造成世界性文明社群人口增長的第三項全球性因素。

這三項因素仍持續影響二十世紀的人類生活。事實上，自從 1492 年起，人類多次橫越大洋，打破了海洋障礙後，可以說全球生物圈至今依然在回應海洋障礙破除後所帶來的一系列震撼。然而，針對新式越洋運動的最初適應（也是最猛烈的），幾乎才剛剛平息，其他因素（大部分與科學、科技有關）又對全球生物與人類平衡，引發更進一步而且幾乎同樣劇烈的變遷。

下一章就要討論這個主題。

第6章

西元1700年以後

近代醫學大放異彩

金納發現擠奶女工從來不會患天花，
就猜想她們可能由牛身上感染了牛痘，
於是他讓病人接種牛痘，
結果，的確產生對抗天花的免疫力。

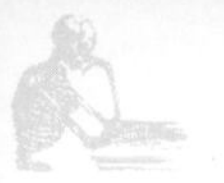

至目前為止，在探討疾病變遷模式，以及它對人類歷史整體的重要性時，少有機會提及醫藥業。無疑的，能減少和疾病接觸的風土習俗，就和人類社會及語言般古老；而且各式基於其他理由的風俗，也同樣具備重要的流行病學方面的影響（通常是正面的）。

就像我們在第 4 章裡談到的，中國東北地區的遊牧民族藉由下面的風俗信仰，來降低與鼠疫接觸的機會：逝去的祖先有可能轉世變成土撥鼠。如此一來，這些有時會窩藏鼠疫桿菌的動物，可就不能馬虎對待了。

另外有一則現代習俗，也曾幫助來自印度南方的坦米爾族勞工，讓他們在馬來亞大型農場工作時，保持身體健康。他們謹遵老家風俗，每天只打水進屋一次，而且不在屋內儲水。這麼做當然會剝奪蚊子在室內繁殖的地點。結果，和他們在類似條件下生活、工作，但並未遵行坦米爾習俗的中國人和馬來人，染患登革熱以及瘧疾的比率，大大高出坦米爾人。

在無數情況下，這類信仰及行為規則必定曾幫助人類社群與疾病鏈相隔離。但在另一方面，某些衛生規則，尤其是被視為普天下都該接受的宗教神聖習俗，有時候卻有很不幸的副作用，就像葉門清真寺的例子，其淨身池裡藏滿了血吸蟲。

更普遍的是，宗教朝聖之旅在激發流行性傳染病方面，簡直可以媲美戰爭。所謂「疾病來自上帝」的教義，可以輕易詮釋成：不論是在戰爭或朝聖途中，凡是企圖防範疾病的舉動，都等於是干擾上帝的旨意，是大不敬的行為。而朝聖的部分意義也在於，冒險追求神聖。

對於虔誠的人來說，在朝聖途中死去，等於是上帝蓄意要把這位進香客，由塵世的苦難人生中，轉帶到祂的身邊。於是，疾病和朝聖之旅，無論在心理上或是流行病學上，都是相輔相成的。同樣情形或許也可以用到戰爭身上，突然死亡的風險（不論敵我），正是戰爭的核心。

於是，一些能保衛人類社群遠離疾病的風俗、信仰，就和其他能激發疾病流行的風俗和信仰配對。直到相當晚近，醫學理論和治療，都非常平順的嵌在這團相互矛盾的習慣中。有些治療很管用；有些毫無作用；另外還有一些治療（好比放血來醫治熱病），對大部分病人必定是有害的。和大眾習俗一樣，古代醫學理論也是相當粗略的經驗談，而且非常武斷。有幾本名著裡的教義被奉為權威，像是在歐洲及伊斯蘭教世界，古希臘名醫加倫及波斯醫學家阿威森那（Avicenna，西元 980 年至 1037 年）就扮演這樣的權威角色，也如同印度的凱洛卡（Charaka）一般；至於在中國，則有好幾位權威共享神聖的地位。於是，經驗硬被牽強附會的套在理論中解釋，而治療方法也跟著被拖下水。

西醫起飛

整體說來，令人非常懷疑的是，即使是最專業醫療照護帶來的生理效益，是否真能抵消某些治療所造成的傷害？醫學專業的實質基礎，是建築在心理層面上。當充滿自信且身價不菲的「專家」被召來處理緊急情況時，每個人心裡都會覺得好過多了。醫生能減輕其他人決策的責任。在這方面，他們的角色非常類似牧師；牧師負責協助解除心靈上的焦慮，這點和利用醫學方式解除身體病痛，頗為類似。

不過，兩者之間還是有一項差別。醫生處理的是世俗的事物，因此他們的技術和想法會隨著時間，在經驗上更趨成熟。事實上，醫學專業的行徑，就好比純樸鄉民的行徑，他們都珍惜那些碰巧能奏效的治病方法。這種對於新療程的開放態度，或許在上個世紀醫學大突破之前，正是醫學專業領域中最重要的特質。即使偉大如名醫加倫，他的理論也同樣被認為需要修正，雖然他的醫術基礎「體液理論」直到十七世紀後，才開始在歐洲醫師間廣受質疑。至於亞洲地區，醫理和醫術一旦達到經典的定義之後，似乎從此就不大創新了。

在歐洲，醫學院及醫院所組成的專業機構，在針對新疾病經驗創造出更有系統的對策上，可能具有決定性的影響。醫院提供了大好機會，可以反覆觀察某種疾病的病徵和演進過程。某個療法一旦生效，就可以在下個病人身上再試一次，而且專業同仁可以就近在旁觀察結果。醫術高明的醫師，能獲得醫界同仁的讚賞及尊崇；此外，醫術超凡的美名也意味著，成功的創新可以使收入激增。在這樣的環境下，野心勃勃的醫生有充足的動力朝實驗冒險前進，他們嘗試新療法，並等著看結果。再加上古代希波克拉底傳統特別強調仔細觀察病徵，使得這種行為在專業上備受推崇。

汰舊換新提升醫術

因此，歐洲醫師藉由不斷替換舊理論、舊方法中的主要要素，來對付西元 1200 年至 1700 年的新疾病，並不令人驚訝。相反的，未曾在醫院裡行醫的亞洲醫學專家，還是藉由堅守古代權威（或是表面聲稱這麼做，卻悄悄吸納了某些新元素）的方式，來獲悉這幾世紀裡的疾病經驗。

當然，即使是歐洲醫學，在面對鼠疫這樣的緊急事件時，也幾乎耗掉一整個世紀，才算是稍微看清這種疾病。但是，到了十五世紀末，義大利醫師就在城邦政府的架構內，制定出一系列公共方法，用來檢測鼠疫。若鼠疫已經造訪，那麼這套方法也可用來處理這種流行病帶來的大量死亡。

在十六世紀期間，這類方法不但變得更為成熟，而且也處理得更為妥當。預防用的檢疫措施，很可能更頻繁的打斷鼠疫的傳染鏈。有關接觸傳染的先進理論，可以制定更可靠的檢疫措施，而且某些源自鄉民實際經驗的做法，也收錄進典籍中獲得討論，例如民間相信羊毛及毛織品會攜帶鼠疫，這種想法後來獲得證實，因為在老鼠宿主死亡後，饑餓的跳蚤如果藏身於羊毛堆中，只要咬住拆卸包裹的工人手臂，很容易就能找到它們亟需的下一餐。

歐洲醫生對於發現新大陸後造成的疾病後果，反應和他們的前輩面對鼠疫時的態度差不多。有關梅毒的學術討論，就和這種疾病新登場時的病徵一樣引人矚目。其他新奇事物也同樣引發大量的關注，而且沒有一件可以順利用老祖宗的方法解釋。

這項打擊從根本上動搖了古代學術的崇高地位，使得傳統的醫術與醫學教育，再也無法完全復原。當美洲的詳細資料愈來愈容易取得後，「現代知識勝過古代」（至少在某些方面）這樣的推論，變得愈來愈無可避免。這類觀點大大開啟了醫學創新之路，並鼓舞了帕拉賽瑟斯（Paracelsus，促進藥物化學發展的瑞士醫師），全盤否定加倫的權威。像梅毒這類新疾病，似乎需要新的、更強的藥物；而這也變成帕拉賽瑟斯式的化學藥典與神祕醫學哲理的衝突爭論。

凡是遇到啟人疑竇的醫學基礎，唯一合理的解決之道，莫過於觀察沿用老式加倫療法的結果，然後與新式帕拉賽瑟斯療法比較，

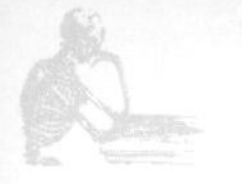

再去選擇較有效的方法。結果，歐洲醫術在技術層面上的突飛猛進，遠超過其他的文明。

近代的人口成長

話雖如此，在十八世紀以前，醫學專業對於人口統計造成的衝擊，依舊微不足道。很少人能夠付得起昂貴的看診費用；而且就算某些案例中，醫師的照料果真有起死回生的療效，還是有另一些案例，即使是最專業的醫療也束手無策，或甚至有礙復元。

基於這個原因，在本書前幾章裡，似乎沒有必要提到醫療技術及其沿革。只有在進入十八世紀後，情況才開始扭轉；而且，直到大約 1850 年後，醫術以及醫療機構才算得上是對人類存活率及人口成長率，造成大規模的差異。

在那之前許久的十七世紀後半，開始出現於全球各大陸及文明間的新生態平衡，早已非常明顯。尤其是中國及歐洲人口大量成長到空前的規模，這點多虧上述兩個地區都擁有較高的人口起始數目。

大約 1650 年後，在美洲接觸歐洲及非洲疾病最長久的地區，其印第安人的數目達到谷底；等到十八世紀中葉，由舊世界前往美洲的移民，開始展現出可觀的天然成長率。原先的島國民族仍然持續大量死亡（例如南太平洋諸島上的土著），但是這種現象只影響到少數的人，因為自從十六世紀後，仍處在「由歐洲船隻橫越全球海洋所編織的疾病網路」之外的，已經沒有算得上大型的人類社群了。

當然，即使是在研究得最仔細的地區，十七世紀的人口估計值依然很難令人滿意，因此人口統計學者如今比較喜愛針對 1750 年代以後的情況，來發表概論，不像上一代專家嘗試把統計值再往前推溯到 1650 年。但肯定的是，在 1650 年至 1750 年間的某個時候，歐洲某些地區曾發生過「活力革命」(vital revolution)，展現出歐洲大陸前所未聞的人口大量成長。同樣的情形也發生在中國，在那兒，清朝於 1683 年帶來的承平歲月，開創了一世紀之久的人口成長，在這期間，中國人口由 1700 年的一億五千萬左右，攀升到 1794 年的三億一千三百萬左右，增加一倍以上。

相形之下，歐洲人口數目似乎很微小，直到 1800 年，總人口也不過一億五千二百萬左右。再者，中國人口的暴增現象遍及全國，反觀歐洲，可與之比擬的成長率主要只出現在邊緣地區，例如大草原的東部；英國及美國則集中在西部。歐洲大陸的中心地區則繼續遭受戰爭和作物歉收的週期性蹂躪，因此任何類似中國人口大增的趨勢，都完全被遮蓋住了，直到十八世紀晚期才顯露出來。

人口增長和強化工業生產（也就是工業革命）之間的關係，是廣受歷史學家爭辯的題目，尤其是在英格蘭歷史學家之中。在十八世紀期間，英格蘭親眼見證了工業及人口數目雙雙發生重大的變化；而這兩者顯然相輔相成，因為，新工業需要工人，而擴張的族群則需要新的謀生工作。

只要詳細研究英國教區的檔案，就可以知道許多這類事情；但是，如果想了解整體的過程，我們必須把整個歐洲以及越洋殖民地區，考慮成一個互動的整體。用這樣的範圍來討論歐洲的人口統計，於是在 1650 年至 1750 年間，就得將「農業先驅發展和東邊邊界的人口成長」與「發生在海外殖民地（尤指北美洲）上相類似的先驅發展過程」，相提並論。陸上移民和海外移民間的差異，並沒

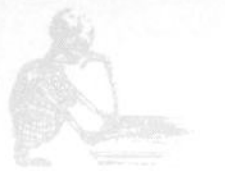

有比同時發生在兩種殖民地上、開闢新農地之基本認定來得重要。

要想強化中心地區（主要是在英國）的工商活動，也同樣需要這種比較大的視界，因為它就像是放大的歐洲焦點，而這個大歐洲包括舊世界以及新世界，所謂新世界是指由英格蘭中部地區和倫敦共同發展出來的新式商業、工業模式（兩者合稱為工業革命）；最重要的是，更強調使用機械動力的機具。

但是，即使我們接受這個擴大的定義，把兩派殖民運動都算入歐洲的一部分，也不過替 1800 年的歐洲總人口增加八百萬到一千萬人而已。因此，歐洲人數目的增加，遠低於同時期的中國，大約只及後者的五分之一。

至於文明世界裡的其他地區，直到 1800 年之前，似乎也都各有各的理由，讓人口數目不致變化太大。在印度，蒙兀兒帝國的奧朗則布皇帝（Emperor Aurangzeb）執政期（1658 年至 1707 年）後半，暴發了大型內亂以及零星的戰爭，一直持續到 1818 年。的確，就整個伊斯蘭教世界而言，看不出一絲人口增長的徵兆，而且當鄂圖曼及薩法維帝國管理上的士氣及效率皆開始低落時（就如同印度的蒙兀兒），政治上的動亂也隨之增強。

中國的應變能力

因此，外表看起來，十八世紀的中國對於變動的世界生態平衡，並未產生典型的反應。其他地區類似的潛能，都被各式相反的環境條件給遮蔽了。唯有在中國，仍持續著太平盛世，且賦稅依然維持著傳統的限度，因此極少出現毀滅性的巨寄生現象。同時，頻繁增加的流行病，對於人口數目的影響也愈來愈小，因為這些疾病一個接一個的朝向較無害的方向發展，變成地方性的兒童傳染病。

這點為我們在「活力革命」中所熟知的特性，開啟寬敞的大門：成年人的死亡率降低了，支撐起更完整的家庭，於是產生人數大增的一代，而這一代又獲得同樣優勢，使得下一代子女的數目更為擴增，以此類推。

滾雪球般的人口成長，當然會迫使中國農夫面臨新挑戰：即從同一片田地中，生產更多的糧食，因為政治及生態上的障礙，令他們無法太過明顯的擴張出中國的地理邊界。

1430 年代的帝國政府，明令禁止出海冒險，後來的統治者也持續這條禁令，於是切斷了中國人大規模海外殖民的可能性，例如前往美洲的太平洋沿岸，或是較近的菲律賓及馬來亞等地。等到滿清入關，也就是 1640 年代後，中國人甚至也不准移民東北地區及蒙古，因為中國的新統治者，希望能讓祖先的土地以及遊牧生活方式，維持不變。唯有在南方，中國人的殖民區域得以持續擴增；不過即使在那兒，由安南王國及緬甸王國所組織的政治反抗勢力，再加上季風森林環境所潛藏的流行病危險，還是令中國移民先鋒的腳步放慢許多。

話雖如此，在已納入中國版圖的廣大土地上，事實證明，在十八世紀時，要找到足夠的食物供養比從前多一倍的人口，也是有可能的。日益增加的密集農耕勞力，再加上對新作物的倚賴日深，克服了這項困難；這些新作物主要源自美洲（尤其是甘薯、玉米及花生），它們可以栽種在不適合種植水稻的陡坡及旱地。

換句話說，當時中國的環境條件，擁有充分的可能性來配合因為人類開啟海洋運輸所造成的結果，包括變更過的疾病型態、農作物地理分布以及軍事技術。事實上，世上其他地區農民後來對新的

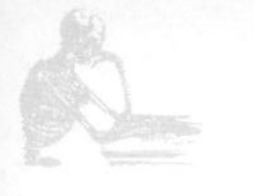

生態平衡所做出的反應，中國早在十八世紀或更早就已預期到了；前者直到十九世紀及二十世紀，當該地政治的和平以及農業增產的可能性同時出現時，才對新的生態平衡產生類似的反應。

中國在這方面的早熟，大部分可能得歸因於傳統的中國文化。由於這塊土地自古以來，就習慣把帝國集權視作唯一正當的政府形式，因此政治上的統一便容易得多。此外，孔夫子的訓誨中，非常推崇傳宗接代的價值。這種態度，對中國人口早期戲劇化的擴增，必定也有所助益；然而這並不意味著，疾病角色的變遷對於這項結果不具影響力。

開發農耕新方式

至於其他地方，凡是有疾病經驗的文明社群，照理也擁有人口成長的潛力，只不過在增加糧食供應，以及壓制破壞性強大的巨寄生模式所遇到的困難，把這種潛能給遮蓋了，使它在十九世紀之前無法明顯的表現出來。

唯獨在殖民地區，文明的農業技術對於原先人煙稀少的地區發揮影響，使得環境條件類似中國的大部分地區，其人口得以在1800年之前，以非凡速度增長。

這類地區當中，最主要的兩處分別為俄羅斯的烏克蘭以及美洲大西洋沿岸。在烏克蘭以及俄羅斯的大部分地區，經由穴居齧齒動物傳染到鼠疫的風險，在整個十八世紀依然是影響人口數目的重要因子。

例如，在1771年，鼠疫在單單一個季節裡，就殺死了五萬六千六百七十二人，這個數據是來自官方統計資料——和倫敦著名鼠疫流行年（1664 年至 1666 年）的死亡紀錄相比，並不遜色多少。

話雖如此，每當一公畝田地被鐵犁耙開，穴居齧齒動物的天然棲息地就會減損一分，因此把傳染病傳給人類社群的可能性也跟著降低了。鐵犁永遠沒法消滅鼠疫，但無疑的，它能用緩慢、幾乎察覺不到的速度，減低其危險。俄羅斯人口在十八世紀的顯著成長（由 1724 年的一千二百五十萬，到 1796 年的二千一百萬），證明了下列事實：闖入染病齧齒動物住滿的地區，所造成的損失，能完全被增加糧食供應的效益所彌補。

美洲移民就不必擔心鼠疫。然而，他們也會遇到一些特殊問題，這是因為他們相對於歐洲文明和疾病循環中心而言，是處在半隔離狀態的。例如，對於美洲印第安人具有強大毀滅力的天花，也能殺死成年後才初次遭逢這種疾病的白人移民，因為他們幼年時距離傳染病中心太過遙遠。

基於這個原因，就像我們很快會談到的，美國人願意承擔蓄意接種天花（此技術對於十八世紀的歐洲醫師來說十分熟悉）所具有的風險。然而，在歐洲疾病經驗豐富的社區，由於只有小孩子較可能死於天花，大眾並不願冒這類風險，而接種也只有到了十九世紀才普遍接受，那時接種的方法已有改良，能將致命的接種感染風險降到微不足道的程度。

馬鈴薯立大功

愛爾蘭在十八世紀的領地擴張方面，提供了很有趣的例子，這個例子在實際領土上並沒有特出之處，但是在人口統計上卻極富戲劇性。經過連年殘酷的戰爭後，這塊土地總算在 1652 年真正享受到和平。從那時起，三個不同的族群：英格蘭人、蘇格蘭人以及愛爾蘭人，帶著各式不同的農耕方法以及經濟展望，和一片近乎空曠的土地展開奮鬥。

愛爾蘭大部分地區的主要族群還是愛爾蘭人，雖說政治情勢對他們並不利。他們之所以會成功，在於很早就接受馬鈴薯做為主要作物。這項做法使得愛爾蘭人的生活好過許多，因為愛爾蘭人原先的農耕地規模都很有限，而且他們也不像英格蘭人那樣，依賴昂貴的犁具來耕地。便宜又盛產的馬鈴薯，使得愛爾蘭人更容易存活，因而能全面競爭過英格蘭的移民。

蘇格蘭人則設法在阿爾斯特省（Ulster）定居下來，他們的耕種技術以及生活標準，大致都和愛爾蘭人相等。蘇格蘭人在十八世紀初期，種植穀物全面失敗後，也把馬鈴薯當成主要作物，證明了這種原本很不起眼的根莖植物，是多麼的有價值。愛爾蘭人口的爆炸性成長直到十八世紀末，才算是進入最高峰，諷刺的是，當時由於英格蘭地區穀物價格攀升，使得英裔愛爾蘭地主的農事利潤高到前所未有的地步。這也使得勞力需求增加；本地愛爾蘭人倒是可以提供勞力，他們只要求約一公畝大小的田地做酬勞，這一公畝地用來種馬鈴薯，足可養活全家大小，他們生活也許窮得可怕，但至少營養狀況還不錯。

然而，十八世紀愛爾蘭及中國農民人口顯著增加的情況，或許正是日後其他地區的前兆。同樣的，工業革命能在大不列顛崛起，也和當地的人口及疾病有關。直到 1870 年代（當時英國開始由海外輸入穀物及其他糧食）以前，英國城市人口若要增長，一向需要依賴加強當地的糧食生產。改進田莊機械、施肥、作物輪種、種子篩選以及作物儲存、收藏等，全都有助於增產糧食。其中最重要的變革為，放棄以休耕做為除去雜草的方法。像是蕪菁這類在生長季節需要細心耕地的作物，就容許農人一邊生產有價值的作物，一邊破壞雜草。於是，農產量也因此提高了幾乎三分之一。

放牧帶來的好處

當這種「新式農耕法」於十七世紀後半，由最早的起源地開始往北海兩側擴散時，又造成另一個始料未及的結果。因為蕪菁和苜蓿（另一種取代休耕的重要作物）所能餵養的牛隻數量，是歐洲農業從前絕對辦不到的；而且，大量牛隻出現後，一方面增加肉品及乳品的產量，改進了人類的飲食；另一方面，又為帶原的瘧蚊提供了更討喜的血源。

由於牛隻對於瘧原蟲來說，並不是適當的宿主，因此偏愛牛血的瘧蚊，等於打斷了瘧疾在牛隻數量大增的歐洲地區的傳染鏈。於是，瘧疾漸漸退回地中海地區，因為那兒的夏季太過乾旱，新牧草無法生長。結果，這項在歐洲北部流行了數世紀之久的重要疾病，再也不能影響那些實施新式農耕法的地區了。

這種新式農耕法普及後，還造成另一項複雜的生態結果。動物增多，意味著人類飲食中的肉類和乳品跟著增加，因此蛋白質的供應量也增加了。這一點很可能會增加人體製造抗體來對抗各種傳染病的能力，因為這些抗體本身就是一種蛋白質，只能利用他種蛋白質所提供的胺基酸來製造。因此，對抗傳染病的一般抵抗力，很可能在許多人的體內顯著提升起來。

另外，十八世紀在英國迅速推展開的圈地活動，也就是在荒地或曠野上加設柵欄，可能造成的副作用是，放牧者不想再過度屯

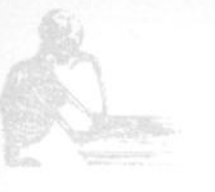

積草料，而且牛、羊也被圈隔成一小群、一小群私人的財產。這一點，幾乎絕對會改進家禽和家畜的健康。

首先，動物的飲食改進了，因為過去各個村民如果想要盡量爭取權益，只能拚命從公共放牧地上屯積草料。第二，家禽和家畜間的傳染病鏈，也可能會經常被打斷。因為在從前，動物自由的在村中公有地上奔跑，並且偶爾還會和鄰村動物接觸，當時並沒有圍籬來區分某一塊牧地應該屬於某個社區或是其鄰居的。但是加上圍檻後，發生動物疫病的可能性就大大降低，因為圍檻把即使是同個村落的動物，分隔成多個小團體。這項改善對於人類的健康也很重要，因為許多動物傳染病，例如牛結核、布氏桿菌病，都可以傳給人類。

這類傳染病的減少，再加上瘧疾式微，對於 1650 年至 1750 年間英格蘭地區的疾病經驗，影響深遠。至於法國，十八世紀時還沒有出現圍籬放牧，而且新式農耕法也尚未開始，農民的健康情況依然慘兮兮。流行病和慢性傳染病肆虐鄉野；瘧疾和結核病仍然是嚴重的健康問題；此外，一系列其他致命傳染病，例如流行性感冒、痢疾、肺炎以及「軍隊汗熱症」(military sweats)，自 1775 年後(最早獲得的詳細紀錄始於這年)，殺死為數眾多的法國農人。

由於英國人口成長，在十八世紀時遠超過法國，而這兩國又始終是農業最先進的國家，因此不由得令人相信，當時英國鄉村人民的健康，一定比法國鄉村人民理想得多。不幸的，英國缺乏類似法國於 1775 年後編整的官方疾病紀錄，因此無法和法國直接比較。

鄉村人民的健康改善（如同可能於 1650 年後發生在英格蘭地區的情況）所造成的重大結果為，農業勞工的效率大大提升。健康的人工作做得較好，也較規律；此外，假使農民不需忍受熱病或其他類似感染（這些病往往在生長季節達到高峰）的折磨，那麼他們就比較不容易因為錯失適當時機，沒能做好分內工作，而造成農業減產。因此，當健康改善後，少數的工人可以供養多數的城市人。英國在十八世紀晚期非常明顯的「城市化」特徵，要不是有這樣的環境條件，是不可能達成的。

天花接種滄桑史

然而，有關英國在十八世紀疾病發生率的另一項重大變化，卻不是因為這類意料之外的生態變遷所造成的，反而是由於蓄意採行天花接種的結果。這種技術是在 1721 年引進英國。第二年，皇室的孩童就成功的免疫了。方法是把天花膿疱裡的物質，轉介到受接種者皮膚上的淺傷口內。有時候，受接種者會因為這種處理過程而發展成極嚴重的天花，有些人甚至因而死亡。但是病徵通常都很輕微，僅有一些痘痕；而接種過天花的人，其免疫力卻和感染過天花的人一樣強。

這項技術很簡單，而且只要大眾認可它的效力，大量接種也不是難事。因此，這項技術於 1740 年代起，開始在英格蘭傳開，而且等到接種技術發展更成熟，使得嚴重感染的風險降到最低後，天花接種自 1770 年代開始，在鄉間和小鎮也變得普及起來。

有趣的是，倫敦和其他大城市卻不接受天花接種。這種接種先在鄉間和小鎮普及，卻繞過大型城市中心的現象，其實並不難理解，我們只需回想在這兩種環境裡的不同發生率模型。天花在大城市早已成為兒童疾病，但在英格蘭鄉間它依舊是可怕流行病，也有可能侵襲年輕人或是一般成年人，而這些人的健康遠比嬰兒死亡更

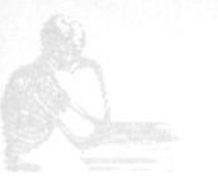

受重視。因此，小鎮或鄉村居民通常對於接種最有興趣，因為它能替這類社區解決一大問題。

反觀倫敦，這裡的窮人反正已深受子女眾多之苦，所以也就缺乏動力去採行預防此症的人工防疫措施。也因為如此，死於天花的人在十八世紀倫敦的死亡清單上，依舊非常搶眼。天花在倫敦的肆虐直到 1840 年代才開始消滅，那時更安全的牛痘接種法已經引進，原先對於接種的反抗心理也受到克服。

然而，早在七十到一百年前，直接以天花病毒進行的接種，就已在英國小城和鄉間普及開來。結果，使得上述同時期因健康情況改變，而在英格蘭鄉間發展的人口成長模式，更加強化且擴張。

在歐洲大陸，大眾對於天花接種的反對態度，持續得更久。反對者批評這項技術的理由，一來是干擾上帝的旨意，二來是任意在健康人身上散布危險的傳染病。後面這項理由後來被英格蘭的統計調查給駁回了，那是皇家學會於 1721 年至 1740 年間，採用新的計算方式進行的詳細統計調查；但是在法國，直到法王路易十五於 1774 年死於天花之後，反對接種的勢力才瓦解。而且即使到了那個時候，利用人工免疫來對抗天花，在歐洲大陸依然未能普及，這種情況一直持續到十九世紀。

有趣的是，天花接種早在十八世紀初，對於美洲的英裔移民來說，就已經很重要了。在美洲，這種病殺害成年人的可怕威力，經常展現在印第安人族群中；而殖民社會裡的鄉村及小鎮結構，和英格蘭地區相仿，也同樣容易遭遇零星的流行病。

殖民人口於十八世紀明顯竄升，可能有相當比重的因素，在於接種天花降低了死亡率。另外，沿著邊界設立的白人殖民區，還可以藉由傳染病毀滅印第安族群而占優勢。其中，又以天花威力最強，殺傷力始終不減。

事實上，天花蹂躪印第安人，很可能是透過蓄意的細菌戰來達成的。例如，1763 年，安赫斯特（Jeffrey Amherst）爵士曾下令，把接觸過天花的毛毯分發給敵對的印第安部落，而且這項命令也確實執行了。至於結果是否稱心如意，似乎並沒有記載。

金納旋風

另一方面，在拉丁美洲，官方保護印第安人免於天花的努力，是一直等到西班牙本土已經認可某種預防方法後，才開始推行的。這是在機靈的英國鄉村醫師金納（Edward Jenner）發現接種法後不久的事，他於 1789 年向世人公布他的實驗結果。他先是注意到，擠牛奶的女工似乎從來不會罹患天花，於是就猜想，她們可能是由照顧的動物身上感染了牛痘。接下來的實驗顯示，讓病人接受牛痘接種，的確能產生對抗人類天花的免疫力；而且牛痘對於人類的危險性微不足道。於是，先前妨礙天花疫苗接種的主要反對理由，終於排除了；而且，全歐洲旋風式的認同了這種新疫苗接種法的價值。

結果在 1803 年，金納的著作出版不過五年後，一支來自西班牙的醫療小組抵達了墨西哥，指導當地醫生這項新技術。等到該小組於 1807 年動身前往菲律賓，準備在那偏遠的西班牙殖民地，實施疫苗接種時，疫苗接種早已在新世界的醫生群中流行開來。從此之後，只要醫療服務來到印第安社區，原先長期蹂躪印第安人的主要殺手之一，其可怕程度必定開始削減了。

至於歐洲其他基督教地區，對於採行人工醫療手段來控制天花，似乎更接近法國而非英國模式，也就是說，它只在 1800 年前

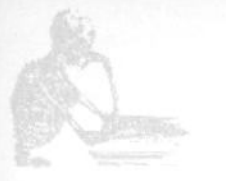

不久，才開始生效。例如凱撒琳女皇於1768年，把疫苗接種引進俄國，她找來一名英國醫生為她本人及皇太子接種；受到這名英國醫師嘉惠的人，只限皇室成員。

1775年，也就是法王路易十五死於天花的第二年，普魯士國王腓特烈二世，把接種技術引進他的國家；特別的是，他讓這項技術傳授給鄉間醫師，而不只限於宮廷。

然而，只有當全體軍人都服從上頭命令接受接種後，這項技術才能算是在歐洲大陸滲透到較低的社會階層。1776年，美國華盛頓總統下令，軍中所有軍人都要接種；1805年，拿破崙也命令所有手下都得接受改良後的疫苗接種。於是，歐洲地區有效的天花預防法，成為拿破崙戰役的副產品；因而，在歐洲史上使十九世紀「人口驚人成長」的現象，和之前其他世紀明顯區隔開來的主因，應該在於有效的牽制這項長期困擾文明人類社群的禍源。

天花改寫英國政治史

然而，天花接種在土耳其（至少是土耳其的某些地區）實施的時間，比歐洲任何地區都來得早。事實上，天花接種就是由土耳其傳入英格蘭的，那是在1721年，由土耳其返國的大使夫人孟塔古（Lady Mary Wortley Montagu，英國女作家），連同其他具東方異國情調的物品（如燈籠褲、土耳其氈帽），一塊兒引進倫敦的。並由兩名曾在義大利帕多瓦地區著名醫學院研習過西醫，而後定居君士坦丁堡的希臘籍醫師，做為技術的中介人。

他們就這個主題，撰寫了兩本小冊子，把土耳其民間醫術的資料轉介給歐洲的學術圈，這兩本小書在英國以及其他地區都被廣泛翻印。根據他們的報導，在君士坦丁堡地區，一般人都相信，希臘摩里亞（Morea）及色薩利（Thessaly）地區的農婦們，老早以前就熟知這種疫苗技術了。

的確，天花接種似乎早就傳遍了阿拉伯、北非、波斯及印度的百姓之間。有關另一種更精巧的中國方法，曾於1700年傳到倫敦，這種方法是將一塊沾染過天花患者的藥棉，塞入受接種者的鼻孔中。中文古籍宣稱，這種技術是由一名來自印度邊界的流浪智者，於十一世紀初引進中國的，結果變得非常普及。因此，「蓄意為孩童接種天花」，在十八世紀讓歐洲醫師援用為醫學技術之前，可能早已在亞洲許多地區，以民間醫術的方式流行達數百年之久。

既然這種技術如此古老，而且普遍流傳於民間百姓階層，為何歐洲醫學專家及學術界，遲至十八世紀才學習到這種接種法？而且，這項醫學技術的明顯進步，為何是發生在英格蘭而非其他地區？

其中一個因素，當然在於巧合。孟塔古之所以對接種有興趣，完全是因為在她剛成為社交名媛不久後，她那美麗的臉孔卻被天花刻下了點點疤痕。但是，倫敦之所以對於她由土耳其帶回的新玩意兒反應機靈，主要是因為在十八世紀最初幾十年內，英國大眾的生活曾經兩度因歐洲掌權家族的天花死亡事件，而受到重大影響。

1700年，英國安妮女王（在位時間為1702年至1714年）的兒子，也是唯一存活的直接王位繼承人，死於天花。於是又重新開啟了誰來繼承英國王位的問題。1711年，當英格蘭、蘇格蘭以及漢諾威王朝的人，才剛剛就王位繼承達成協議，另一樁天花死亡事件又出現了，這次是發生在哈布斯堡王朝，並打斷了原本預定的條約（在西班牙王位繼承戰爭中，同意聯手對抗法國）。

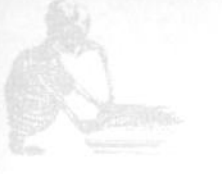

這兩個事件年代如此靠近，而且都是突然改變了英國的政治史，使得英國統治階級深深警覺到天花的危險。而這些等於是布置了舞台背景，等著皇家學會探索預防成年人意外死於天花的方法，以致於當孟塔古夫人將接種法帶回國後，倫敦的醫學及法律界能夠做出正面且極具科學性的反應。

習俗與專業組織

因此，個人和政治上的意外事件、科學和專業的組織，以及有學識者之間全面擴張的交流網路，全都在十八世紀湊齊，使得天花死亡人數在歐洲醫師的威力下，驟然下降。於是，有組織的醫學，首次開始替人口成長做出具有統計學意義的貢獻。雖說天花接種在1700年之前，的確對中國及其他亞洲地區，產生人口統計上的正面影響達數百年之久，但它畢竟只是民間習俗的一部分，就彷彿無數其他衛生習俗及規則般，是世界各地人類藉由各式各樣天真、富有創意的神話，來自圓其說的民俗。

事實上，近東地區的民俗，就把單純的天花接種技術，覆加上一整套神話及儀式的色彩，這是歐洲學者初次調查時發現的。接種者被視為在「購買」這種疾病，而且為了要讓交易有效，必須贈送祭禮給執行接種的人。接種的部位在拇指和食指間，因此造成的痘痕十分明顯，而且從此之後，受接種者將被視為「新入會者」。整個儀式看起來就像一場商業習俗的翻版。

我們如果推演一下，可以這麼想：接種很可能是透過車馬隊的人員，傳播到一般百姓中的，因為預防天花對他們大有好處。不論這種技術最先由何處發展，我們不難假想，車馬隊的商人如果聽到了，便會試試看。之後，又把它傳給長程旅途中經過的歐亞及非洲地區，讓它變成一項民間技術。

就像我們在第 5 章裡談到的，鼠疫在近代也正是沿著這條路線，傳播給亞洲及東歐的人民。事實上，當「接觸鼠疫」以及「有效預防天花」幾乎同時期於同一條路徑上進行時，兩者在人口統計上，可能會產生平衡的作用。然而，當接種技術傳到西歐後，由於鼠疫在該地早已消失，因此，人口顯然就更有可能空前成長了。

當時唯有在歐洲，醫學的專業才足以組織起來，把新方法的新知，快速傳給一般醫事人員。而後，他們才可能在地方需求這類防疫措施時，儘速進行大規模的接種。因此，一旦這項技術引起醫師的注意，天花接種在歐洲就變成了專業醫療裡的一部分了。而這點自然也意味著，打從一開始，他們就可能採取有系統的努力，以發掘並測試改進方法。這造成的顯著結果是，在不到一世紀的時間內，就發現並接受了疫苗接種。

更引人矚目是，靠著當時存在的歐洲醫學交流網路，疫苗接種技術竟能如此快的傳遍世界。例如，一名肯塔基州偏遠地區的醫師，到 1803 年為止，已為萊辛頓地區小城鎮裡大約五百人完成疫苗接種；俄羅斯醫生於 1805 年，開始為中國邊界上的基艾特卡（Khiatka）土著接種疫苗；同年，一名在澳門經商的葡萄牙人，從菲律賓帶來疫苗，迎戰南中國地區暴發的大規模天花流行。

還有一個更顯著的例子：在 1812 年時，韃靼商人在布哈拉（Bukhara）和撒馬爾罕（兩地在俄羅斯境外），到處發送描述金納疫苗接種法的手冊，這些手冊是以阿拉伯文和土耳其文寫成的，並在喀山印製，因此很可能是俄羅斯政府在其亞洲領土上，為整體推廣該項技術所做的努力之一。

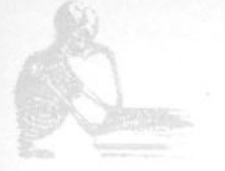

啟蒙運動乘機崛起

關於這一點，疾病史和一般的歐洲發展模式之間，似乎有兩項關連。首先，英國在十八世紀崛起所倚恃的，除了許多其他條件外，也包括人口顯著成長，而這一點，英國不僅比法國開始得早，持續的時間也較長。

政治機構、煤礦和鐵礦的分布、社會結構、價值觀，以及個人的創造力等，全都在促成整體的結果上扮演了角色：但是，就我們現在能指出的觀點（有關鼠疫、瘧疾和其他傳染病由英國鄉間消聲匿跡，再加上英國帶頭以人工方式控制天花），事實似乎很明顯，英、法兩國不同的疾病經驗，和它們分歧的人口歷史大有關係。因此，變動的疾病模式，也成為左右十八世紀歐洲史和世界史的決定因素之一，因為大英帝國的興起，以及法國自 1763 年後對於海外擴張時的暫時衰退，對美洲、非洲、亞洲和歐洲的歷史而言，當然都應該算得上是轉捩點。

第二點，雖說在十八世紀時，醫學科學仍未出現重大的成就，但是以下的想法卻似乎不算荒謬：流行性疾病的重要性日益衰減（部分因醫學進步所造成，但最主要還是在於人類完全不曾意識到的生態調適過程），為啟蒙運動的哲學及社會觀點普及化，建構了基本的背景。

試想如果在這樣的世界裡，難以意料的猝死，可能發生在每個人的生活中，那麼，若用「宇宙是一具大機器，其運作是規律、可理解甚至可預測的」這種觀念，來解釋眼前的現實狀況，就顯得太不合時宜了。畢竟，流行病的暴發，既反覆無常又無法預料，而且對於那些受它光顧的人來說，也絕對無法輕忽它的重要性。因此，在天文學家及數學家於十七世紀的新發現，成為普及的世界觀基礎之前，流行病對於人類心靈及肉體的宰制就已減輕了。

於是，鼠疫和瘧疾的式微，以及天花受到控制，都為十八世紀知識份子間流行的自然神論觀點，扎下推廣的預備基礎。

若有這樣一個世界，致命傳染病並不會突如其來的降臨正值盛年的人身上，那麼人們就不會如此需要求神拜佛，以解釋這類暴斃事件。此外，新流行的機械世界觀支持尋找更有效的方法來應付疾病，使得醫學專業在實驗測試新療法方面，愈來愈能從經驗中學習。結果，情況真的改善了；於是，有關「人類智慧和技巧不只能改進機械生活，也能改善健康狀態」的想法，似乎變得愈來愈有道理。

因此，「歐洲疾病變遷」和「歐陸的文化與政治史」之間，似乎有明顯的關連。在1494年至1648年間，舊日傳統文化承受的壓力異常強烈，因為越洋航行帶動的不只是人員的交流，同時也帶動貨物、思想和疾病的流通。剛開始的時候，造成非常大的衝擊，而歐洲人必須調適這些變化。宗教改革運動所掀起的政治和思想風暴，以及宗教戰爭，在在證明了這些壓力的存在。

唯有在最初的震撼消退後，我們所謂的「老方式」，也就是比較放鬆的政治及文化生活方式，才有可能建立起來；而最初的震撼裡，包括很重要的流行性疾病衰微，而且漸漸被更容易預測、更不危險的傳染病所取代。很顯然，疾病發生率的改變只是造成這類重大變遷的因素之一，而且還不是最搶眼的因素。然而，由於歷史學家過去幾乎完全忽視了這個因素（即疾病經驗以及傳染病變遷的經驗），所以在這兒，我們似乎更值得強調這一點。

工業革命的好與壞

在所有生態關係中，凡是有生物個體或是一群生物，產生重大突破，都會很快的在系統內激起新的壓力。這類壓力通常先是衰減，然後再遏制最初的騷動。1856 年到 1960 年間的澳洲野兔，情況是如此；1750 年到 1850 年間，也就是工業革命開始抬頭時，歐洲西北部的情況也是如此。

在新興工業城鎮裡的生活條件，是出了名的有礙健康。但是從另一方面看，運輸條件改善後，卻也使得糧食分配模式的效率大增，免除了許多地方性的饑荒災難。另外，糧食儲存幾乎也是同樣的重要。例如，製作罐頭的技術，就是在 1809 年發明的，為的是回應法國政府所提供的豐厚報酬；而且，也是由拿破崙的軍隊率先大規模使用罐頭。

當然，那場拿破崙發動的戰爭，是歐洲人當時經歷過最艱困的戰爭之一。但是，戰死沙場的人數，卻遠遠低於因傳染病而死亡的人數，尤其是斑疹傷寒，它隨著拿破崙的軍隊和敵人，一塊兒在歐洲進進退退。情況雖然如此，在 1800 年時，全歐洲的人口成長都已進入高潮，因此很快就彌補了上述的人口損失。到了 1840 年代，在歐洲大陸許多地區，糧食甚至幾乎供應不及。

自從 1845 年，一種來自祕魯的寄生性真菌，成功安頓在歐洲新發展的馬鈴薯田，「饑餓的 40 年代」就成為數百萬人的噩夢。結果，馬鈴薯普遍歉收，讓數百萬名以馬鈴薯為生的赤貧愛爾蘭人、比利時人以及德國人生計出現問題。

於是，斑疹傷寒和其他疾病再加上饑荒，使數百萬人死去，而且原本異常快速增長的愛爾蘭鄉間人口，這時也突然停頓，在接下來的幾十年期間，愛爾蘭人更是湧向世界各地散居，這一點對於北美洲、澳洲以及大英帝國其他地區，都造成深遠的影響。

除了這場發生在 1845 年至 1849 年，歐洲馬鈴薯被真菌侵襲所造成的嚴重（但短暫）危機外，因運用機械而增加的運輸速度，無論是陸運或海運，也都在十九世紀為歐洲人以及世界其他族群，引進了一長串的疾病。同時，人類移居較大且人數較多的城市中心，也造成類似效果：與舊日熟悉的傳染病加強接觸。結果變成兩大方面的競賽，其中一方為：歐洲醫生的醫學技術發展和公共管理系統；另一方則為：強化的傳染病以及由生活環境變遷所引發的慢性病。

醫學與傳染病的競賽

直到十九世紀末期，這場競賽在世上大部分城市裡，都還停留在勢均力敵的階段。成長中的城市中心，如果衛生設施供應的腳步跟不上人口成長速度，例如紐約及大部分美國城市，死亡率的確是猛然升高。

但是從 1880 年開始，醫學研究人員締造了一連串戲劇性的勝利，他們成功的分離及研究一種又一種的傳染「病菌」。詳細的研究，通常能讓專家設計出防止傳染病的有效方法。例如，合成新藥或發明疫苗注射、引進新式衛生程序、更動人類與中間宿主（昆蟲、齧齒動物或其他物種）的接觸模式，或是用其他方式設法打斷已有的疾病傳播模式。

另外，國際組織也提供各城市及國家防範傳染病的方法，因此，到了二十世紀頭幾十年，預防醫學在流行病經驗中邁出了第一

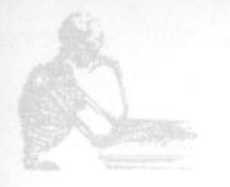

步，不僅在歐洲是如此，在亞洲和非洲也是一樣。空前的成功，讓醫學專家到了二十世紀後半期，開始認真計劃掃蕩及根除數種最可怕的人類傳染病，而且他們也認為在不久的將來就可以完成。

但是，依照慣例，這類大規模、從根本上扭轉人類疾病經驗的成就，本身必然帶有潛在、難以克服的強敵：大陸規模的人口危機，似乎可能取代區域的人口危機，而後者所影響的對象，正是十九世紀醫學人員必須處理的新興工業城市。於是，醫學技術和疾病間的競賽，絕不是一面倒的贏或輸；而且就生態關係的性質來說，也永遠不可能如此。

霍亂環遊世界

首宗（而且也是最顯著的一宗）由工業革命造成疾病關係改變的案例，正是霍亂環遊世界。這種病長久以來一直是孟加拉的地方疾病，而且經常以流行病的姿態，傳播到印度其他地區或是鄰近國家。霍亂是由弧菌所引起的傳染病，這類細菌能在水中獨立生存很長一段時間。當霍亂弧菌被吞下肚後，倘若能熬過胃液這一關，就能在人類的消化道中快速繁殖，引發強烈且極嚴重的病徵——腹瀉、嘔吐、發燒及死亡，從初露病徵到一命嗚呼，通常只消數小時。

霍亂這種致命的速度，尤其令人驚慌，因為只要這種傳染病來到附近，身體再健康的人都不敢認為自己不會魂歸西天。此外，霍亂的病徵也是出奇可怕：全身脫水意味著，病人會在幾小時內枯乾得不成人形，而且破裂的微血管也會令膚色發黑變青。這樣的後果使得霍亂帶來的死亡特別怵目驚心：全身毀敗的模式既快又慘不忍睹，就好似縮時影片般，提醒所有看見它的人，死亡是多麼的醜陋、恐怖又無可避免。

偶爾，霍亂會嚴重衝擊人口統計數字：1831 年，當這種病第一次侵襲開羅時，該城死亡人數約占總人口的百分之十三。但是這種情況並不常見，而且在歐洲城市，霍亂造成的人口損失從來沒有這麼大。但是，這一點並不能減低這位殺手造成的心理衝擊。霍亂似乎總有辦法穿透任何檢疫，繞過任何人為的障礙，它挑選受害者的方式反覆無常，主要是向歐洲城鎮的低層人民下手，但也不是絕對如此。

簡單的說，它在近代歐洲經驗中，是極端可怕又獨一無二的流行病。因此，它所激起的反應十分恐慌，而且影響深遠。

1817 年，當一場嚴重非凡的霍亂，在加爾各答的腹地內暴發時，這種病首次大大引起歐洲人的注意。霍亂由加爾各答傳到印度其他地區，然後很快的越過先前把它局限在印度次大陸及緊鄰地區的界線。當時的情況如下：一個古老、基礎穩固，且可以把霍亂散布到全印度的模式，與另一個新式、英國人使用的貿易及軍事運動模式，相互交錯。結果，霍亂跳出原本熟悉的疆界，蹦入全新、陌生的地域，在那兒，無論是免疫力或是對應的風俗習慣，全然缺乏。

看來，打從古早以前，印度的朝聖之旅以及節日慶典，總是會吸引大批信徒到恆河下游來，而霍亂正是那兒的地方性疾病。於是，參加慶典的人很容易就染上霍亂以及其他傳染病。那些沒有病死異鄉的人，就會把傳染病帶回家鄉去。於是，傳染病就在當地展開險惡、有時甚至對人口造成毀滅影響的例行過程。

在印度，霍亂和朝聖之旅及聖日之間的關連，一直持續到現

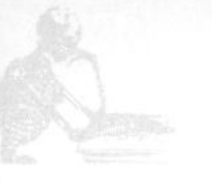

在；而且直到 1817 年以前，人們還可以相當有把握的假設，明確的風俗習慣，自會把這種傳染病的傳播，限定在印度朝聖客範圍內，也就是印度人群中。

然而，霍亂流行仍然會不時的藉由船舶旅行，抵達像中國那麼遠的地方。這一點有事實為證，當霍亂於十九世紀初滲透進中國時，中國人並沒有把它當成是一種新疾病，雖說它在中國沿海已有好長一段時間不曾出現過。

然而，1817 年，當一場異常嚴重的霍亂流行，打算重施伎倆時，這回英國船隻和軍隊也捲入事件背景中；而且由於它們的出現，以及在加爾各答附近幾個重要據點間往返穿梭，把這種傳染病帶到許多原本完全陌生的地方。

由印度向外擴散

這場擴張的行進路線有兩條。一條是陸路，範圍相當有限。1816 年到 1818 年間，英國軍隊曾在印度北方邊境打過一系列戰役，把霍亂由軍隊總部所在地的加爾各答，帶到戰場上，傳給他們的敵軍尼泊爾及阿富汗人。比較戲劇性的是海路。1820 年至 1822 年間，船隻把霍亂帶到錫蘭（現在的斯里蘭卡）、印尼、東南亞大陸、中國以及日本。

阿拉伯南部的馬斯喀特（Muscat）也遇上了這種疾病，那是在 1821 年，一支打算禁止奴隸買賣的英國遠征軍，從那兒登陸時帶來的；接著霍亂又從馬斯喀特，隨著奴隸販子的足跡，沿著非洲東海岸滲透到南方。這種傳染病還進入波斯灣，滲入美索不達米亞及伊朗，並繼續北行，進入敘利亞、小亞細亞以及裏海沿岸。

在那兒，這種傳染病小停了一會兒，比較可能的原因，與其說是因為俄羅斯、土耳其或波斯政府當局有什麼行動，不如說是因為 1823 年到 1824 年間的冬季氣候異常嚴寒。

霍亂在中國和日本逗留得較久；事實上，在 1826 年第二波大流行前，這種病是否曾自中國消失，也並不清楚。事實證明，這段插曲只不過是一場小小的預演，因為就在 1830 年，霍亂弧菌擴大蔓延，而成為名副其實的全球大流行。

1826 年，一場新的霍亂流行病在孟加拉崛起，而且很快就摸著先前的路徑，進入俄羅斯南方。接下來，俄羅斯進行了一連串戰爭，像是對抗波斯（1826 年至 1828 年）、對抗土耳其（1828 年至 1829 年）以及波蘭叛變（1830 年至 1831 年）。到了 1831 年時，一連串的軍事行動已把霍亂帶到波羅的海，從那兒，霍亂又藉由船隻前往英國。第二年，它侵入了愛爾蘭；然後，愛爾蘭移民把這種病帶到加拿大，從加拿大再往南滲透進美國（1832 年）及墨西哥（1833 年）。

長遠看來，比起這趟首次突襲歐洲心臟地帶更重要的事實為：霍亂於 1831 年伊斯蘭教朝聖之旅期間，在麥加安頓下來。結果，不可避免的，長久以來僅限於印度境內的流行病散布模式，開始進行重組，但是這一次所擴張的地理範圍遼闊得多，因為隨著穆罕默德信眾歸鄉的腳步，霍亂往西直達摩洛哥，或是往東來到民答那峨島（Mindanao），或是介於兩者之間的其他地點。從那時起，直到 1912 年霍亂最後一次在麥加和麥地那暴發之前，這種可怕的流行疾病，已成為伊斯蘭教朝聖之旅的常見夥伴，在 1831 年至 1912 年間，出現不只四十次，平均而言，每兩年就出現一次。

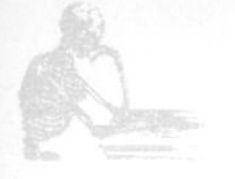

各地反應不一

於是，當霍亂把伊斯蘭教聖朝之旅，併入它舊日印度朝聖之旅的傳播路徑時，對於印度邊境外的人民而言，也長期暴露在這種新疾病的危險中。此外，十八世紀中期以後，運輸速度更快的輪船和鐵路，使得霍亂能由主要的世界中心，加快進行全球性擴散。結果，十九世紀時，印度境外死於霍亂的全部人數共有數百萬人，雖說無法獲悉精確的數字。至於印度本土，這種病從過去到現在一直都很重要，造成的死亡人數遠超過鼠疫；但是，由於太熟悉的緣故，霍亂在印度並沒有激起任何特殊的恐懼或驚慌。

然而，在印度以外的地區可就不同了。在那之前，穆斯林一向對鼠疫逆來順受，而且覺得基督徒的檢疫措施非常可笑。但是霍亂之死所具備的陌生、恐怖，以及突然的特質，在埃及和其他受影響的伊斯蘭教地區激起的恐慌，卻和歐洲地區瀰漫的恐慌幾乎不相上下。

不論是伊斯蘭教醫學或伊斯蘭教傳統，都無法處理這個危機。這股對於霍亂恐慌的普遍心理，有助於減損伊斯蘭教世界裡的傳統威權，而且也因此敞開接受歐洲醫學之途。

當然，在歐洲幾個地區，對於從前鼠疫來襲的記憶猶新，因此不論是大眾或是個人，對於霍亂危機都做出了適當的反應。大部分歐洲地中海地區的情況正是如此，在這些地方，宗教祈禱以及醫學檢疫總是同時並存，而後者從十六世紀以來，就正式進入公共法規中。在法國馬賽，把 1721 年那場鼠疫流行設為紀念日，年年提醒大眾清楚記得這場災難，因此，霍亂也成為重新加強基督教深入人心的機會。

然而，在歐洲北部，面對流行病危機時的傳統行為準則，卻不如南歐界定得那般清楚。不同社會階層之間的長期緊張關係，傾向於用公開甚至儀式化的方式表達出來，從聖彼得堡到巴黎，出現在各個不同地區；但是，這類的社會壓力，並未輕易轉化為具體而明顯的社會行為。因此，人們從隨機應變、爭辯、逃跑，到懇求、威脅、祈禱。換句話說，有個寬廣的行為準則區域，供所有人從中選擇最有效的方法，來應付這場獲得大眾公認、對生命及社會的一大威脅。

從這些倉皇失措的表現中（在接下來的十九世紀，每隔一小段時間就會重來一次），也產生了一股主要的衝力，準備改進城市衛生環境以及大眾生活規則。

瘴氣學派與接觸傳染學派

首先，霍亂使得流行病理論各派對立學說之間的長期論戰，突然變得更加急迫。自從希波克拉底時代，某些歐洲醫生就相信，突然暴發的疾病是由瘴氣所引起的，這些瘴氣可能是來自死屍或是地球上的其他腐爛物品。

持這類理論的人相信，當瘴氣遇到足夠虛弱的體質時，疾病就會接踵而至。凡是瘧疾和其他昆蟲媒介疾病仍很有影響力的地方，瘴氣理論就擁有堅實且令人滿意的實驗基礎（至少看起來是如此）。

相對的，關於接觸傳染的病菌理論，早在1546年即被義大利醫生弗拉卡斯托羅（Girolamo Fracastoro）明顯改進許多。這個理論為地中海區域防範鼠疫所設立的標準檢疫規章，提供了學理上的正確基礎。但在十九世紀初期，病菌理論被迫居於劣勢。事情是這樣的，1802 年，法國軍隊被派往聖多明哥，去鎮壓盧維杜爾（Toussaint L'Ouverture）領導的叛變，不料災難卻降臨法軍頭上。不出幾個月，一場黃熱病外加其他熱病，完全摧毀了這支擁有三萬三千人的軍隊，同時也推阻了拿破崙的帝國野心（當然還有其他原因），使得他在 1803 年，心甘情願的把路易斯安那領地賣給美國政府。

這一場疾病在海外重挫歐洲軍力的威力，成為法國醫師群致力研究熱帶疾病的一大刺激因素；然後，當黃熱病於 1822 年在巴塞隆納暴發時，他們逮到這個機會，進行了一場明確的試驗，好讓接觸傳染學派和瘴氣學派，徹底分出高下。

卻文（Nicholas Chervin）領軍的法國專家群，很有系統的仔細研究這種疾病究竟如何發生。他們結論道，在巴塞隆納罹患黃熱病的不同個人之間，不可能曾經接觸過。於是，接觸傳染學派似乎終於徹底失去威信。

接下來的五十年，醫學重整派開始忙著拆解長久以來存在地中海沿岸的檢疫規則，指稱它們只不過是迷信年代殘存下來的產物。在缺乏任何實驗基礎（因為當時還沒有任何人想像得出昆蟲也可能是疾病帶原者）的情況下，病菌理論似乎只有走向歷史的命運。尤其是英國的自由主義者，更認為檢疫規章是不合理的違反自由貿易原則，並且試圖大力根除這類來自暴政，以及羅馬天主教愚蠢行徑的殘渣。

不過，到了 1854 年，倫敦醫生史諾（John Snow）簡單的說明了，倫敦市中心某區域所暴發的霍亂病例，可以全都追蹤到單一條被汙染過的飲水源上頭。但是，史諾的論點只是間接證據；再說，由於接觸傳染派不久前才被歐洲最細心、最富盛名的醫學專家明確否定，因此史諾詮釋數據的方式，並未引起很多人的注意。然後，到了 1880 年代，顯微鏡突然逆轉了醫學見解的平衡，因為致病的「病原體」，戲劇性的讓科學家發現了。

最早被觀測到的病原體，是炭疽桿菌以及結核桿菌，由巴斯德於 1877 年至 1897 年間，以及柯霍於 1882 年分別發現。由於這些傳染病的傳播方式都很平常，它們的驗明正身對於瘴氣理論並未造成打擊，瘴氣理論早已正式用來解釋流行病。

但在 1883 年，當柯霍宣稱找到一種會引發霍亂的新弧菌時，情況有了變化，因為如果柯霍是對的，那麼瘴氣理論就錯了；至少在解釋霍亂傳染上是錯的。

由於許多飽學且受人敬重的醫師，都深信流行病應該用瘴氣理論來解釋，那麼，柯霍對霍亂致病原因的解釋，會在專家群中遇到強力反彈，自然也就不令人意外。直到 1892 年，還有一位著名的德國醫生，親自喝下一杯充滿霍亂弧菌的水，以證明病菌理論是假的，然後再快樂的通知敵對的同行，他可沒有病倒。

無疑的，他真的是走運；但是他使出的這一招，確實把原本圍繞在霍亂傳染因子四周的問號，渲染得更加不確定了。或許在這位醫生的案例中，憤怒加緊張激發出格外大量的胃酸，因此把吞下的桿菌全殺光了。

新式衛生保健法陸續出爐

早在柯霍的顯微鏡，提供醫師現代霍亂傳播觀點的實驗基礎前，霍亂在美國及歐洲大城市所引發的恐慌，卻也為那些企圖改進城市衛生設備、居住、醫療服務以及水源供應的改革者，提供了強

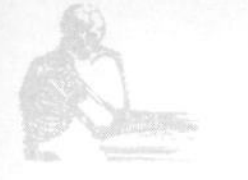

烈的改革動機。至於該做些什麼，以及該如何去做的行事標準，都已準備妥當，因為十八世紀時，歐洲政府發覺士兵及水手的性命太寶貴，不能無謂的隨便浪費，更何況能夠防止疾病肆虐的行事方法既簡單又便宜。

在這些保健方法中，最有名而且也是最重要的，莫過於採用柑橘汁來避免壞血病。當歐洲遠洋船隻上的組員，連續數週或數月食用缺乏基本維生素的食物時，這種疾病就會籠罩在船上。壞血病奇特的發生模式，催生了一大堆醫學報告文獻；而且早在 1611 年，文獻上就已經推薦檸檬和柳橙做為療方，而且從那以後，也有不少重要的醫學作者反覆提及這種療法。但是其他療方被推薦的熱情程度也毫不遜色，此外，柑橘類水果也不易取得。因此，這種療法的功效直到十八世紀末期，才獲得確認。

的確，即使在英國軍醫林德（James Lind）發表他仔細控制的實驗結果，於 1753 年證實新鮮檸檬和柳橙在治療壞血病上的功效後，英國海軍部依然沒有行動。部分原因在於金錢：柑橘類水果非常昂貴且稀少，而且又不能長期貯存。另外也有部分原因在於，海軍當局相信其他療法也一樣理想。例如，庫克船長在太平洋航程中讓組員吃的泡白菜。此外，在 1795 年時，英國海軍部的確曾決定，採用柑橘汁做為預防壞血病的最佳療方，而且還為船上每名水手準備好每日食用的份量，結果卻不如人意。

原來是因為，西印度群島所出產的萊姆種類，缺少基本維生素，而西印度群島的萊姆比地中海所產的檸檬便宜，所以獲得採用，結果使得英國海軍喝下幾乎毫無價值的萊姆汁，而且英國人還從此得到了「萊姆佬」的綽號。到了 1875 年，英國海軍艦隊上終於暴發了壞血病，雖說他們依然按照規定每天飲用定量的萊姆汁。

即使情況如此混亂而且缺乏效率，林德和英國海軍的其他醫生，依舊在十八世紀後期那幾十年，率先研究出在衛生保健方面的重大改進方法。例如，林德為船隻裝備了海水蒸餾器，以確保能供應新鮮飲水。另外，他們還採行了為新船員檢疫的方法，要他們梳洗乾淨、穿上一套新衣服。這不過是一個很簡單的程序，但卻大大降低了斑疹傷寒的發生率。另外，像是用奎寧來對抗瘧疾，以及天黑後不准登上流行瘧疾的海岸等，也都是在林德的指引下採用的。

陸軍保健當局也實施了類似的改進方案，例如細心留意飲水、個人清潔、汙染處理等問題，但總是遇上比較大的阻礙，因為陸軍士兵跟船上水手不同，始終沒法和外界傳染源隔離得那麼徹底。

軍隊成為受寵對象

然而，十八世紀的歐洲軍隊，可以說是歐洲皇室的寵物兼玩物，在當局眼中實在太有價值而且也太好操控了，沒理由不讓他們從一整套日益增加的衛生規條中受益。由保護士兵，進而成為一般大眾的醫藥規章，只是輕鬆的一小步。

在歐洲大陸上，這一小步已在日耳曼皇室有條不紊的手下完成了（至少原則上如此，即使執行不算徹底）。其中最具影響力的是日耳曼醫生法蘭克（Johann Peter Frank），他於1779年至1819年間發表的六卷醫學方針，立刻吸引了統治者及政府當局的注意與青睞，這些人體認到部屬的數目和健康活力，正是國力的基本。

「歐洲政治歷史」和「常備陸軍、海軍的健康」之間的互動關係，值得歷史學家投注更大的心力思量。很顯然，歐洲大陸的專制主義之所以能興起，主要是靠著擁有一支訓練精良的軍隊，來執行國家元首的意願；至於如何保有這樣的軍隊，就得依靠公衛及個人衛生保健規則的發展，以便把流行病造成的人數損失減到最低，不論是冬天或夏天，不論在戰場或軍營中。

「整潔以及光鮮的儀容」和儀式般的清潔規則，成為了歐洲軍隊達成上述目標的法寶，而且很顯然的，這類行為從十八世紀開始變得愈來愈尋常，影響深遠的改變了軍人生活的實際經驗。但是，似乎從來沒有人調查過，由法蘭克這類大醫師所提出的高深理論，與那些由不起眼小軍官所發明的「占用士兵大把時間」的例行公事（以保持他們的健康並且訓練他們作戰精良），兩者之間的相交點。

正如同大部分軍事管理事務，這方面也還是由法國領頭。十八世紀早期，法國皇室當局設立了軍醫院以及醫學訓練學校。到了1770年代，一支具有現代模式的軍醫團也成立了。最關鍵的創新之處在於：醫生可以在這支新軍團中服務一輩子，而且還可以像普通軍士般，順著軍階往上爬，而不再像從前那樣，當某些緊急狀況或即將暴發的戰役有所需要時，才應軍團上校之邀，以平民醫師的身分入伍服務。

法國軍醫團專業化所帶來的益處，在大革命及拿破崙時代的戰役中，表露無遺。年輕人徵召自遙遠的田莊或是巴黎的貧民窟，混居在法國新式且大大擴充的軍隊中。然而，即使這些新兵把各種差異極大的疾病經驗及抵抗力帶進軍隊裡，軍醫團卻有辦法預防大規模的流行病暴發，並且能快速利用各種新發明，例如金納的牛痘疫苗（於1798年公諸於世），來改善他們負責照顧的軍士健康。否則，規模大增的陸上作戰（這是拿破崙時代的特色）是不可能發生的。同樣的，英國海軍持續經年累月封鎖法國港口的能力，除了歸功槍砲彈藥之外，檸檬汁也同樣厥功甚偉。

因此，回顧軍隊醫藥方面的成就，衛生改革派在1830年代至1840年代間所遇到的問題，與其說是在技術層面上，不如說是在組織架構上的。在英國，自由意志論者對於「違反個人處置自身財產權利」的規條，可說是不遺餘力的反對；而且，只要疾病理論以及疾病傳播依然存有爭議，就很難協調大眾同意頒布任何明令規章。在這種情況下，對於霍亂的恐懼就成為催化劑。當霍亂來襲時，枯坐乾等是不夠的；陳腐的辯論和頑固的衝突，必須盡快由公眾機構來解決，因為對死亡的恐懼已經籠罩在頭上了。

霍亂促成新下水道系統

霍亂在英國的第一次流行（1832年），促成了地方健康委員會的成立。由於是無給職，加上是地方上自己選舉出來的，這類委員會的成員通常既缺乏專業能力，又缺乏法律權力來改變生活條件；事實上，竟然還有人不同意汙物與健康不良有關。

比較重要的是，1848年霍亂重新出現時所引起的反應。那一年，國會趕在霍亂第二次進入英格蘭前一週，授權成立了中央衛生委員會。當時，可怕的亞洲型霍亂早已成為大眾矚目焦點達一年之久，而且無疑的，促成國會這項舉動的，正是因為預期霍亂會重返。

衛生委員會建構出一套影響深遠的大眾衛生計畫，這套計畫原先已由一群吵鬧不休的改革者，大力提倡了十年以上。委員會的成員裡，有一些最著名的衛生改革擁護者，因此可以運用它那強大的法定權力，自英國城市、鄉鎮清除無數汙物源頭，同時也開始在全國裝設供水及下水道系統。

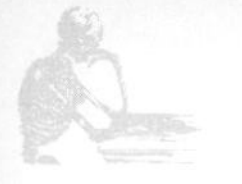

下水道並不是什麼新發明，至少在羅馬時代就已經存在了；但是直到 1840 年代，所謂下水道只不過是一條加長了的糞坑，一端可以流放汙物而已。這樣的下水道會堆積汙物，所以必須定期清理。除了暴雨時期之外，經過下水道的水流會遲滯慢行，因為水源供應非常有限。

1840 年代出現了一個新主意，最主要的擁護人士為查德威克（Edwin Chadwick），他是熱心的效益主義改革派，他的想法是，利用光滑的陶瓷管建構較窄的下水道，然後再通以足量的水流，把汙物沖向某個位在遠方的貯存所，讓汙物遠遠離開人類居所。查德威克希望在那樣的貯存所，還能把下水道汙物蒐集起來，賣給農人當肥料使用。

想要達成此目的，計畫中需要裝設全新的水管系統及下水道管路系統；需要發展更有力的幫浦，以便把水抽送到住家；同時還需要強制拆除老舊的下水道系統。另外，為了要讓水管幹線以及下水道管路保持直線前進，以便達到所需的有效流量，工程進行當中，少不了得闖入私人土地中。對於當時許多英國人來說，這似乎是很缺乏保障的侵權行為。再說，這項工程在金錢上的花費也十分可觀。因此，這樁工程是靠著霍亂所激起的恐懼，來克服大量的反對意見。

查德威克原本的計畫失敗了一半，因為在販售下水道穢物給農人做肥料這一部分，他沒法成功達成財務目標。原因在於，當時人工合成肥料以及來自智利的海鳥糞，對於農夫而言，取得方式都遠較查德威克提供的下水道汙物（不論他用什麼方法處理過），方便得多。實際的解決辦法是，讓新式下水道管線，通往方便的水域去排放；這通常會造成令人不快的結果。為了要讓這些穢物的惡臭不致令人反胃，結果又耗去了另外半個世紀，來發展下水道穢物處理程序；至於大規模裝設這類處理裝置，則是二十世紀的事了，即使是繁華且細心管理的都市也是一樣。

然而，雖然查德威克沒能實踐他的全套計畫，中央衛生委員會（存在期間為1848年至1854年）在他的指導下，的確示範了如何讓一個順應工業革命出現的新興城市，遠較古老城市更為健康。不只如此，新式的水管供水系統以及汙物排放系統，也並非如歐洲城市社區，以及歐洲海外移民地區那般驚人的昂貴。然而，在亞洲，由於人類糞便被當成肥料由來已久，新式下水道汙物排放系統始終沒能普及。

這套系統傳入其他國家的速度，算是相當快，雖說它通常是靠著同樣的刺激：一場迫近的霍亂流行，逼使地方上的既得利益者順從衛生改革派的意見。因此在美國，直到1866年，類似的衛生委員會才在紐約市成立，它是以英國的衛生委員會為典範，成立動機也是因為理解到即將發生新的霍亂流行病。

瘴氣理論敗下陣

在缺乏這類刺激的情況下，例如漢堡這樣的大城市，堅持延緩這項昂貴的供水系統改良工程，直到1892年，來了一場霍亂，而且證明除了汙染的水源外，沒有其他合理原因能解釋這場疾病的傳播。事情經過是這樣的：漢堡身為古老的自由城市，雖然位在新德國政府領土內，但仍保有自治狀態，而且它的水源也直接取自易北河，未經任何特殊處理。鄰近的阿托納（Altona）則屬於普魯士帝國的一部分，當地細心的政府裝設了一間濾水工廠。1892年，當

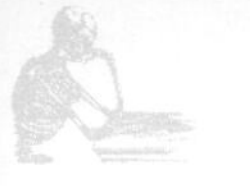

霍亂在漢堡暴發時，它是沿著區隔兩座城市的大街某一側傳播，但完全略過另一側。

由於空氣和土地（瘴氣理論派所偏好的解釋）在分隔兩城的界線兩邊都是一樣的，因此水源在界定這種疾病攻擊範圍所具有的重要性，才會以這種最簡明的方式凸顯出來。懷疑者啞口無言；至於霍亂，事實上從此也再沒有返回歐洲城市，這都要感謝有系統的淨化城市水源，避開了細菌汙染。

當然，在決定引進水源及下水道改良系統和完成所需工程之間，總有一段緩衝時間。但是，到了十九世紀末，西方世界所有大城市都有所動作，以追上英國在 1848 年至 1854 年間率先完成的衛生及水資源管理新標準。結果，城市人變得比以前更不容易罹病。不只是霍亂及傷寒，還包括一群較不嚴重的水媒傳染病，發生率都銳減了。這也使得其中一項重要的嬰兒致死原因，得以漸漸減低至不具統計學上的意義。

在亞洲、非洲和拉丁美洲，城市很少能提供全體居民衛生用水以及汙物處理系統；但是即使在這些地方，汙水所具有的危險也愈來愈廣為人知，因此只是靠著單純的警覺，例如煮開飲用水、定期測試水源的細菌汙染情形，就能引入還算滿有效的防衛網，以避免全體感染水媒傳染病。當然，管理當局並不一定總能有效擔起警戒病菌的工作；至於強迫執行的手段，在許多情況下甚至更困難。但是，關於如何避免大規模致命疾病的方法及知識，卻已變得幾乎是全球一致的了。

的確，每當局部地區發生霍亂或其他致命疾病時，常常出現的情況是，較富有的國家會出資贊助國際性的醫學專家動員組織，以幫助地方政府控制傳染病的暴發。因此，即使在一些從未安裝過清潔用水及汙物循環系統的城市，公共衛生上的某些優勢還是可以很快的發揮出來。

人口坑洞減少

於是，到了 1900 年，也就是出現第一座城市五千年之後，世界上的城市人口數目，首次能夠在不依賴鄉間人口移入的情況下，維持恆定甚至還能增加。這在古代的人口統計關係上，可以說是一項基礎性的變革。

直到十九世紀，各地城市都是一個個的人口坑洞，沒辦法維持自己的人數，總得依靠比它們健康的鄉村來穩定輸入人口。例如，曾有人計算過，在十八世紀時，也就是倫敦死亡清單核對工作更加準確後，倫敦的死亡人數平均每年會超過出生人數六千人。因此在整個十八世紀期間，倫敦單就維持人口恆定，就最少需要六十萬移民。至於還要讓倫敦人口成長（這也正是該城在十八世紀歷史上的一大特徵），就需要更多的外來移民了。

這種變化具有相當深遠的含意。一旦城市能夠自力維持人口成長時，由鄉間轉往都市生活的昔日移民模式，就遇到了新障礙。來自鄉間的移民必須和另一群為數更多的人競爭，他們是土生土長的城市佬，因此更適應城市文化，他們已能擔起從前鄉間新移民所執行的功能。社會流動也因此而變得更困難，不再像從前般：城市人口系統性的死亡，為全球各都市空出一些位置，讓來自鄉間的人們也有機會向上流動。

當然，在那種工商業發展超級快速的地區，城市與鄉村間的這層新關係會不夠明顯，因為城市裡存有太多新的空缺，足夠同時容納土生土長的城市佬，以及鄉村來的新移民。但是相反的，在那些工業化停滯不前的地區，社會流動的問題早已變得不容忽視。例如，在拉丁美洲和非洲地區，大城市周圍經常繞著一大圈半鄉村式的貧民窟社區。這些都是被違法占用的公有地，因為來自鄉間、期望變成都市人的大批移民，沒法找到合適的工作，因此就只能不斷淪為這種悲慘至極的都市邊緣人。這類移民，等於是「傳統鄉間移民模式」和「都市人口不再像從前凋零，因此新來者只能擠在門外」，兩者之間的真實的衝突。

更重要的是，在所有穩定的鄉間社區，總是存有一些控制婚姻的風俗習慣，效果在於把出生率降低到和當時盛行的死亡率，以及外移率差不多的水準。譬如，不同的嫁妝、聘金規則，在許多社會中都具有延緩婚期的效果，讓婚期一直拖延到新娘、新郎手中擁有足夠的財產，可以組成生活水準與雙親相當的新家庭為止。

但是在城市環境中，自古以來總是消耗掉大量人口（即死亡），因此類似不讓年輕人早婚、早生育的限制，多半都只存在資產階級中。至於貧窮的城市青年，他們的工作通常都不是繼承來的，沒有理由等到父母達到退休年齡再結婚，而這通常是鄉下嫁娶的規則。

於是，關於早婚及早生育的古老限制，換到城市背景下，就大大減弱甚至完全崩毀。這一點，再加上流行病自從 1900 年（或是亞洲地區的 1945 年）開始，不再扮演大量耗損人口的角色，才是現代人口異常竄升的背後基礎。

城市與鄉村人口統計之間的關係，所具有的含意還可以延伸到重新定義何謂工作、讓社會階層與土地所有權脫離掛勾，以及重新定義擁擠的心理反應等等。如果要探討這些，我們會把本書的主題扯得太遠；但是，城鎮與鄉村傳統關係的轉型，必然也是二十世紀全球人類境遇的基本主軸。在這項變遷的背後，潛藏了一系列城市家居生活在醫藥及管理方面的改良，這些改良是十九世紀時，由於歐洲人對於霍亂的恐懼所激發出來的。

細菌學新知奏效

國際醫藥合作也同樣達到新的效率水準，這也是因為歐洲遇上霍亂所產生的結果。有關國際醫學協會的源起，要回溯到1851年，當時各國專家群集巴黎，試圖解決爭論已久的檢疫問題，以及檢疫是否能有效防止霍亂及其他疾病。來自地中海區域的醫師及政府，承繼著這種對抗鼠疫的方法，他們大部分都相信接觸傳染說，也相信檢疫制度有效；來自英國及歐洲北部的衛生改革人士，則對這種陳舊的想法深表輕蔑。他們相信，源自發臭垃圾及穢物的瘴氣才是致病的主因。因此，這場會議的功能只不過停留在意見交換的階段。

話雖如此，國際合作防止霍亂及鼠疫，終究不能算是完全沒有成效。國際合作登場的主要地點，最早是在埃及。早在1831年，歐洲列強派駐亞力山卓的領事，全都應埃及的領導人：一位姓阿里的阿爾巴尼亞投機者之邀，為該城組成一支衛生委員會。從那以後，他們繼續為西歐建構了類似特殊衛生前哨站的組織，持續追蹤麥加進香客的流行病情況，並發布埃及地區具有潛在暴發危險的疾病警告。

於是，當霍亂於1883年重返埃及時，派遣歐洲醫師團到疫病現場，讓細菌學新知發揮功效解決問題的措施，也不過是早年防疫措施的一小步進展而已。結果倒是非常耀眼：不過幾週之內，德

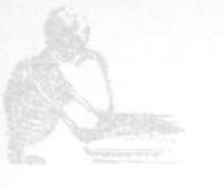

國人柯霍就宣布，他找到了引起霍亂的弧菌，因此，正如我們已知的，這個消息為疾病病原理論帶來新的衝力。不只如此，一旦知道霍亂的性質，如何防範這種傳染病的方法就不證自明。化學消毒劑以及加熱都能殺死弧菌；細心處理患者，也能防止這種病傳給其他人；此外，到了 1893 年，還發展出一種預防霍亂的疫苗。因此，到了十九世紀末，科學醫藥已經發現了許多能有效對付這種可怕疾病的方法。

只要是根據傳染病新知識所制定的措施，即使再簡單，也能造成深遠的影響。例如在埃及，官方於 1890 年，對伊斯蘭教朝聖之旅制定了新規則，要求所有入境的進香客都得接種天花疫苗。這項措施把這種一向伴隨朝聖之旅而來的重大疾病給消除了。

1900 年，埃及頒令，所有過境者都得強制接受檢疫；1913 年，當局更展開霍亂預防針的強制注射。從那以後，霍亂不再破壞伊斯蘭教的朝聖之旅了。這種病在印度依然常見，偶爾也會影響中國以及亞洲、非洲的其他地區，直到二次世界大戰之後。

但是就一種世界級的天災而言，這種在十九世紀初，搭上因科學原理而進步的運輸方式，而能踰越傳統地理疆界的傳染病，卻在十九世紀末，因為類似的科學原理應用在衛生行政上，而被徹底打敗了。如此一來，霍亂起落的整個過程，替十九世紀密集暴發傳染病，以及順利牽制住暗藏在大都會、工業化生活方式中的危險性，提供了異常簡潔的典範。

對抗傷寒、白喉、瘧疾之道

另外一些長久以來始終很重要的傳染病，也同樣臣服在細菌學家新發明出來的技術之下。於是，傷寒於 1829 年初次獲得確認為一種疾病；1896 年時，引起傷寒的桿菌被找到了，而且科學家也發明出有效的傷寒疫苗；到了二十世紀最初十年，終於證明大量接種傷寒疫苗，確實能夠壓制這種疾病。

白喉桿菌於 1883 年被分離出來，而白喉的解毒劑於 1891 年已經證實有效。牛奶中的桿菌，可以用巴斯德滅菌法來控制，也就是說，只要把牛奶加熱到某個固定溫度，大部分可能有害的細菌都會被殺死。芝加哥於 1908 年明文規定，使用這種方法來保護嬰兒及其他人免於罹患牛奶媒介的傳染病。芝加哥是率先這麼做的大都市，但是其他國家很快就跟進，因此來自牛奶的傳染病在一次世界大戰之前，就已經不再重要了。

其他傳染病倒是比較難處理。自 1650 年代開始，歐洲醫生就已經知道，瘧疾那些令人衰弱的病徵，可以飲用一種浸泡液來壓抑，這種液體是把原產南美洲的金雞納樹的樹皮，浸泡在水中或是其他溶劑中所製成的（在醫學上，這種浸泡液裡真正有效的成分後來被稱為奎寧）。但是，由於這種有療效的樹，在物種鑑定時容易發生混淆，二來市面上又出現了一些假貨，使得這種療法的名聲在日後受到影響。這一點在新教徒裡尤其明顯，因為他們原本已對耶穌會成員心存懷疑（後者到處宣揚這種樹皮的知識），如今這分疑慮更是延伸到耶穌會成員的瘧疾療法上。

1854 年，荷蘭人在爪哇種植起金雞納樹，從此以後，歐洲人總算擁有正牌樹皮的可靠貨源。事實上，要是沒有來自荷蘭人種下的奎寧來源，歐洲在十九世紀後半期，是不可能達到空前的勢力擴張：深入非洲內陸。

這片金雞納樹林持續供應歐洲人貨源，直到二次世界大戰為

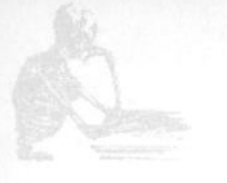

止。1942 年，當爪哇落入日本人手中，歐洲人就迫切需要發明能壓抑瘧疾病情的替代化學藥品，結果終於合成了瘧滌平（atabrine）以及其他幾種也滿有效的藥物。

定期服用適量的奎寧，可以讓居住在瘧疾猖獗地區的人存活下來，而不致病死；但是這種藥只能抑制發燒，既不能預防也不能根治這種病。瘧原蟲本身以及它錯綜複雜的生活史，是在 1890 年代研究出來的。但是研究人員沒有辦法針對它發展疫苗或是解毒劑，至於從控制瘧蚊著手，事實證明也太難策劃執行，因此在 1920 年代前，只有在幾處具有策略重要性的地區試行過。

美國征服黃熱病

黃熱病引起的注意甚至超過瘧疾，部分是因為它更容易使體弱的城市人喪命，部分則是因為它威脅到美國的加勒比海擴張行動。但是黃熱病是由病毒所引起的，因此，對十九世紀的細菌學家來說，還沒有適當的技術能找到致病原。不過，一支由美國陸軍軍醫里德（Walter Reed）率領的醫學小組，還是前往古巴向黃熱病宣戰，而且證明了它是由蚊子傳播的。

1901 年，他們展開防疫作戰，要藉由攻擊蚊子的孵育地點，把黃熱病逐出哈瓦那。他們的努力非常成功，大部分原因在於這場醫學戰背後有美國軍方的威望和資源撐腰。

1901 年，哈瓦那才剛剛脫離西班牙帝國的掌控，這是西班牙─美國戰爭（1898 年）的結果。從那以後，美國就堅決的把野心和戰略考量，轉向加勒比海，例如，建一條運河貫穿巴拿馬地峽，以激起新的活力。法國在 1881 年至 1888 年間，曾試圖打穿該地峽，但是由於工人大量死於瘧疾和黃熱病，使費用追加到無法負擔的程度，最後終於放棄了。

因此，想要成功建造這條運河，當務之急即是控制這些蚊媒疾病。於是，美國政界領袖和軍事統領一致同意，要投下史無前例的資源，讓負責這樁任務的軍醫放手處理。

結果的確輝煌，因為一隊嚴謹、活力充沛的衛生警察，透過蚊子數目及行為模式的細密觀察，成功的把這些原本令人畏懼的殺手，縮減到無足輕重的比例。1904 年以後，也就是運河區合法成立後，美國軍隊雖駐守在這片原先世上極可怕的熱病海岸區，但是存活情況卻相當成功。

美國軍隊統帥只把他們的責任，限定在照顧美國大兵的健康上，並不曾認真想過要有更大的野心，以全球為基礎來征服黃熱病。然而，當巴拿馬運河在 1914 年開啟後，卻提供了一種可能性（或者該說「似乎」提供了，因為當時人們還不了解登革熱和黃熱病之間的關係）：船隻在通過運河區時，有可能不幸帶上黃熱病，並且把它傳播到太平洋諸島以及亞洲沿海地區，而這些病在這類地區原本是完全陌生的。

為了預防這類慘案，剛成立的洛克菲勒基金會於 1915 年，展開全球性的研究及黃熱病控制計畫。在接下來的二十年內，這種疾病的許多複雜情況都弄清楚了。有幾樁很成功的控制計畫，把南美洲西海岸幾處黃熱病的傳染中心都消滅掉了；至於在非洲老家支持這種病的頑劣生態系，也受到充分研究，結果令人不得不認為，想要以全球為基礎來消滅這種疾病，是不切實際的想法。

然而，到了 1937 年，一種既便宜又有效的疫苗開發出來，從此把黃熱病原先在人類生活中的重要地位給剔除了。

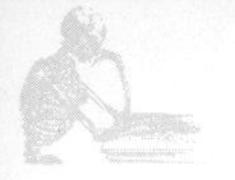

DDT 登場

對抗黃熱病的成功經驗，鼓舞了洛克菲勒基金會，於 1920 年代展開另一項類似的計畫，這次預備攻擊瘧疾。原先曾把黃熱病驅逐出加勒比海城市的蚊子控制方法，證明在某些地區（如希臘）確實管用。但是，直到二次世界大戰後，DDT 的殺蟲劑威力才被發現，而這種攻打蚊子的方法，便宜得足以大幅影響全球瘧疾發生率。二次世界大戰結束以後，抗瘧疾戰爭的統合工作，由私人性質的洛克菲勒基金會手中，轉交給甫於 1948 年成立的世界衛生組織，該機構的目的正是要以國際的官方基礎，來執行這類計畫。

二次世界大戰後，藉由任意使用 DDT 而卸下瘧疾這個大包袱，可以說是人類經驗過的最富戲劇性的公衛變化。在某些地區，因此而造成的人口成長率非常壯觀，同時這種人口成長帶來的效應，也和從前的瘧疾一樣令人難以消受。

此外，大量使用 DDT 也毀掉許多種昆蟲的生命，有時還會毒殺到動物，因為牠們吃下沾染過這種化學藥劑的生物。另外一個始料未及的影響是，具有 DDT 抗性的蚊子開始出現。但是，化學家又跟著開發出新型的致命化合物，因此到目前為止，人類發展新殺蟲劑的速度，還是快過昆蟲發展抗藥性的速度。

不過還是老話一句，人類和昆蟲間這種化學戰，會造成什麼樣的長程生態影響，目前一點兒都不清楚。而且，人類是否能永久制服瘧疾，也還不確定，雖說世界衛生組織曾正式宣稱，讓瘧疾（以及天花）由地表徹底根除，是未來的一大主要目標*。

＊ 編注：世界衛生組織於 1980 年正式宣布撲滅天花。

時髦的肺癆

結核病是另一種異常難纏的傳染病。如同我們在第 4 章中提到的，肺結核桿菌可能在十四世紀後的歐洲族群中，因為取代痲風桿菌而受到重視。

某些專家認為，這種病在歐洲族群中的發生率，於十七世紀達到巔峰，然後在十八世紀下降；之後，到了二十世紀，又於居住及營養環境欠佳的工業城鎮居民間，再度崛起。當然，上流社會也很容易傳染上；事實上，在十九世紀早期那幾十年，「肺癆」在藝文界裡還挺時髦的。

然而，當柯霍於 1882 年因宣布發現引發結核病的桿菌，而聲名大噪之際，因結核病而死亡的人數（至少在英國如此），早已從 1850 年左右，開始顯著下降。幾乎又過了五十年之後，也就是 1921 年時，一種對結核病部分有效的疫苗終於問世了。在那之前許久，有關這種疾病如何傳播的新知，以及有系統的把肺癆病人隔離到療養院中，加上撲殺帶有結核桿菌的乳牛，以及禁止隨地吐痰等簡單的防疫措施，全都發揮了相當大的功能，使得這種疾病的肺部傳染方式，加速撤出西方國家。

但在另一方面，對於許多原本與世隔絕，後來因為機械運輸不斷演進，而終於和外界接觸的原始部落，結核病始終非常危險；而且，在大洋洲、亞洲及非洲大部分地區，結核病一直都是人們體弱及死亡的一項主因。

二次大戰期間及戰後，抗生素藥物登場，它們能攻擊桿菌，卻不會對人體造成大礙，這點意味著，在能夠提供現代醫療服務的地區，結核病已經失掉原先的攻擊力道。由於瘧疾在二次大戰後戲劇

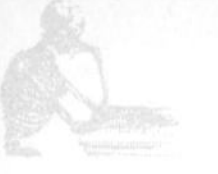

性的消退了，因此結核病整體而言，算得上是世上分布最廣、而且也最持久的人類傳染病，每年死亡人數約為三百五十萬人。

醫學研究如雨後春筍

一方面，科學家成功發現價廉又有效的方法，來遏阻各類傳染病；另一方面，能夠更有效執行醫學研究新發明的機構，也在各地快速出現。國家級和地方性的衛生及醫療服務，如雨後春筍般在全球增生；軍醫團和平民同僚並肩作戰（而且軍醫團通常得走在更前頭）。

軍隊醫療行政方面的決定性突破，發生在二十世紀剛剛開始的時候。在那之前，管理得再好的軍隊，疾病也總是比敵軍更具殺傷力，即使就在熱戰中也是一樣。例如，在 1854 年至 1856 年的克里米亞戰爭中，死於痢疾的英國軍隊人數，是死於俄羅斯敵軍攻擊下的十倍；半個世紀後的波爾戰爭（Boer War），按照官方資料，英國軍隊死於疾病的人數，為死於敵軍手下的五倍。

然而，在那之後不過兩年，日本人卻展示了全面接種疫苗以及詳細衛生監督所可能達成的效果。他們在日俄戰爭（1904 年至 1906 年）中，喪生在疾病手下的人數，不及喪生敵軍手下的四分之一。

這項顯著的突破對於其他國家也發揮了影響力。全世界的強大軍隊，都把日本這一套當成標準來效法，即定期為新兵接種，以預防一系列常見的傳染病——傷寒、天花、破傷風以及其他疾病。

在這之前，曾有某些歐洲軍隊謹遵拿破崙的示範，把為新兵接種天花疫苗當作理想目標。怪的是，1815 年法軍進入承平時期後，就不再繼續進行這類事務，然而普魯士卻做到了。結果，在 1870 年至 1871 年的普法戰爭中，天花使得二萬名法軍失去作戰能力，反觀他們的普魯士敵人，卻對這種疾病保有免疫力。對於軍事醫學而言，重要的新觀念已不再只是「免疫」，而是要開始採用系統性的方式，針對所有傳染病，設想出適當的免疫程序。

在一次世界大戰暴發前夕，另一項重要的醫學發現，深深改變了歐洲軍隊的流行病學，因為就在 1909 年至 1912 年間，蝨子在傳播斑疹傷寒上的角色被弄清楚了。這個新發現再加上針對一般傳染病的系統性免疫法，使得 1914 年至 1918 年間，法國北部空前的把數百萬人送到壕溝裡避難。把人員及衣物送往滅蝨站消毒，已成為進出前線的例行規則之一；而這項措施也使得斑疹傷寒在西方戰線無法扮演致命的角色，不像在東方戰線，偶爾會嚴重的暴發一下。

不過，即使斑疹傷寒果真於 1915 年在東方戰線暴發流行，只要組織和紀律還沒有垮掉，它造成的人員損失，依然比敵軍造成的損失低。只有在組織和紀律都已全然崩潰的地方，例如 1915 年至 1916 年的塞爾維亞，以及 1917 年至 1918 年的俄羅斯，流行性疾病才重新對軍人及老百姓，施展慣常的致命威力。

克「疾」致勝

一次世界大戰期間，唯一當著醫學軍團面前撒野的疾病，只有梅毒。這種病在英國軍隊裡，確實發展到流行病的程度，而軍醫之所以沒能在一開始就把它控制住，與其說是醫學上的理由，倒不如說是道德方面的理由。

類似的成就也發生在二次世界大戰期間，因為事實證明，即使

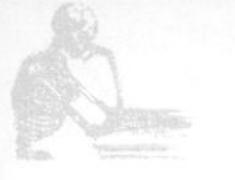

像是東南亞的熱帶雨林，以及俄羅斯大草原般嚴酷的環境，也無法令醫學管理精良的軍隊癱瘓。新式化學藥物，例如 DDT、磺胺類藥劑、盤尼西林、瘧滌平等，使得原本令人聞之色變的疾病，如今可以輕易的預防或治療；此外，軍令管道在「傳送新醫學奇蹟到最迫切需要它們的地方」這樁任務上，也證明非常有效。

當物資短缺時，士兵和水手通常都享有優先權，但只要流行病可能為當局增添麻煩時，軍隊的醫務行政也是可以延伸到平民社區的。例如，1943 年，拿坡里全面強制居民接受滅蝨消毒，便成功的在斑疹傷寒剛剛發動攻擊時，把它遏止了；此外，在難民營、勞動營以及其他形式的官設人群安置住所中，就某種程度而言，也享有類似的醫療管理模式，這種模式已經證明了它對軍事單位的價值。

二次世界大戰期間行政創新的另一項傑出副產品，即為透過糧食配給制度改善人民健康。一次世界大戰期間的食物配給管理，其實並不了解人類飲食的需求，結果因此而造成營養不良（尤其是在德國），更加增了人民的痛苦。

到了二次世界大戰，饑餓雖然照常肆虐；但是在德國以及情況更嚴重的英國，政府特別准許將極為短缺的食物，分配給兒童、孕婦以及族群中其他特別體弱的份子，另外，多少還會依照生理需求，為族群中不同階層的人，配給適當的維他命丸、蛋白質以及碳水化合物等，確實改善英國人民的健康水準，儘管當時物資短缺得非常厲害；同時，也讓德國人民直熬到戰爭幾乎接近尾聲，健康狀況都還差強人意。

公衛體系衝擊全球

這類因合理行政而創造的勝利，為戰後國際衛生計畫的驚人成就預先鋪路，這類計畫自1948年以來，幾乎在全世界有人居住的地區，從根本上改變了疾病的模式。

由官方組成的國際醫學組織，要回溯到1909年。當時，國際公共衛生處在巴黎設立，任務是監管鼠疫、霍亂、天花、斑疹傷寒以及黃熱病的暴發情形。該處同時也試圖為歐洲國家制定統一的衛生及檢疫規章。在二十世紀兩次世界大戰期間，國際聯盟也設立了一個衛生部。裡頭有許多專責委員會，討論諸如瘧疾、天花、漢生病以及梅毒這類疾病在世界上的發生率。但是在這段期間，更重要的工作則由洛克菲勒基金會執行的抗黃熱病，以及抗瘧疾計畫所完成。

然後就是1948年，更具野心的世界衛生組織成立了。擁有來自政府的充分支持，世界衛生組織開始出動，把醫學科技的新知帶到世界上各個落後地區，不論當地政府是否願意合作。

因此，自1940年以來，醫藥科技以及公共衛生行政，對於人類生活環境所帶來的衝擊，已具有世界性的影響。在大部分地區，流行病已經變得無足輕重，而且許多流行病在從前流行得很嚴重的地區，也變得很少見了。人類健康與快樂的淨增值，再怎樣形容都不嫌誇大；的確，現在的人，甚至是我們的祖父輩，都需要發揮一下想像力，才能了解傳染病從前對人類的意義。

然而，正如人類學會擅改複雜生態關係的新方法後，可能會出現的後果般，醫藥研究自1880年代起對於微寄生所進行的操控，也已經製造出一些始料未及的副作用和新危機。其中一個有趣但也

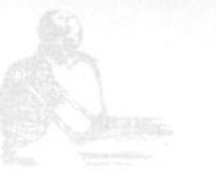

很諷刺的結果，即是產生因太過清潔而引起的疾病。最主要的例子莫過於小兒麻痺在二十世紀崛起，尤其是在最注重衛生習慣細節的階層中。

很明顯的，在許多傳統社會中，嬰兒時代若輕微感染，可以使嬰兒體內產生對小兒麻痹病毒的免疫力，但卻不會激發出任何明顯徵狀；然而，對於那些因衛生習慣的隔離，等到年紀較大才初次接觸到這種病毒的人，通常卻會發生較嚴重的麻痺症，甚至死亡。

1950 年代，由於各種為了爭取小兒麻痺症研究經費，而精心設計的宣導，讓美國人對於逐年暴發的小兒麻痺症愈來愈恐慌。就像較早期的許多案例，有效的小兒麻痺疫苗於 1954 年開發出來，從此這種疾病又再度失去大眾的關注，成為只影響極少數拒絕接種疫苗的人的疾病。

難纏的感冒病毒

另一類在未來仍對人類有著重要性（至少有此潛力）的流行病，最佳例子莫過於 1918 年至 1919 年間的流行性感冒。流行性感冒存在的時間已經相當長久了，而且它的流傳之快，引發的免疫期效之短，以及這類病毒的不穩定程度，都非常明顯。

1918 年至 1919 年，美國、歐洲及非洲軍隊在法國北部會合，為流行病的現身提供了空前的大好機會。新型的病毒出現了，事後證明，這些新病毒對人類宿主殺傷力非凡。這種病傳遍地球，幾乎感染了全球的人口，並且殺死了二千萬以上的人。當流行性感冒的疫情達到高潮時，醫藥人員及設備幾乎立刻承受超重負擔，而且衛生服務一般也都停擺；但是，由於這類病毒的特殊感染方式，危機很快就過去了，因此只不過數週後，人類又可以開始例行作息，而流行病則快速消失了。

1918 年後，研究人員經過一世代的研究，建立了三種已知的不同病毒株；而且也有能力創造出對付它們的疫苗。然而，問題沒有這麼簡單，因為流感病毒本身很不穩定，每隔一小段時間，就會改變它的化學結構細節。因此，只要出現任何一波廣泛的新流行，研究人員幾乎都可以肯定，引起這次感冒的病毒其改變程度，必定大到足以逃過去年疫苗在人體血液中製造的抗體。

因此，流感病毒的變化，以及其他傳染病原生物的突變，可能性依然很高。例如，1957 年時，一場新的「亞洲型」流感病毒在香港出現；但是，它在美國發展到流行病程度之前，對抗這個新病毒的疫苗早已大量製造完成，數量多得足以影響這波流行的發病率和強度。然而，要做到這一點，需要公共衛生管理當局具備敏捷的步法，也需要私人企業毫不遲疑的參與辨識新流感病毒，以及大規模開發並製造疫苗。

即使沒有突變，大自然裡也永遠有可能出現下列情況：某些原本名不見經傳的寄生物，突然逸出熟悉的生態區位，而使得遍及地球的密集人口，又遭到另一波全新、毀滅性的死亡災難。例如，近年霍亂在印度及東南亞暴發，就是因為一種原產於印尼蘇拉威西島的新型弧菌，在孟加拉境內及周遭幾乎所有「典型」霍亂弧菌起源的地區，成功的取代了原先的霍亂弧菌。關於這類無法預知的生物波動，還有另一樁近代發生的例子，包括發生在奈及利亞的拉薩熱，以及發生在烏干達的歐尼恩熱病的神祕起落，這些在第 3 章曾經提過。

第三項可能會發生的糟糕結果，在於為了癱瘓敵國人民而進行

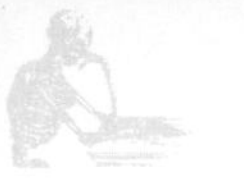

的生物戰研究，在散播致命病原生物於敵方時，有可能會為部分地區（或是全世界）釀成流行病大災難。

除了這些可以想像的災難之外，很顯然，人類還是必須固守在食物鏈裡限定好的位置上。過去一百五十年來，由於公共衛生策略的成功，造就了人類數目激增，對於糧食供應也造成了壓力。其他肇因於人口增加所產生的壓力，也以各種方式展現出來——不只是流行病學，也包括社會學、心理學甚至政治學。

鑑往知來

科技和知識，雖然曾大大的為多數人扭轉了疾病的自然發生過程，但卻從來沒有（而且就事物本質來看，也永遠不可能）把人類從古老的位置上解放出來，這個位置正是介於「肉眼看不見的微寄生攻擊」以及「由某些人對其他同類進行的巨寄生」之間。

當然，古早年代的單純兩極分法，也就是把人類社會簡單分為糧食生產者，以及倚賴前者維生的人的這種方法，早已深深改變了。這是因為發展出科學化的農業，而且糧食生產者如今也能由其他不直接生產糧食的人那兒，得到其他類型的服務。話雖如此，如何調適生產者與消費者關係的老問題，卻依然以複雜的方式存在，即使是在這機械化以及官僚化的時代。

當然，從來沒有任何長久、穩定的模式，能夠確保這個世界對抗地方性（假使不是全球性）的毀滅性巨寄生的擴張。一次世界大戰及二次世界大戰，全都導致地方性的毀滅；而且戰爭或革命儘管目的各有不同，都可能如同以往般，再次造成世上眾多人口的饑饉與死亡。

從另一方面看，人口數目的激增，其實反倒確定了糧食供應與人類饑餓之間，所存在的餘裕將會快速消失，使得應付異常危機的緩衝時間愈來愈短。危機一旦真的發生，醫生、農夫、行政人員以及所有維持現代社會物品暨服務通路的技術，都會是維持現存人口數目的關鍵因素。

回顧過去這幾世紀以來奇特非凡的紀錄，沒有人敢篤定的說，未來不會發生意想不到的突破，擴張到目前無法想像的範圍。假以時日，生育控制也許會追上死亡控制。某種類似人數與資源間的穩定平衡關係，可能會自我界定出來。但是就目前及不久的將來而言，很顯然，人類依舊處於地球上已知的生態變動中，最劇烈也最特異的階段。因此在不久的將來，正如人類的過去般，微寄生與巨寄生間現存的平衡中，出現的不會是穩定性，而會是一系列的劇烈變遷和突兀的振盪。

想了解等在我們前方的東西，就像要了解我們過去所經歷的東西般，絕對不能忽視傳染病所扮演的角色。我們能改變巧思、知識以及整合組織，但是不能消除人類容易遭受寄生物侵入的特性。傳染病在歷史上出現的年代早於人類，未來也將會和人類天長地久的共存，而且，它也一定會和從前一樣，是人類歷史中的基本參數以及決定因子。

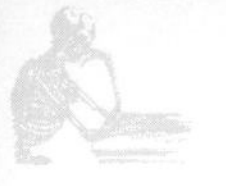

附錄

中國流行病史

——年表整理者 查約瑟（Joseph H. Cha）
美國昆西學院遠東史教授

本文所列舉的中國流行病清單，是根據兩套古老的典籍，一部為宋朝（西元 960 年至 1279 年）司馬光的《資治通鑑》，另一部則為一群學者於十八世紀編纂的中國傳統學術思想總集《四庫全書》。這兩份天災人禍清單，是在 1940 年發表的，但是作者在年代換算方面，出了些差錯。查約瑟教授根據資料出處，逐一核對古代正史以及其他文件，盡可能更正了部分年代上的誤謬。此外，他還把古代地名翻譯成現代中國省名。

最後的結果不能說是絕對正確。有時候，在替古代中國地名選擇相當於現代的省份時，可能有一個以上的答案。另外，更不用說，中文典籍裡還有一些有關流行病的資料，沒有被前述兩部書的編者收錄，因此也不會出現在我們的名單中。清單中所列舉的死亡人數，全都由古書中直接意譯摘錄，查約瑟教授並未加以評估；雖說其中有些數字相當可靠，但是也有一些錯得離譜。不過，除了上述幾點瑕疵之外，顯然以西方文字發表過的資料而言，這張清單可以說是最正確的，而且它似乎也不太可能遺漏掉重要的大型疫病。

查教授所根據的原始資料出處如下：《中國歷代天災人禍表》，

陳高傭著，第二卷，上海，1940 年。

西元 1911 年以前之中國流行病史：

西元前

243 年　疫病蔓延全國

248 年　「走廊以東」發生疫病、洪水和饑荒；可能是指河南、山西及山東

西元

16 年　疫病；南蠻普遍被感染，其軍隊人數因此而損失六到七成

37 年　江蘇、江西、安徽、浙江及福建發生疫病

38 年　浙江發生疫病

46 年　蒙古發生饑荒和疫病；三分之二人口死亡

50 年　疫病，地點不詳

119 年　浙江發生疫病

125 年　河南發生疫病

126 年　河南發生疫病

151 年　河南、安徽、江西發生疫病

161 年　疫病，地點不詳

162 年　戍守新疆、青海湖的軍隊暴發疫病；死亡人數占三到四成

171 年　疫病，地點不詳

173 年　疫病，地點不詳

179 年　疫病，地點不詳

182 年　疫病，地點不詳

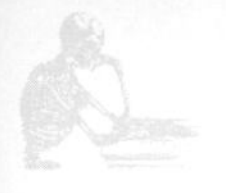

185 年　疫病，地點不詳

208 年　湖北一支軍隊出現疫病；三分之二的軍士死於此病和饑荒

217 年　疫病，地點不詳

223 年　疫病，地點不詳

234 年　疫病，地點不詳

275 年　河南發生疫病；數萬人死亡

291 年　河南發生疫病

296 年　陝西發生疫病

297 年　河北、陝西、四川發生疫病

312 年　疫病，地點不詳；接續在稍早的蝗災和饑荒之後，中國的北部及中部地區變成一片「大荒原」；陝西稅賦人口只剩下百分之一到二

322 年　疫病；二到三成人口死亡；地點不詳

330 年　疫病，地點不詳

350 年　疫病，地點不詳

351 年　河南發生叛亂，接著出現疫病

353 年　疫病，地點不詳

379 年　陝西發生疫病

423 年　中國北部發生疫病；河南二到三成的人口死亡

427 年　江蘇發生疫病

447 年　江蘇發生疫病

451 年　江蘇發生疫病

457 年　江蘇發生疫病

460 年　江蘇發生疫病

468 年　疫病蔓延全國；同年稍晚第二次暴發於河南、河北、山

東、湖北及安徽，十四到十五萬人死亡

503 年　疫病，地點不詳

504 年　中國北方發生疫病

505 年　中國北方發生疫病

510 年　陝西發生疫病；二千七百三十人死亡

529 年　陝西發生疫病

546 年　江蘇發生疫病

565 年　河南發生疫病

598 年　在與朝鮮戰爭期間，東北地區的南部發生疫病

612 年　山東及其他地區發生疫病

636 年　山西、甘肅、寧夏及陝西發生疫病

641 年　山西發生疫病

642 年　山西及河南發生疫病

643 年　山西及安徽發生疫病

644 年　安徽、四川以及中國東北部發生疫病

648 年　四川發生疫病

655 年　江蘇發生疫病

682 年　河南及山東發生疫病；屍橫遍野

707 年　河南及山東發生疫病；數千人死亡

708 年　河南及山東發生疫病；一千人死亡

762 年　山東發生疫病；一半以上人口死亡

790 年　福建、湖北、江蘇、安徽、浙江發生疫病

806 年　浙江發生疫病；超過一半人口死亡

832 年　四川、雲南和江蘇發生疫病

840 年　福建、浙江發生疫病

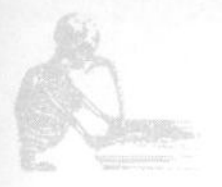

874 年　浙江發生疫病
891 年　湖北、江蘇和安徽發生疫病；湖北三到四成的人口死亡
892 年　江蘇發生疫病
994 年　河南發生疫病
996 年　江蘇、安徽和江西發生疫病
1003 年　河南發生疫病
1010 年　陝西發生疫病
1049 年　河北發生疫病
1052 年　湖北、江蘇和安徽發生疫病
1054 年　河南發生疫病
1060 年　河南發生疫病
1094 年　河南發生疫病
1109 年　浙江發生疫病
1127 年　河南發生疫病；首府半數人口死亡
1131 年　浙江和湖南發生疫病
1133 年　湖南和浙江發生疫病
1136 年　四川發生疫病
1144 年　浙江發生疫病
1146 年　江蘇發生疫病
1199 年　浙江發生疫病
1203 年　江蘇發生疫病
1208 年　河南和安徽發生疫病
1209 年　浙江發生疫病
1210 年　浙江發生疫病
1211 年　浙江發生疫病

1222 年　江西發生疫病

1227 年　中國北方的蒙古軍隊出現疫病

1232 年　河南發生疫病；五十天內死了九萬人

1275 年　無數人死於疫病，地點不詳

1308 年　浙江發生疫病；超過二萬六千人死亡

1313 年　河北發生疫病

1320 年　河北發生疫病

1321 年　河北發生疫病

1323 年　河北發生疫病

1331 年　河北發生疫病；九成人口死亡

1345 年　福建和山東發生疫病

1346 年　山東發生疫病

1351 年至 1352 年　山西、河北、江西發生疫病；淮河流域的軍隊人數死亡過半

1353 年　湖北、江西、山西、綏遠發生疫病；山西某地有三分之二以上人口死亡

1354 年　山西、湖北、河北、江西、湖南、廣東及廣西發生疫病。湖北某地有六到七成人口死亡

1356 年　河南發生疫病

1357 年　山東發生疫病

1358 年　山西及河北發生疫病；死亡人數超過二十萬

1359 年　陝西、山東及廣東發生疫病

1360 年　浙江、江蘇及安徽發生疫病

1362 年　浙江發生疫病

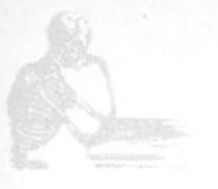

1369 年　福建發生疫病；路旁屍骨成堆
1380 年　浙江發生疫病
1404 年　河北發生疫病
1407 年　湖南發生疫病
1408 年　江西、四川及福建發生疫病；七萬八千四百人死亡
1410 年　山東發生疫病（六千人死亡）及福建發生疫病（一萬五千戶人家滅絕）
1411 年　河南和陝西發生疫病
1413 年　浙江發生疫病
1414 年　河北、河南、山西及湖北發生疫病
1445 年　浙江、陝西和福建發生疫病
1454 年　江西和湖北發生疫病
1455 年　陝西、甘肅和浙江發生疫病
1461 年　湖南、湖北、廣東和陝西發生疫病
1471 年　貴州發生疫病
1475 年　福建和江西發生疫病
1480 年　福建發生疫病
1481 年　江西和貴州發生疫病
1486 年　福建發生疫病
1489 年　湖南發生疫病；全村、全鎮的人口為之消失
1492 年　浙江發生疫病
1495 年　中國東南方發生疫病
1500 年　廣西發生疫病
1504 年　山西發生疫病
1506 年　湖南、湖北、廣東、廣西、雲南及福建發生疫病；死亡

人數極眾

1511 年　浙江發生疫病

1514 年　雲南發生疫病

1516 年　湖北發生疫病

1517 年　福建發生疫病

1519 年　河北、山東、浙江發生疫病

1522 年　陝西發生疫病

1525 年　山東發生疫病；四千一百二十八人死亡

1528 年　山西發生疫病

1529 年　湖北、四川、貴州發生疫病

1532 年　陝西發生疫病

1533 年　湖北、湖南發生疫病

1534 年　浙江、湖北、湖南發生疫病

1535 年　福建發生疫病

1538 年　廣西發生疫病

1543 年　山西發生疫病

1544 年　山西、河南發生疫病

1545 年　福建發生疫病

1554 年　河北發生疫病

1556 年　福建發生疫病

1558 年　貴州發生疫病

1560 年　山西發生疫病

1561 年　湖北發生疫病

1562 年　福建發生疫病；七成人口死亡

1563 年　江西發生疫病

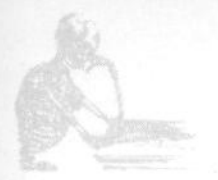

1565 年　河北及浙江發生疫病

1571 年　山西發生疫病

1573 年　湖北發生疫病

1579 年　山西發生疫病

1580 年　山西發生疫病

1581 年　山西發生疫病

1582 年　河北、四川、山東及山西發生疫病

1584 年　湖北發生疫病

1585 年　山西發生疫病

1587 年　山西和江西發生疫病

1588 年　山東、陝西、山西、浙江及河南發生疫病

1590 年　湖北、湖南及廣東發生疫病

1594 年　雲南發生疫病

1597 年　雲南發生疫病

1598 年　四川發生疫病

1601 年　山西和貴州發生疫病

1603 年　浙江發生疫病

1606 年　浙江發生疫病

1608 年　雲南發生疫病

1609 年　福建發生疫病

1610 年　山西和陝西發生疫病

1611 年　山西發生疫病

1612 年　陝西和浙江發生疫病

1613 年　福建發生疫病

1617 年　福建發生疫病

1618 年　山西、湖南、貴州和雲南發生疫病；山西死屍遍地

1621 年　湖北發生疫病

1622 年　雲南發生疫病

1623 年　雲南和廣西發生疫病

1624 年　雲南發生疫病

1627 年　湖北發生疫病

1633 年　山西發生疫病

1635 年　山西發生疫病

1640 年　河北和浙江發生疫病

1641 年　河南、河北、山東及山西發生疫病；遍地死屍

1643 年　陝西發生疫病

1644 年　山西、江蘇及內蒙古發生疫病

1653 年　內蒙古發生疫病

1656 年　甘肅發生疫病

1665 年　山東發生疫病

1667 年　甘肅發生疫病

1668 年　河北發生疫病

1670 年　內蒙古發生疫病

1673 年　東北地區發生疫病

1677 年　江蘇和陝西發生疫病

1680 年　江蘇發生疫病

1681 年　雲南發生疫病

1683 年　湖北發生疫病

1692 年　陝西發生疫病

1693 年　山東發生疫病

1694 年　浙江以及海南島發生疫病
1697 年　江蘇、山西、江西發生疫病
1698 年　山東和山西發生疫病
1702 年　廣東發生疫病
1703 年　內蒙古、山東及海南島發生疫病
1704 年　河北、山東、浙江及陝西發生疫病
1706 年　湖北發生疫病
1707 年　廣西、廣東、河北及湖北發生疫病
1708 年　湖北、內蒙古、江西、甘肅及山東發生疫病
1709 年　浙江、江蘇、安徽、山東、陝西、廣東、福建及江西發生疫病
1713 年　廣東發生疫病
1714 年　廣東發生疫病
1717 年　浙江發生疫病
1721 年　陝西發生疫病
1722 年　浙江發生疫病
1723 年　河北發生疫病
1724 年　山東發生疫病
1726 年　江蘇、山西、廣東及河北發生疫病
1727 年　廣東、湖北發生疫病
1728 年　江蘇、浙江、山西、陝西、河北、湖北、安徽以及萬里長城最東端發生疫病
1733 年　江蘇發生疫病
1742 年　安徽發生疫病
1746 年　湖北發生疫病

1747 年　河北發生疫病

1748 年　山東發生疫病

1749 年　江蘇、江西發生疫病

1756 年　福建、江蘇、安徽發生疫病

1757 年　浙江和山西發生疫病；位在西邊邊界的新疆，所有罹病者皆死亡，無一倖免

1760 年　山西、浙江和甘肅發生疫病

1767 年　浙江發生疫病

1770 年　甘肅發生疫病

1775 年　河北發生疫病

1783 年　浙江發生疫病

1785 年　江蘇發生疫病

1786 年　江蘇、安徽、山東及河北發生疫病

1790 年　甘肅和雲南發生疫病

1792 年　河北發生疫病

1793 年　浙江發生疫病

1795 年　浙江發生疫病

1797 年　浙江發生疫病

1798 年　山東發生疫病

1800 年　浙江發生疫病

1806 年　河北和陝西發生疫病

1811 年　甘肅發生疫病

1814 年　湖北發生疫病

1815 年　江蘇、安徽及山東發生疫病

1816 年　河北發生疫病

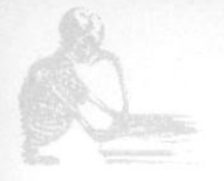

1818 年　山東發生疫病

1820 年　浙江、山西、江蘇發生疫病

1821 年　河北、山東、雲南發生疫病

1822 年　河北及陝西發生疫病

1823 年　江蘇及河北發生疫病

1824 年　河北發生疫病

1826 年　山東發生疫病

1827 年　山東發生疫病

1831 年　浙江發生疫病

1832 年　湖北、陝西、山東發生疫病

1833 年　山東、河北、浙江發生疫病

1834 年　浙江和江蘇發生疫病

1835 年　山東發生疫病

1836 年　甘肅、廣東及山東發生疫病

1839 年　河北發生疫病

1842 年　江蘇、湖北發生疫病

1843 年　湖北、江西及浙江發生疫病

1847 年　陝西發生疫病

1848 年　陝西發生疫病

1849 年　浙江發生疫病

1853 年　河南發生疫病；超過一萬人死亡

1855 年　甘肅發生疫病

1856 年　陝西發生疫病

1861 年　山東發生疫病

1862 年　河北、江蘇、浙江、湖北、山東發生疫病

1863 年　甘肅、浙江和陝西發生疫病

1864 年　湖北、浙江及江西發生疫病

1866 年　甘肅發生疫病

1867 年　山東及河北發生疫病

1869 年　湖南、甘肅和湖北發生疫病

1870 年　湖北及河北發生疫病

1871 年　陝西及湖北發生疫病

1872 年　浙江及湖北發生疫病

1895 年　河北發生疫病

1911 年　東北地區發生疫病

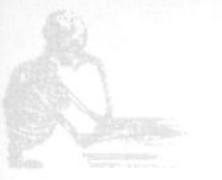

誌謝

本書是在1974年春、夏寫成的，並於1975年的春天修訂。在這段期間，我把最初完成的書稿傳給下列諸位讀者，以徵求他們專業的評論：本尼森（Alexandre Bennigsen）、鮑曼（James Bowman）、布萊克（Francis Black）、鮑爾斯（John Z. Bowers）、拜勒拜爾（Jerome Bylebyl）、科普爾森（L. Warwick Coppleson）、克羅斯比（Alfred W. Crosby, Jr.）、柯廷（Philip Curtin）、德布斯（Allen Debus）、福格爾（Robert Fogel）、何炳棣（Ping-ti Ho）、庫恩克（Laverne Kuhnke）、萊斯利（Charles Leslie）、勒魯瓦（George LeRoy）、拉格藍（Stuart Ragland）、羅利（Donald Rowley）、斯金森（Olaf K. Skinsnes）、斯坦巴克（H. Burr Steinbach）、伍茲（John Woods）。此外，1975年5月，這份書稿也在美國醫學史協會的一次會議中，受到與會人士的討論，其中，賈丘（Saul Jarcho）、羅森克藍茨（Barbara G. Rosenkrantz）、達菲（John Duffy）、里斯（Guenter B. Risse）等人還發表他們的讀後感。

隨後，同年的秋天，多德韋爾（Barbara Dodwell）為我校讀第4章，而斯科金（Hugh Scogin）則幫我查證關於中國的資料；他們從中引導我調整對黑死病傳播的認識。幸好，結果證實我還是來得及在最後一刻，巧妙的把適當的修正併入內文中。

這個小插曲說明了書中諸多說法及暗示，在中國及其他古代紀錄被詳細研究之前，都是暫時的論調。由於各位專家、學者的建議與更正，讓本書的原稿在許多細節上獲得改善，也指引我遠離一些無知的錯誤；當然，不用說，我仍然得對整本書的內容負責，包括任何剩餘的錯誤。

感謝梅西基金會（Josiah Macy, Jr., Foundation）提供的優厚獎助金，允許我暫時卸下教學工作，全力完成此書。坦納（Edward Tenner）博士協助我查詢以歐洲語言寫成的資料，查約瑟博士則代我查閱中文及日文史籍，而且還編纂出中國流行病的名單（請參閱前章附錄）。沒有他們的幫忙，這本書的寫作過程將更耗時，特別是關於遠東的部分，我的論述恐怕益加粗略。另外，也要謝謝維格特（Marnie Veghte）迅速、確實的為此書稿前後打字兩次，還有道布爾迪（Doubleday）旗下的安克爾（Anchor）出版公司的普里斯特（Charles Priester）提出精準的問題，促使我在原稿上做一些重要的修正。

對所有協助這本書問世的人，我由衷的感激。

麥克尼爾　1975 年 12 月 15 日

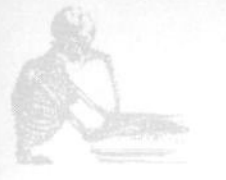

名詞注釋

〈三劃〉

小兒麻痺（poliomyelitis）：又稱脊髓灰白質炎，主要是脊髓運動神經細胞受病毒感染，特徵是發燒以及程度不同的肌肉癱瘓和萎縮。

〈四劃〉

水痘（chicken pox）：常見的輕型急性傳染病，患者在軀幹、臉部、上肢及大腿會陸續出現丘疹、水疱和小膿疱。

天花（smallpox）：一種急性、高傳染性的病毒疾病，特徵是發熱、嚴重頭痛、腰痛，以及分布在身體周圍部位的皮疹，這些疹子會由斑疹陸續發展成丘疹、水疱和膿疱。直到近代以前，天花仍是人類主要的致命疾病之一，現在已被消滅了。

巴斯德滅菌法（pasteurization）：將牛奶放在溫度維持在攝氏 62.8

度至 65.5 度的容器內達三十分鐘，以減少其中的微生物含量。

牛痘（cowpox）：即用來產生抗天花病毒的疫苗接種，經證實，這種疫苗非常穩定，不易突變，可以安全使用，並能產生長期的細胞性免疫。

〈五劃〉

尼安德塔人（Neanderthal）：生於約二十萬年前至三萬五千年前的原始人類，文化屬於舊石器時代中期，因化石在德國尼安德塔河谷出土而命名。尼安德塔人的體形已非常近似現代人，只是骨骼較粗，眉脊也較顯著。

〈六劃〉

百日咳（whooping cough）：由百日咳桿菌引起的急性傳染病，其特徵是呼吸道黏膜發炎，以及週期性復發的喉痙攣，以致於產生延長的吸氣聲，猶如雞啼。

血吸蟲病（schistosomiasis）：由血吸蟲類寄生蟲引起的疾病，透過以蝸牛為中間宿主的複雜循環，在水內傳播；常見於熱帶許多地區。主要的血吸蟲病包括侵犯膀胱的埃及血吸蟲病，和侵犯直腸的曼氏血吸蟲病。

〈七劃〉

狂犬病（rabies）：狗、狼及其他肉食動物受到病毒感染，而產生的急性病，當人類被染病動物咬傷時，也會受到感染，其特徵是嚴重煩躁不安、精神興奮、肌肉痙攣、癱瘓。

〈八劃〉

采采蠅（tsetse fly）：各種南非舌蠅屬（*Glossina*）的蠅類；醫學上認為這是昏睡症的重要傳播媒介。

兔黏液瘤病（rabbit myxomatosis）：兔子的一種高傳染致命性疾病，由病毒引起，徵狀是黏液瘤組織像腫瘤般增生，尤其是頭皮及身體皮膚下方。病毒的致命率已逐漸降低。可用疫苗預防。

拉薩熱（lassa fever）：非洲西部農村中，零星發生的病毒性出血熱，此病毒的疾病庫主要是野生齧齒動物多乳頭鼠（*Mastomys natalensis*）。這是會引起休克的嚴重疾病，死亡率很高。

昏睡症（sleeping sickness）：又稱錐蟲病，由寄生原蟲布氏錐蟲感染人類肌肉、心臟、腦部的疾病，它藉由昆蟲的叮咬傳播，見於南美和非洲某些地區。

〈九劃〉

流行性感冒（influenza）：藉由空氣傳播的呼吸系統感染，由病毒引起，可能造成全球性的流行，嚴重程度隨病毒的類型而定。

流行性腮腺炎（mumps）：以腮腺疼痛腫脹為特點的急性傳染病；由病毒引起。

奎寧（quinine）：一種存在金雞納樹皮中的生物鹼，味道非常苦澀，其中的氫氯化物和硫酸鹽可以當退熱劑。目前奎寧在治療瘧疾的用途上已被其他藥物取代，但它仍被用來治療腿抽筋。

〈十劃〉

原生生物（protista）：真核生物的一支，結構變化大，從單細胞生物到不具有複雜結構的多細胞生物都有，以偽足、鞭毛或纖毛運動。變形蟲和多種寄生蟲皆屬之。

病毒（virus）：比細菌小，直徑約為十奈米到三百奈米的傳染性物質。中心為核酸，外覆蛋白質。永遠都需要寄生在完整的細胞內，才能進行複製。

〈十一劃〉

梅毒（syphilis）：由梅毒螺旋體感染引起的接觸傳染性性病，感染的機會包括性交、意外接觸或母親傳染給胎兒。

帶狀皰疹（shingles）：在患過水痘之後，水痘帶狀皰疹病毒殘留在神經細胞內。日後，此病毒會趁著免疫力降低時，再度活化，以皰疹帶的徵狀，出現在由該神經支配的皮膚上。在皰疹癒合以後，可能發生嚴重而持續的疼痛，稱作皰疹後神經痛。

麻疹（measles）：由病毒感染引起的急性傳染病，特徵是呼吸道黏膜炎、結膜炎、柯普力克氏斑（Koplik's spots）和典型的皮疹。

麻瘋（leprosy）：由麻風桿菌和癩風分支桿菌引起的極慢性中度接觸傳染性疾病，可分為結節型及神經型麻瘋，前者主要在臉部和鼻子有結節病變；後者的發展更慢，主要牽涉神經。

異型合子（heterozygote）：一對同源染色體的相同位置上，攜帶了不同的對偶基因。

細菌（bacteria）：體形極小且較簡單的原核生物。

〈十二劃〉

猩紅熱（scarlet fever）：由溶血性鏈球菌感染喉部而引起的急性傳染病，特徵是喉痛、頭痛、體溫升高及皮膚有點狀紅斑，隨後會脫落。

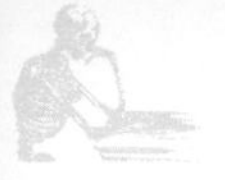

斑疹傷寒（typhus）：由蝨子叮咬而引起的普氏立克次體感染，是一種死亡率高的急性流行性熱病。還有一些類似的病菌引發較輕微的感染，例如叢林斑疹傷寒、鼠型斑疹傷寒。

黑死病（black death）：鼠疫的俗稱，專指十四世紀中葉席捲歐洲的腺鼠疫。

黃熱病（yellow fever）：由病毒引起的急性傳染病，經由埃及斑蚊的叮咬傳染，特徵是高燒、急性肝炎、黃疸，以及皮膚、胃和腸出血，發生在美洲熱帶區和西非。

結核病（tuberculosis）：由結核分支桿菌引起的感染（尤其在肺部），特徵是組織內產生結核、發燒、厭食及體重下降。經由空氣飛沫及生奶傳播。

〈十三劃〉

鼠疫（plague）：由鼠疫桿菌引起的齧齒動物傳染病，經由跳蚤傳給人類，其特徵是淋巴結腫大、極度衰竭、有敗血症傾向，偶爾牽涉到肺部。

〈十五劃〉

盤尼西林（penicillin）：利用抑制細菌細胞壁的合成而達到殺菌效果的一類抗生素，又稱青黴素。

〈十六劃〉

霍亂（cholera）：由霍亂弧菌引起的急性細菌傳染病，徵狀是嚴重嘔吐及腹瀉、組織脫水和疼痛痙攣；此病藉由汙染的食物和飲水傳播。

〈十九劃〉

壞血病（scurvy）：飲食中缺乏維生素C而引起的疾病，特徵是貧血、海綿狀牙齦、口腔潰瘍以及皮肉出血。

〈二十一劃〉

癩皮病（pellagra）：由飲食中缺乏菸鹼酸而引起的慢性病，徵狀是胃腸消化不正常、對稱性皮膚紅斑、精神抑鬱和癱瘓。見於以玉米為主食的人。

鐮刀型血球細胞症（sickle-cell disease）：某種慢性溶血遺傳疾病。患者的血紅素基因發生點突變，造成血紅素黏成一團，致使原先應呈圓盤狀的正常紅血球細胞，呈現鐮刀狀。患者會有貧血、關節痛、急性腹痛、下肢潰瘍等病狀。

| 閱讀筆記 |

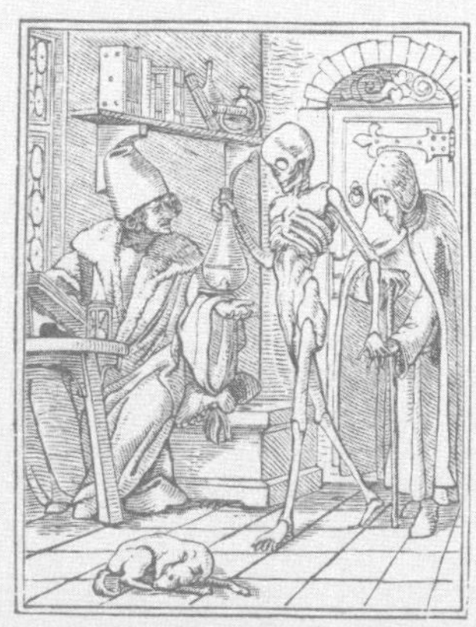

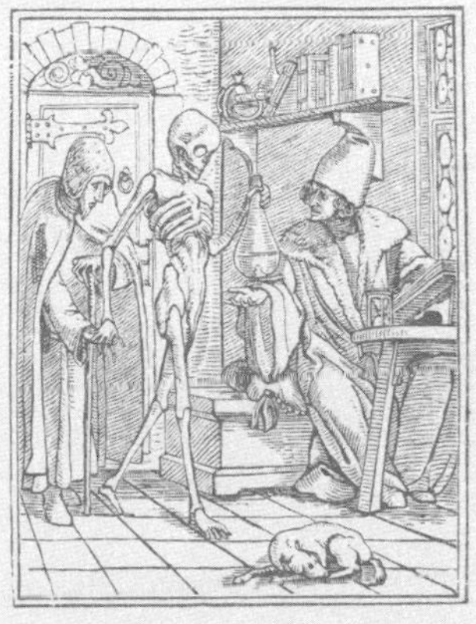

| 閱讀筆記 |

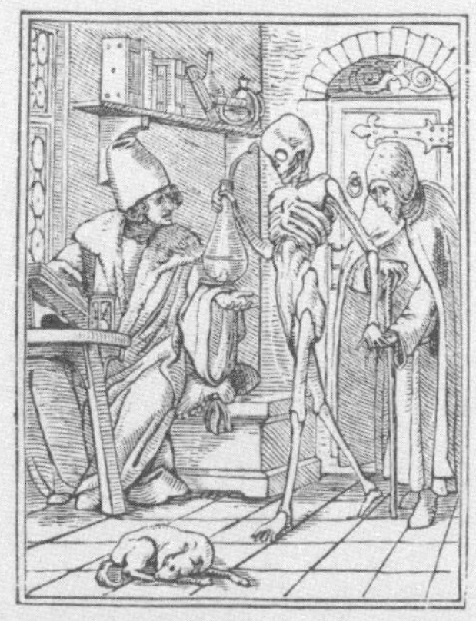

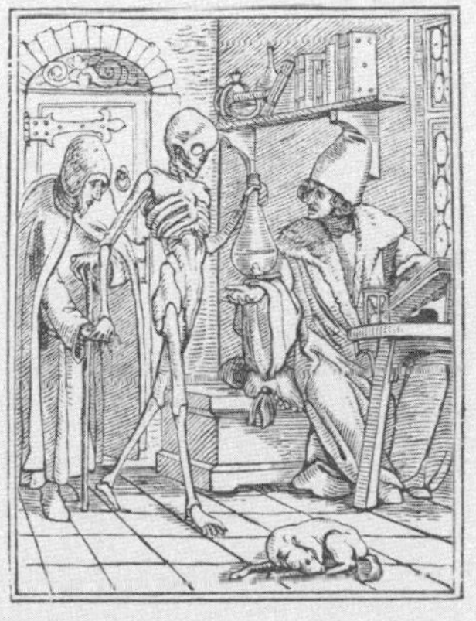

| 閱讀筆記 |

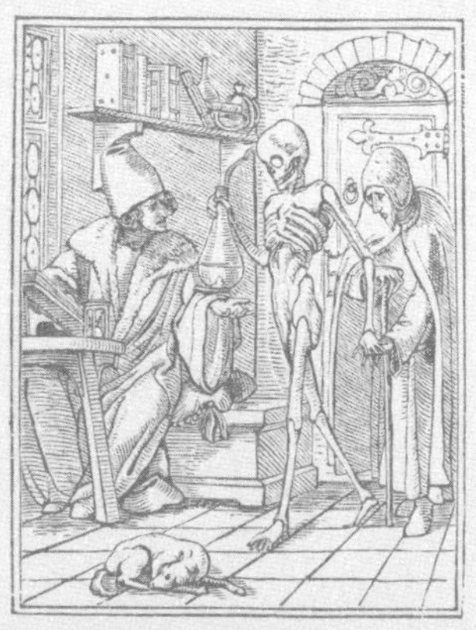

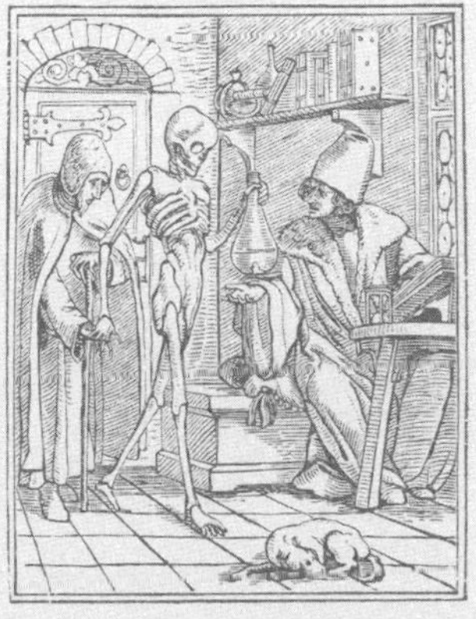

科學文化 A09A

瘟疫與人

傳染病對人類歷史的衝擊

Plagues and Peoples

國家圖書館出版品預行編目(CIP)資料

瘟疫與人：傳染病對人類歷史的衝擊 / 麥克尼爾(William H. McNeill)著；楊玉齡譯. -- 第三版. -- 臺北市：遠見天下文化, 2016.10
面；　公分. -- (科學文化；A09)
譯自：Plagues and peoples

ISBN 978-986-479-078-4(平裝)

1.傳染性疾病 2.文明史

412.4　　105016393

原著 — 麥克尼爾（William H. McNeill）
譯者 — 楊玉齡
科學文化叢書策劃群 — 林和（總策劃）、牟中原、李國偉、周成功

總編輯 — 吳佩穎
編輯顧問 — 林榮崧
責任編輯 — 李千毅；林柏安
封面設計 — 張議文、邱意惠（特約）
版型設計 — 江儀玲

出版者 — 遠見天下文化出版股份有限公司
創辦人 — 高希均、王力行
遠見・天下文化 事業群董事長 — 高希均
事業群發行人／CEO — 王力行
天下文化社長 — 林天來
天下文化總經理 — 林芳燕
國際事務開發部兼版權中心總監 — 潘欣
法律顧問 — 理律法律事務所陳長文律師
著作權顧問 — 魏啟翔律師
社址 — 台北市 104 松江路 93 巷 1 號 2 樓
讀者服務專線 — 02-2662-0012 ｜ 傳真 — 02-2662-0007, 02-2662-0009
電子郵件信箱 — cwpc@cwgv.com.tw
直接郵撥帳號 — 1326703-6 號　遠見天下文化出版股份有限公司

電腦排版 — 極翔企業有限公司
製版廠 — 中原造像股份有限公司
印刷廠 — 中原造像股份有限公司
裝訂廠 — 中原造像股份有限公司
登記證 — 局版台業字第 2517 號
總經銷 — 大和書報圖書股份有限公司　電話／(02)8990-2588
出版日期 — 2020 年 2 月 19 日第四版第 1 次印行
2022 年 8 月 16 日第四版第 10 次印行

定價 — NT450 元
4713510946978
書號 — BCSA09A
天下文化官網 — bookzone.cwgv.com.tw